JN218303

Point-of-Care Ultrasound for Nursing

ポケットエコーで看護力アップ

ポイントオブケア看護エコー

［編著］松本 勝　野村岳志　河本敦夫

［監修］真田弘美　一般社団法人 次世代看護教育研究所

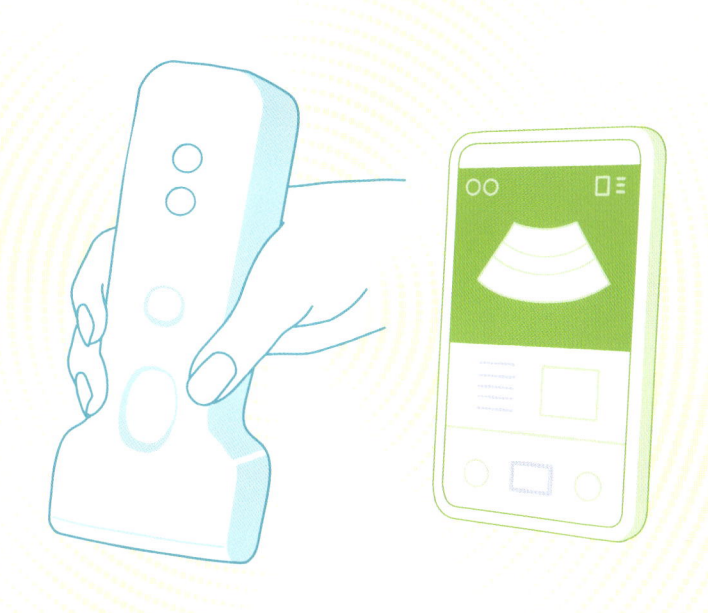

照林社

看護のための Point-of- Care Ultrasound（POCUS）が主流になる時代がやってきた

真田弘美　松本 勝

　「ナースがエコーを使いこなす時代がやってくる」というキャッチフレーズで『看護に役立つ！ エコーの読み方 活かし方』を出版してから 11 年が経ちました。当時は片手で数えるほどしかなかったポケットエコーが今では数えきれないほど市場に出回っており、またナース向けの教育プログラムも充実し臨床現場や教育機関での報告も劇的に増え、当たり前のようにナースがポケットエコー（携帯型エコー装置）を使いこなす時代がやってきたと確信しています。ナースがタブレットやスマートフォン型のエコー装置を実際に使い始めたことで、AI による画像読影支援機能やアシスト機能（エコー画像と手元の画像を同時に描出する機能）といった今までにない、さまざまな便利機能も生まれており、今後さらなる進化が期待されます。

　エコーによる体内の「可視化」を、私たちは看護師が行う "第 6 のフィジカルアセスメント" のツールとしてこれまで紹介してきました。人間の五感を使う従来のフィジカルアセスメントがきわめて重要な技術であることに今後も変わりはありませんが、療養者からエコーを使ってほしいという要望が出てきたことを大変喜んでいます。なぜなら、エコーによる可視化は共通の理解ができること、療養者のセルフケアのモチベーションを上げることにつながります。さらに、今後はセルフエコーにより、画像は療養者や家族からも医療施設に送られ、多職種連携による地域包括ケアシステムの大切なツールになると期待しています。

　病院や訪問看護では、エコーを使うことがデフォルトケアになってきました。しかし、教育現場では、学生にエコーの使用を教育できていない現状があります。とりもなおさず、これは教員の責任でもあり、今後は看護学教育に、第 6 のフィジカルアセスメントとしてエコー技術の教育を推進していく必要があるでしょう。

　本書では看護師がベッドサイドで現実的に使いやすい「ポケットエコー」にこだわり、看護師が行う療養生活援助に使用できる技術、診療の補助に使用できる技術に分けて解説しています。また、教育現場や施設での導入例、臨床現場での症例、今後の新たな使い方についても紹介しており、初めてエコーを学ぶ方から実践する方まで広い対象をカバーできるようになっています。多くの看護職、看護学生が本書を手にとり、聴診器のようにポケットエコーを使いこなし、看護のための Point-of-Care Ultrasound（POCUS）が主流となっていくことを願ってやみません。

患者さんのそばには必ず POCUS の役割がある－ポケットエコーを活用しよう－

野村岳志

　フィジカルアセスメントの第6のツールとして、看護領域のエコー教育をするために発刊された真田弘美先生の『役立つ！ 使える！ 看護のエコー』の編集に携わらせていただき5年がたちました。この5年間で大きく変わったと感じることがあります。それは教育を行う立場に多くの看護職の人が立つようになったことと、在宅医療でのPOCUSの広がりです。

　麻酔・集中治療領域の医師として、医師へのPOCUS教育を約20年前に始め、約10年前から医師の視点から看護師さんにエコーを教えてきました。しかし医師視点でのエコー教育は、その教育効果がどの程度あるのか自問自答も多く、特に講習会で多くの看護師さんがエコーの有用性を理解してくれても実臨床へつながっていませんでした。その折り、『看護のエコー』の編集に携わさせていただきました。そして、「看護POCUS」の幅広さに驚きを覚えたことを思い出します。考えてみればPOCUSはもともと患者サイドにおいて、病態の疑問や治療の適切性などを測るために出てきたものです。患者サイドにいる時間が医師よりはるかに多い看護師の臨床への疑問が多いのは当然のことであり、ベッドサイドで行うPOCUSの機会が多いのも当然です。看護視点からのPOCUS教育が一番適切と思っています。

　また、本書にもありますが、在宅でのPOCUSの拡がりは目を見張るものがあります。在宅医療は医療スタッフ、患者およびその家族のチーム医療と思います。患者およびその家族と一緒にPOCUS画像を確認することにより、チームでの意識が統一できます。一部ですが、身体所見を目で見ることで、患者も家族も満足度があがり目標もできます。これからも在宅POCUSはますます広がっていくのではないかと思います。

　最後に、このポケットエコーのタイトルは看護となっていますが、ぜひ医師も読んでいただきたいと思います。医師が思っているよりも、広い分野でPOCUSが利用されています。「Point-of-Care」とはその名のごとく「心配の場所、ケアの場所」という意味です。多くの医療者がPOCUSを学び、自身が医療・ケアする患者さんのそばでPOCUSを活用してくれることを願います。

ポケットエコーによる
多職種の共通言語への期待

河本敦夫

　近年、エコー機器における技術の進展は目を見張るものがあります。特に、Bモード画像の画質向上に加え、微細血流表示法など派生するさまざまなイメージング技術や、エラストグラフィや減衰イメージングなどの新規アプリケーションが続々と臨床応用されています。これらの診断用装置は多機能・高性能化が追求されており、検査室に据え置くことを前提とした大型の装置が主流です。このような装置の稼働には、専任のオペレータによる運用が不可欠となります。

　一方、ポケットエコーは「携帯性」に優れた新しいツールです。この装置の利点は、携帯可能であり、必要なときに即座に、かつ何度でも使用できる点にあります。ポケットエコーの機動性を活かし、診断目的ではなく、臨床現場での迅速な判断をサポートするツールとして検査室外のあらゆる場面での活躍が期待されています。

　従来のエコー装置は術者依存性が言われてきましたが、ポケットエコーの目的は体内の「可視化」であり、装置の使い方で苦労するのは本末転倒です。ポケットエコーは、機能を必要最小限に絞り、初心者にも扱いやすいインターフェースを持っており、幅広い職種が使用できる設計です。ぜひ積極的な活用を望みます。

　超音波検査を学ぼうと思えば、今や多くのテキストが存在します。Point-of-Care Ultrasound（POCUS）に特化した成書もここ数年で多く出版されています。しかし、掲載されている超音波画像の多くは従来の汎用装置で取得されたものが多く、ポケットエコーユーザーのかたは違和感をもつことも多いのではないでしょうか。本書では、可能な限りポケットエコーで取得された画像を提示しています。これによりエコー検査の理解を深め、実践的な使用に役立てていただけることを願っております。

CONTENTS

Part 1 エコーの基礎知識

Part 2 療養生活援助技術としてのエコー

装丁：大下賢一郎
本文イラストレーション：五十嵐亮、今﨑和広
本文 DTP：明昌堂

監修・編集・執筆者一覧

監修

真田弘美	一般社団法人 次世代看護教育研究所 理事長 石川県立看護大学 学長・教授

編著

松本　勝	石川県立看護大学共同研究講座ウェルビーイング看護学 共同研究講座 教授
野村岳志	医療法人徳洲会周術期医療地域支援室 室長
河本敦夫	東京医科大学病院画像診断部外来エコーセンター 主査

執筆（掲載順）

玉井奈緒	横浜市立大学医学部看護学科 教授
須釜淳子	藤田医科大学社会実装看護創成研究センターセンター長・教授
三浦由佳	藤田医科大学保健衛生学部看護学科 准教授
北村　言	石川県立看護大学看護学部成人・老年看護学講座 老年看護学 教授
仲上豪二朗	東京大学大学院医学系研究科 老年看護学／創傷看護学分野 教授
臺 美佐子	石川県立看護大学看護学部成人・老年看護学講座 成人看護学 教授
山野洋子	福井県済生会病院看護部
村山陵子	藤田医科大学社会実装看護創成研究センター 教授
阿部麻里	東京大学大学院医学系研究科 老年看護学／創傷看護学分野 助教
伊東祐美	聖マリアンナ医科大学病院麻酔科助教
紺家千津子	石川県立看護大学看護学部 成人・老年看護学講座 成人看護学 教授
西澤祐吏	国立がんセンター東病院 大腸外科・クオリティマネジメント室長
木森佳子	公立小松大学保健医療学部 教授
名村正伸	医療法人社団浅ノ川心臓血管センター 金沢循環器病院循環器内科
渡邊　至	横浜南共済病院麻酔科
小路和幸	一般社団法人 次世代看護教育研究所 役員
四谷淳子	福井大学学術研究院医学系部門看護学領域 コミュニティ看護学 教授
山根匡博	よどきり医療と介護のまちづくり株式会社 代表取締役社長
小川真里子	よどきり医療と介護のまちづくり株式会社 よどきり訪問看護ステーション 所長
坂田　薫	京都民医連中央病院
保坂明美	株式会社トラントユイット 訪問看護ステーションフレンズ 取締役統括所長
新関こずえ	よどきり医療と介護のまちづくり株式会社 よどきり訪問看護ステーション
上茂名保美	Sakula訪問看護ステーション管理者
西村和子	藤田医科大学地域包括ケア中核センター訪問看護ステーション幸田岡崎
野田早智恵	藤田医科大学病院看護部 看護主任
高橋聡明	東京大学大学院医学系研究科 老年看護学／創傷看護学分野 講師

本書で視聴できる動画について

　本書で解説しているエコー画像の一部は、動画視聴ができるようになっています。

　スマートフォンやタブレット端末から、本文中に掲載されている QR コード※を読み取ると、Web 上で動画が再生できます。

　動画の配信には、Web ツール「Vimeo」を利用しています。ご利用の機器や通信環境等により、動画が視聴できない場合があります。詳細は Vimeo の Web サイト（https://vimeo.com/）で「視聴・閲覧・アプリのシステム条件」をご確認ください。

　動画視聴期限は、最終版の発行から5年間を予定しています。なお、予期しない事情により配信を終了する場合があります。

　動画配信ページの URL の転送、リンク先動画の翻訳、複写、改変、二次使用、再配布は固く禁じます。

　インターネット通信料はお客様のご負担になります。動画のご利用状況によりパケット通信料が高額になる場合があります。

※ QR コードは（株）デンソーウェーブの登録商標です。

■ 動画一覧

1. 自動直腸便認識アプリケーションを使用し観察した直腸・膀胱エコーファントムのエコー画像…p65

2. 直腸便貯留の判断のための AI アシスト機能…p66

3. 自動血管認識アプリケーション搭載のポケットエコー…p91

4. Lung sliding（肺エコーを始める基本となる画像）…p127

5. Lung pulse（胸膜ラインが心拍に同期して拍動する動き）…p129

6. 右中腋窩線から肝臓、横隔膜、肺底部の動きの観察…p130

7. 重症無気肺と胸水の症例…p130

エコーの基礎知識

看護師はエコーを実施できる職種

松本勝　真田弘美

Point

- 「超音波検査」「超音波診断装置」のことを日常的に「エコー」と呼んでいる。
- エコーによる検査は、医師、看護師、准看護師、診療放射線技師、臨床検査技師が行うことができる。
- 看護師は医師の指示のもとに診療機械の使用ができるが、エコーはそれに該当する。

エコーとは

エコーとは一般的には「こだま」「残響」などと訳されるものですが、医学の領域では、「被検体の音響的不連続部分から戻り受信された超音波信号」[1]と定義されています（日本超音波医学会）。疾患の検査・診断を行うために、生体内に超音波ビームを放ち、エコーを機械的に生成するのが「超音波診断装置」です。つまり、学術的・プロダクト的にみれば「超音波検査」「超音波診断装置」のことを、日常で感覚的に「エコー」と呼んでいます。

超音波検査は、医師以外でも、相応の経験や知識を持つ看護師、准看護師、診療放射線技師、臨床検査技師であれば行うことができます（表1）。看護師がエコーによる検査を行うこと

表1　超音波検査（エコー検査）ができる職種

- ●医師
- ●歯科医師
- ●指示を受けた看護師[*1]、臨床検査技師[*2]、診療放射線技師[*3]

- [*1] 保健師助産師看護師法／第5条・第6条（診療の補助として解釈されると考えられる）
- [*2] 臨床検査技師法／第20条2（保健師助産師看護師法との関係）、ならびに臨床検査技師等に関する法律施行規則／第1章・業務（生理学的検査）
- [*3] 診療放射線技師法／第24条2（画像診断装置を用いた検査の業務）、および診療放射線技師法施行令第17条（画像診断装置）

ができる職種であることは、保健師助産師看護師法[2]（以下、「保助看法」）からも読み取ることができます。

看護師のエコー業務は保助看法に規定されている

保助看法第5条には、看護師の業務が規定されており、「傷病者若しくはじょく婦に対する療養上の世話又は診療の補助を行うことを業とする者」とされています。療養上の世話は、傷病者らに対して診療や休養に関して必要な世話を行うことであり、医師の指示がなくても看護師の判断で行うことができます。一方、診療の補助は、傷病者らが適切な診療を受けられるようにするために、看護師は医師の指示に基づいて行うことができます。

さらに、保助看法第37条には以下の規定があります。

「保健師、助産師、看護師又は准看護師は、主治の医師又は歯科医師の指示があつた場合を除くほか、診療機械を使用し、医薬品を授与し、医薬品について指示をしその他医師又は歯科医師が行うのでなければ衛生上危害を生ずるおそれのある行為をしてはならない。ただし、臨時応急の手当をし、又は助産師がへその緒を切り、浣腸を施しその他助産師の業務に当然に付随する行為をする場合は、この限りでない。」

つまり、医師の指示があれば看護師は診療機械の使用や医薬品の授与、医薬品についての指示ができるのです。エコーはまさにこれに該当し、看護師は、療養上の世話と診療の補助の範疇の中で、医師の指示のもとにエコーを実施することは可能であり、法的な問題はないことになります。

引用文献

1. 日本超音波医学会 医用超音波用語集 https://www.jsum. or.jp/terminologies（2024/6/18 アクセス）
2. 田村やよひ：私たちの拠りどころ 保健師助産師看護師法. 日本看護協会出版会, 東京, 2015：45.

超音波検査の原理

河本敦夫　松本勝

Point

- 超音波（エコー）検査は、超音波を使った非侵襲でシンプルなイメージング手法である。
- 超音波を理解するときに重要なのは「音速」と「音響特性インピーダンス」である。
- 音響インピーダンス差の大きい骨や空気では高エコーが生じ、軟部組織間でもコントラストが生まれる。

超音波検査の特徴

　超音波とは、ヒトが聞くことができない高い振動数を持つ音波で、人間の可聴域（20Hz〜20kHz）を超えた周波数（1〜30MHz）に相当します（図1）。超音波検査とは、この超音波（音）を発生させ、跳ね返ってきた音を画像化するシンプルなイメージング手法です。放射線被曝などはない非侵襲的なイメージング手法で、イルカやコウモリなどの動物、船舶の魚群探知機や潜水艦のソナーによる物体の探知をイメージするとわかりやすいでしょう（図2）。

図1　人間の可聴域と超音波

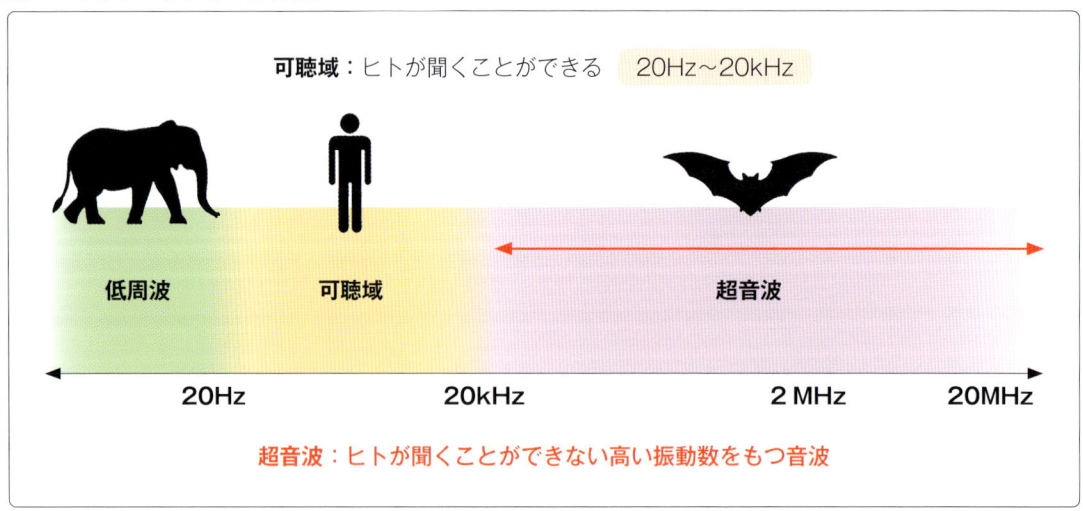

可聴域：ヒトが聞くことができる　20Hz〜20kHz

低周波　　　可聴域　　　超音波

20Hz　　　20kHz　　　2MHz　　　20MHz

超音波：ヒトが聞くことができない高い振動数をもつ音波

図2　超音波検査のイメージ

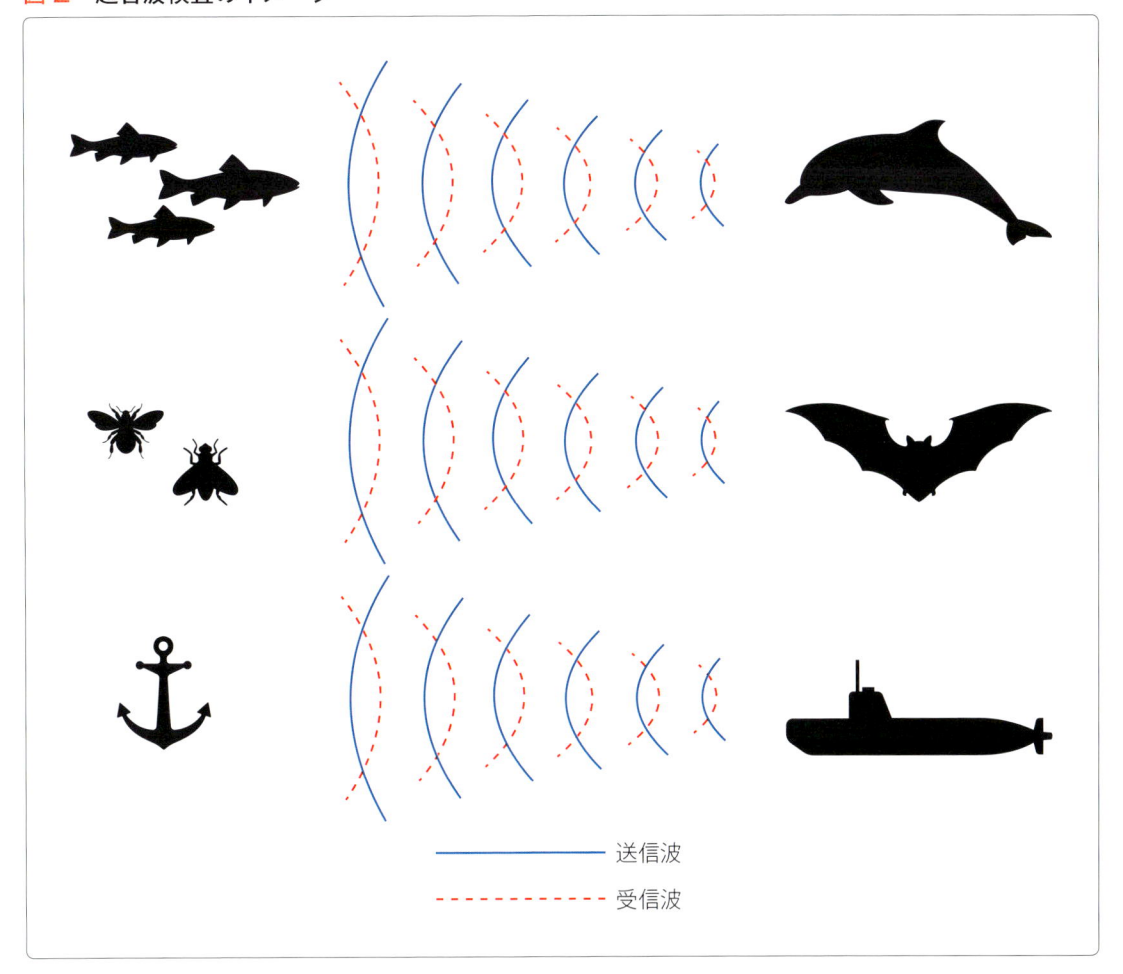

送信波
受信波

超音波の特性

　超音波の特性として、主に反射、屈折、散乱、減衰、拡散などがあります（**図3**）。これらの超音波の原理を理解するうえで重要な項目は、「音速」と「音響特性インピーダンス」です。音速は音が媒質中を伝わる速さで、媒質の種類により決まった値です（**表1**）。脂肪、筋肉、水などは 1,500（m/s）前後ですが、空気や骨の音速とはかなり差があります。超音波診断装置は生体軟部組織の平均 1,540（m/s）として、画像を作成しています。

　次に、音響特性インピーダンスは、音速と密度を乗した値で、反射に密接にかかわります。

音響特性インピーダンス差の大きい、骨や空気では高エコーが生じます（**図4**）。また、軟部組織間でもこの差によりコントラストが生まれます。

❶ 画像をつくる：反射と透過

　体内に入射した超音波は、伝搬する過程でさまざまな音速の異なる物質の境界で反射が生じます。反射の強さは媒質1と媒質2の音響特性インピーダンスの差で決まり、超音波の輝度はこの差を表しています。すなわち、差の大きい骨や空気などは極高エコーを示し、差が小さい

図3 超音波の特性

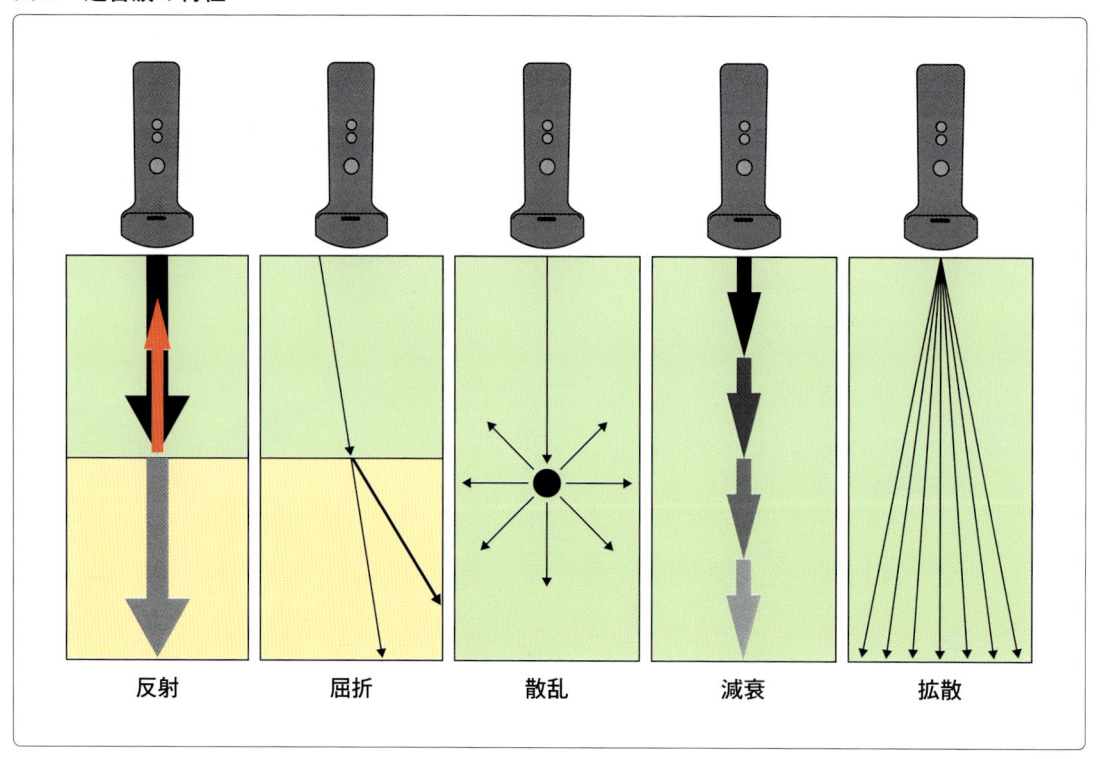

| 反射 | 屈折 | 散乱 | 減衰 | 拡散 |

表1 「音速」と「音響特性インピーダンス」

媒質	密度（g/cm³）	音速（m/s）	音響特性インピーダンス（kg/m²・s）
空気	$1.2 \times 10{\text -}3$	340	0.00041
水	1	1,480	1.48
血液	1.06	1,560〜1,600	1.65〜1.7
脂肪	0.92	1,480	1.36
筋肉	1.07	1,580〜1,610	1.7〜1.72
肝臓	1.06	1,580〜1,610	1.67〜1.71
骨	1.38〜1.8	2,700〜3,810	3.7〜6.84

場合は透過が主となり、無エコーとなります（図5）。

❷ 画像をつくる：減衰

　超音波は、生体組織内で、広がりによる「拡散」、熱に変換される「吸収」、組織の不均一性による「散乱」により「減衰」が起こります。減衰は周波数に依存し、高い周波数ほど減衰が大きくなります。通常、超音波検査で使用する周波数は1〜20MHz程度で、対象により深部での描出能に差が生じます。図6は脂肪肝例の肝横断像ですが、左の高い周波数では右肝静

図4　音響特性インピーダンスによるコントラスト

Part
1
エコーの基礎知識

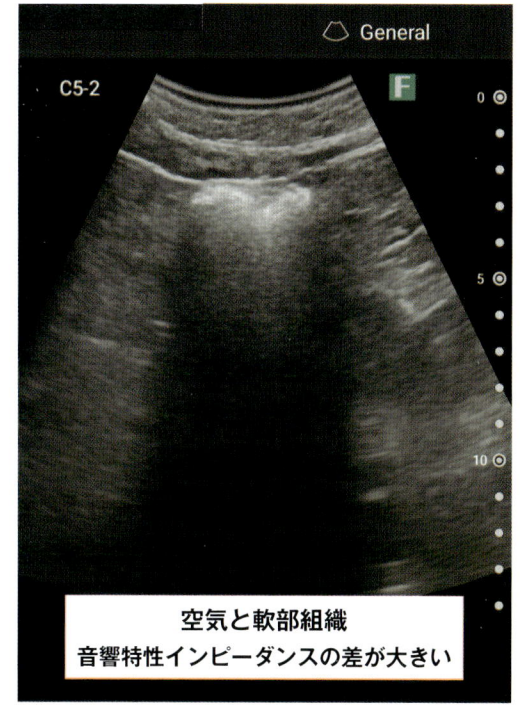

胃横断像（空気）

空気と軟部組織
音響特性インピーダンスの差が大きい

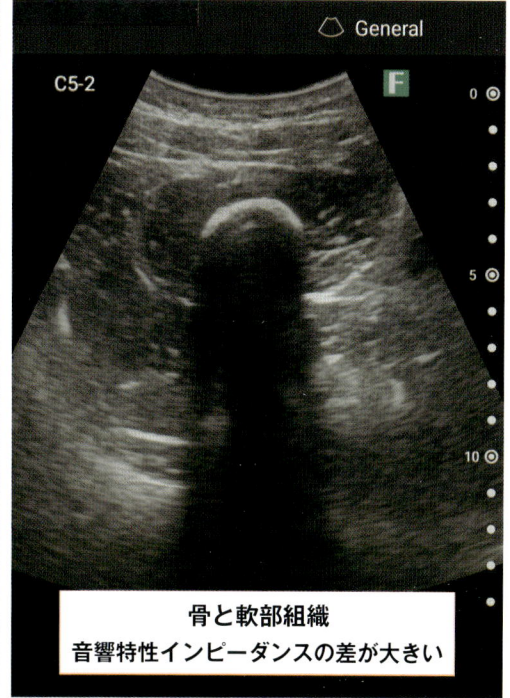

大腿骨横断像（骨）

骨と軟部組織
音響特性インピーダンスの差が大きい

脈および横隔膜が、右の低い周波数と比べ減衰により不明瞭となっているのが明らかです。

❸ 画像をつくる：屈折

　音速の異なる物質の境界で、超音波は「屈折」も生じます。反射との相違点は音速に依存し、密度には関係しないことです。周囲より音速の遅い物質の場合に音は集簇し、周囲より音速が速い物質だと音は拡散します（図7）。

❹ 画像をつくる：周波数

　周波数は、1秒間に何回振動したかを表す値で、Hz（ヘルツ）で表示します（図8）。周波数が高いと分解能は向上しますが、透過力は低下します。一方、周波数が低いと透過力は高ま

りますが、分解能は低下します。

　したがって、観察領域に応じた適切なプローブを選択する際には、周波数に注意する必要があります。図9は右腎臓の縦断像ですが、左の低い周波数のプローブに比べて、右の高い周波数のプローブのほうが、腎構築（皮質、髄質、腎洞部）が明瞭に描出されているのがわかります。

参考文献
1. 真田弘美，藪中幸一，野村岳志編：役立つ！使える！看護のエコー．照林社，東京，2019.
2. 山崎延夫：イメージでわかる！医用超音波の新しい教科書　基礎原理と装置の「なぜ？　どうして？」．金芳堂，京都，2023.

図5 反射と透過

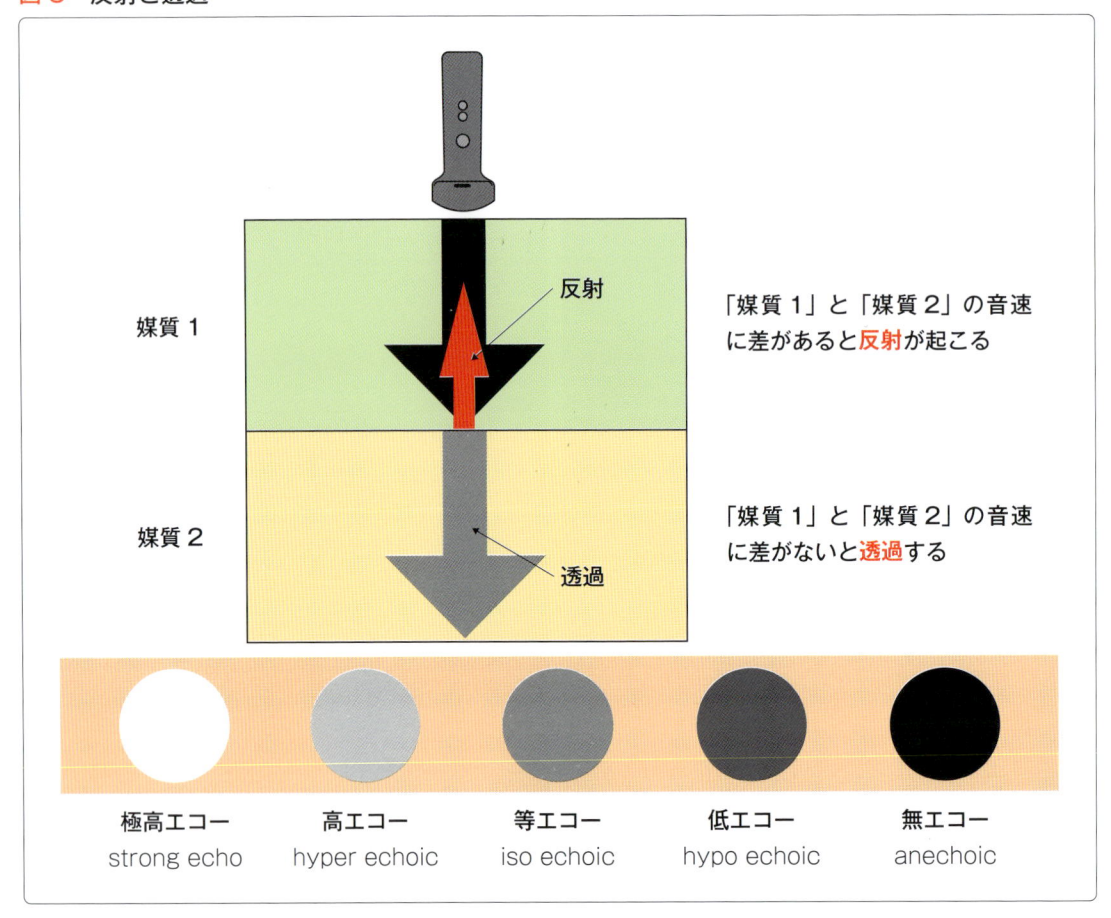

媒質1

反射

「媒質1」と「媒質2」の音速に差があると反射が起こる

媒質2

透過

「媒質1」と「媒質2」の音速に差がないと透過する

| 極高エコー | 高エコー | 等エコー | 低エコー | 無エコー |
| strong echo | hyper echoic | iso echoic | hypo echoic | anechoic |

図6 脂肪肝例の肝横断像

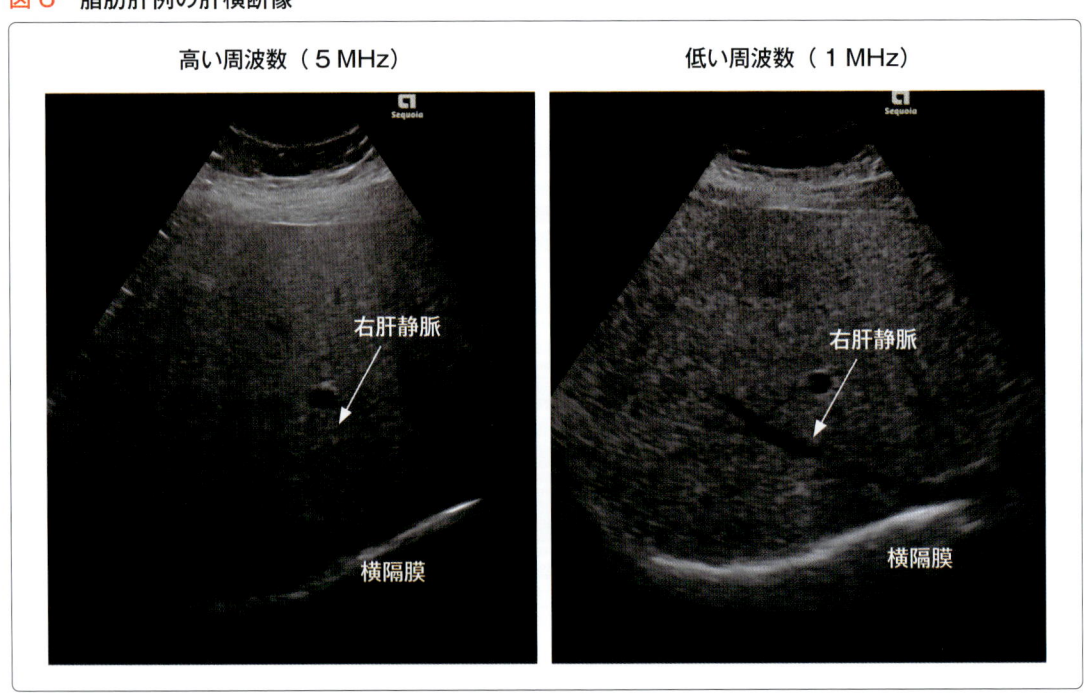

高い周波数（5MHz）　　低い周波数（1MHz）

右肝静脈

横隔膜

図7　超音波による屈折

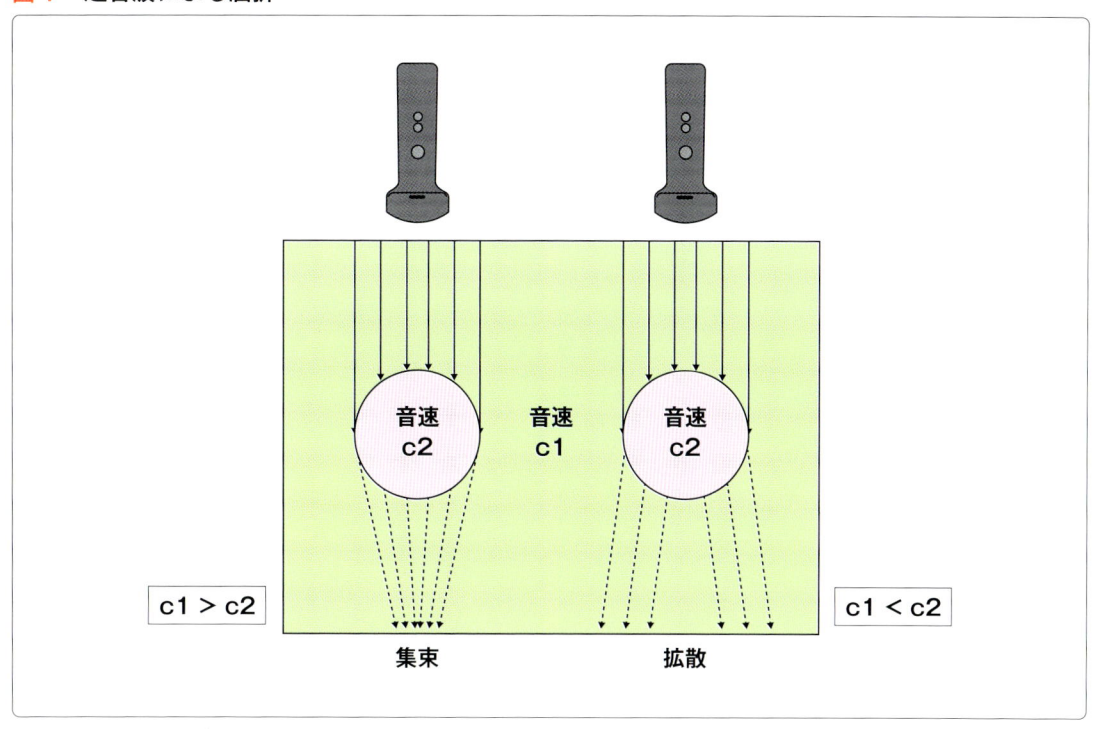

図8　周波数とは

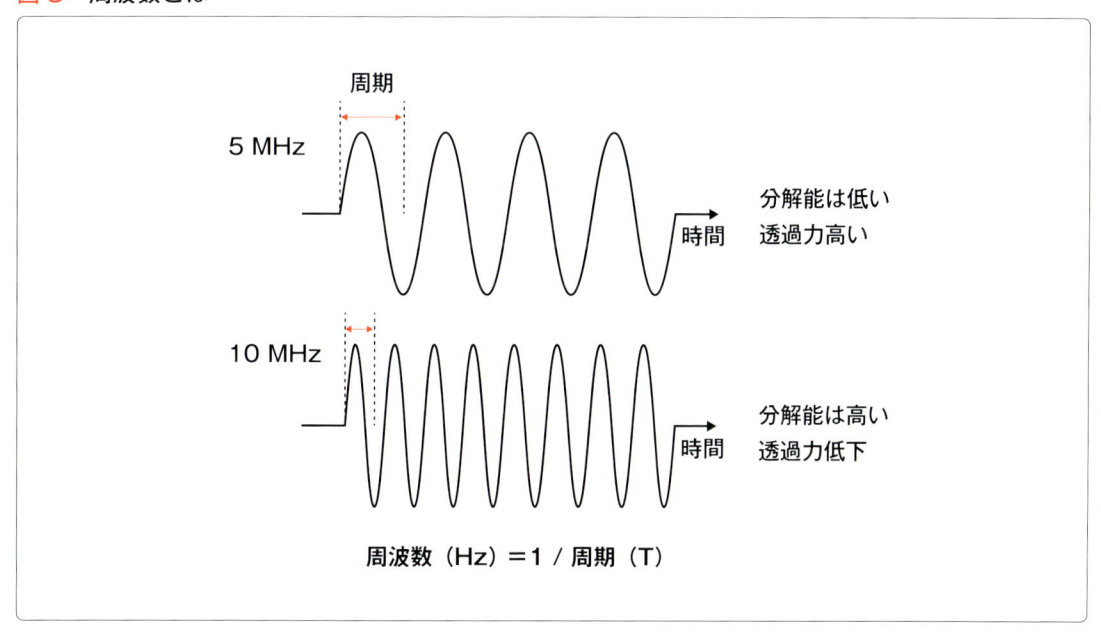

図9 右腎臓の縦断像

低い周波数（3.5MHz）

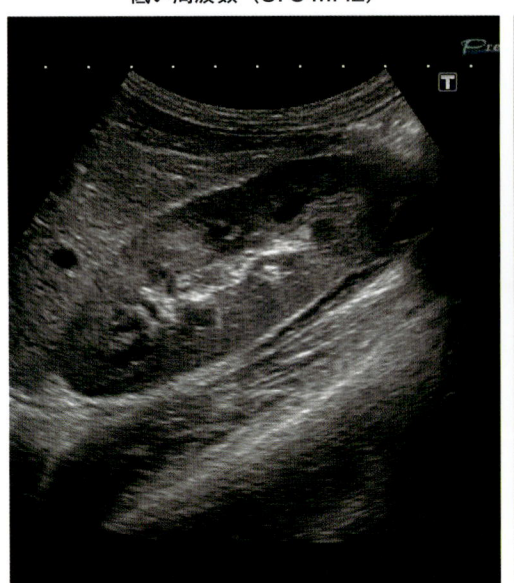

高い周波数（10MHz）

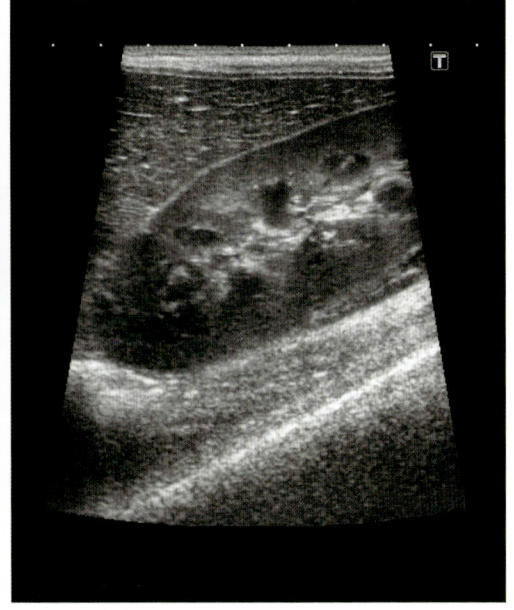

周波数により分解能は相違する

左の低い周波数のプローブに比べて、右の高い周波数のプローブのほうが腎構築（皮質、髄質、腎洞部）が明瞭に描出されているのがわかる。

CT・X線画像との違いと適応

河本敦夫　松本勝

Point

● エコーはCT・X線画像と違って被曝がなく、検査可能部位は実質臓器になる。

● エコーではリアルタイムの観察が可能で、術者の多方向からの動的な評価が可能である。

● 小型化され軽量で持ち運びに優れたポケットエコーが普及し、利便性を高めている。

　医用画像にはエコー以外に「単純X線写真」「CT（computed tomography）」「MRI（magnetic resonance imaging）」などがあり、疾患や対象に合わせて使い分けられています（**表1**）。

表1　さまざまな画像の比較

	被曝	被検者の負担	検査時間	検査可能部位	検査対象外	コスト
エコー	なし	小	短い	実質臓器	なし	安価
X線写真	あり	小	短い	骨、肺	なし	安価
CT	あり	小	短い	全身	なし	高価
MRI	なし	音、圧迫感	長い	全身	人体内の金属	最も高価

☐ デメリットとなる部分

エコー検査

　エコー検査は、超音波の伝搬過程で発生する反射を映像化する画像です（**図1**）。非侵襲的で簡便に施行できることから、さまざまな領域で用いられています。放射線を使用しないため、妊婦や胎児にも繰り返し安全に使用することが可能です。

　エコー検査の特徴としてリアルタイムでの観察が挙げられ、術者による多方向からの動的な評価が可能です。またカラードプラモードがあれば、血管内や臓器の血流状態を評価することもできます。近年では、装置の小型化が進み、高機能なハイエンドタイプと軽量で持ち運びに優れたポケット型に二極化しています。

　ただし、デメリットとして、得られる画像が検査者の技能に依存する術者依存性があることや、プローブの幅に依存した小さな視野は客観性に乏しいことがあります。

図1 エコー（肝右葉肋弓下断面）

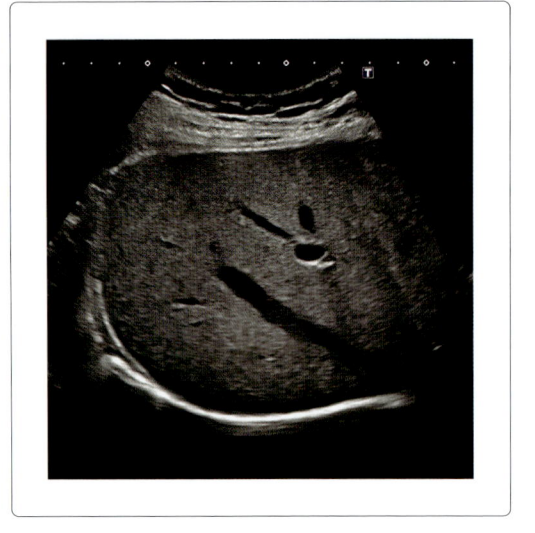

図2 腹部単純X線

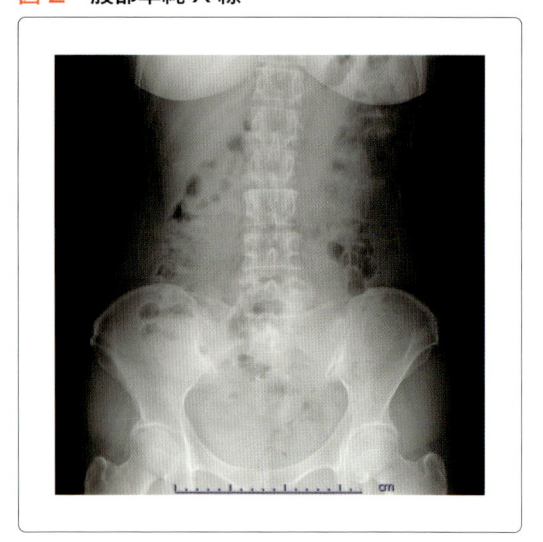

単純X線写真

　X線が人体を透過する際に臓器における吸収差を画像化した画像です（図2）。被写体にX線を照射し、透過したX線をパネル型検出器で捉えて画像を得ます。X線写真では、人体の各臓器によってX線の透過度が異なり、骨は吸収が強く白く、空気は吸収が弱く黒く、その中間の脂肪や筋肉はグレーで描出されます。

　また、本モダリティのみ断層画像でないことに注意が必要です。

CT

　CT（computed tomography）は、身体周囲を回転するX線管と検出器により得られた情報を再構築し画像化する手法です（図3）。人体のX線吸収値には差があり、水を0（HU：hounsfield unit）、空気を−1,000（HU）、骨を1,000（HU）と設定した相対値で表されます。近年は検出器を多列に配置した装置が登場し、検査時間が大幅に短縮しています。

MRI

　MRI（magnetic resonance imaging）は磁場による磁気共鳴現象を利用し、人体内の水素原子（プロトン）を画像化する検査法です（図4）。人体の大部分は水であり、外部からラジオ波を照射し、プロトンが元の状態に戻る際に放出される信号を検出します。通常、1回の検査で、複数の撮像条件および方向を取得します。

　特徴として組織間コントラストが高いことが挙げられ、通常のX線検査ではわかりにくい部位でも明瞭な描出が可能です。脳神経、運動器などはMRIが非常に有効な領域です。

　一方、検査内容にもよりますが検査時間は長く（20〜40分）、閉所で長時間滞在しなければ

図3　CT（肝門部レベル横断像）

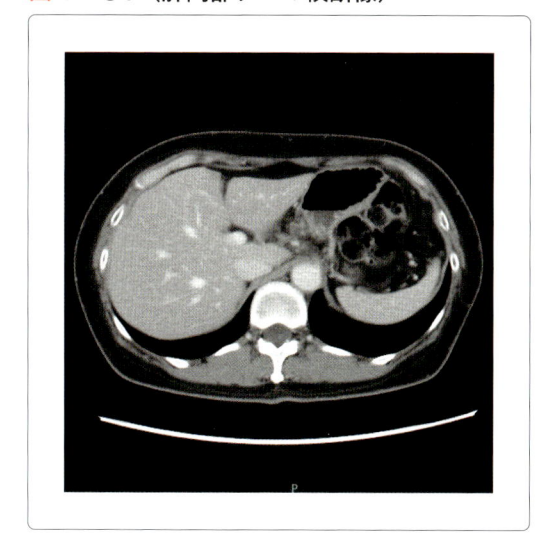

図4　MRI（肝門部レベル横断像）

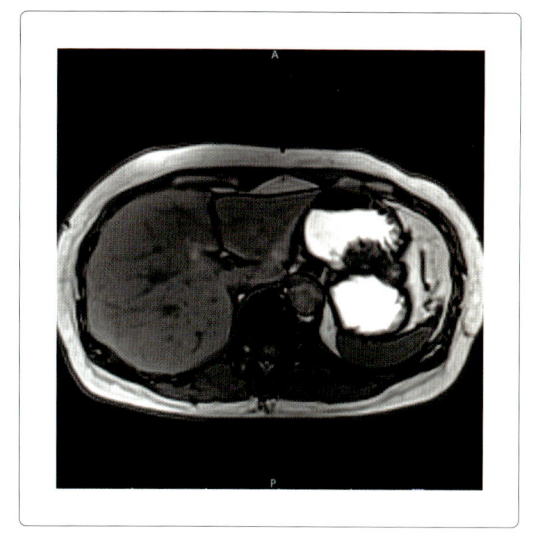

ならないこと、装置からの音が大きいことがデメリットに挙げられます。また、金属類は磁場により吸着を引き起こすため非常に危険であり、持ち込むことができません。体内金属類（ペースメーカー、人工関節など）がある人は画像が乱れるため、原則不可です。

参考文献

1. 真田弘美，藪中幸一，野村岳志編：役立つ！ 使える！ 看護のエコー．照林社．東京，2019．

エコー画像解釈上のピットフォール：アーチファクトを中心に

河本敦夫　松本勝

Point

- エコー画像には多種多様なアーチファクト（虚像）が存在するため、その見極めが重要である。
- アーチファクトは、体内での超音波の屈折・反射・減衰などによって生じる。
- アーチファクトを低減させるには、ビームの入射方向を変える、プローブの圧迫や種類を変えるなどの方法がある。

　アーチファクトとは「実際に存在しないのに表示される像」、すなわち「虚像」です。エコー画像は音響的特性による信号から成り立っており、多種多様なアーチファクトが存在します。この実像と虚像の見極めは、診断結果を大きく左右することになり非常に重要です（無いものをあるとしてしまう）。

注意したいアーチファクト

❶ ローブアーチファクト：副極

　エコービームは、主方向に生じる「メインローブ」に対して、わずかに斜め方向に「サイドローブ」と呼ぶビームが発生します。サイドローブの音圧は弱いのですが、強い反射体があった場合無視できない反射信号となってしまいます。また、グレーティングローブは配列型探触子固有のアーチファクトで、意図した角度と別にビームが形成されて発生します。図1は右のエコー画像両端に高輝度のグレーティングローブが出現しています（矢頭）。また画面中央に横に間延びするサイドローブによる高エコーを認めます（矢印）。

❷ 多重反射：反射

　エコービームが音響特性インピーダンスの異なる部分間で、反射を繰り返すことにより深さ方向に層状に表示されるアーチファクトです。腹壁や筋膜により膀胱や胆嚢に出現します（図2）。

❸ 鏡面現象：反射

　エコービームが強い反射面で、鏡のように反射して生じるアーチファクトです。横隔膜近傍に出現します（図3）。

❹ 音響陰影：反射

　エコービームを強く反射する物質の後方で減弱あるいは消失するアーチファクトです。骨、結石、ガスの後方に出現します（図4）。

❺ 後方エコー増強：減衰

　液体などではエコービームの減衰がほとんど起こらないため、液体の深部が隣接する周囲組

図1　ローブアーチファクト

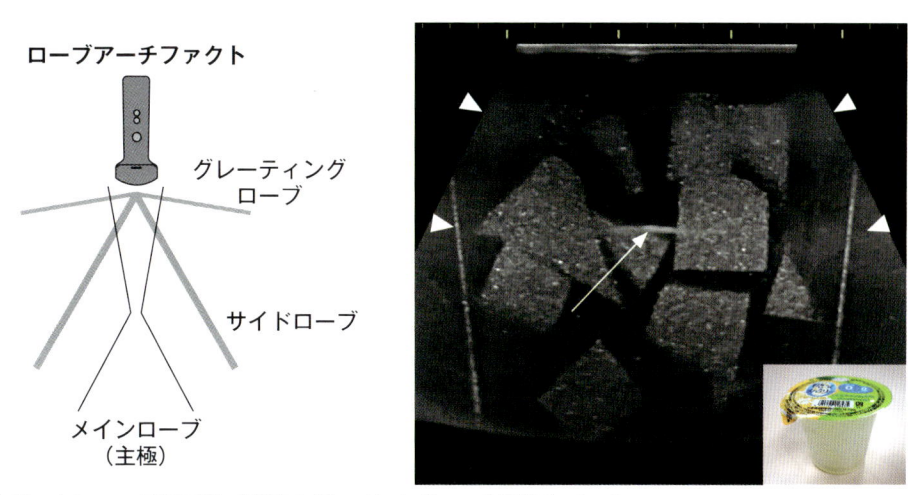

矢頭：右のエコー画像両端に高輝度のグレーティングローブが出現している。
矢印：画面中央に横に間延びするサイドローブによる高エコーを認める。

図2　多重反射

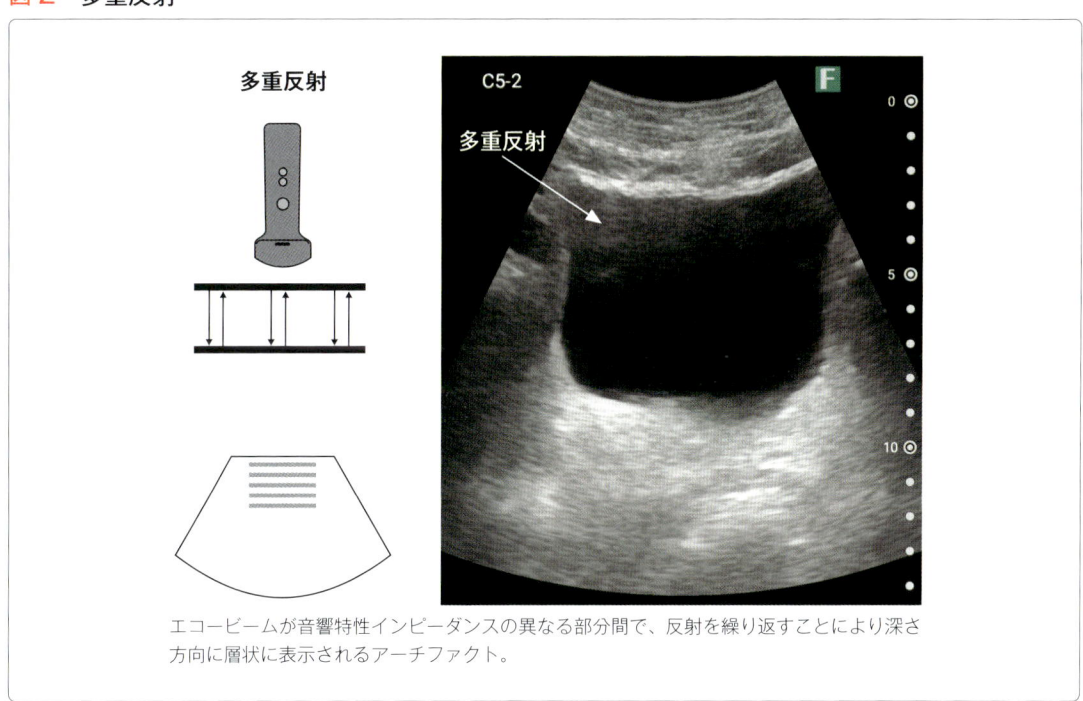

エコービームが音響特性インピーダンスの異なる部分間で、反射を繰り返すことにより深さ
方向に層状に表示されるアーチファクト。

織より高い輝度となるアーチファクトです。囊
胞など液状部後方に出現します（図5）。

❻ 外側陰影：屈折

　辺縁が平滑な球状構造物の外側にみられる

アーチファクト。音速差による屈折により反射
エコーが欠損した無エコー帯が出現します（図
6）。

図3　鏡面現象

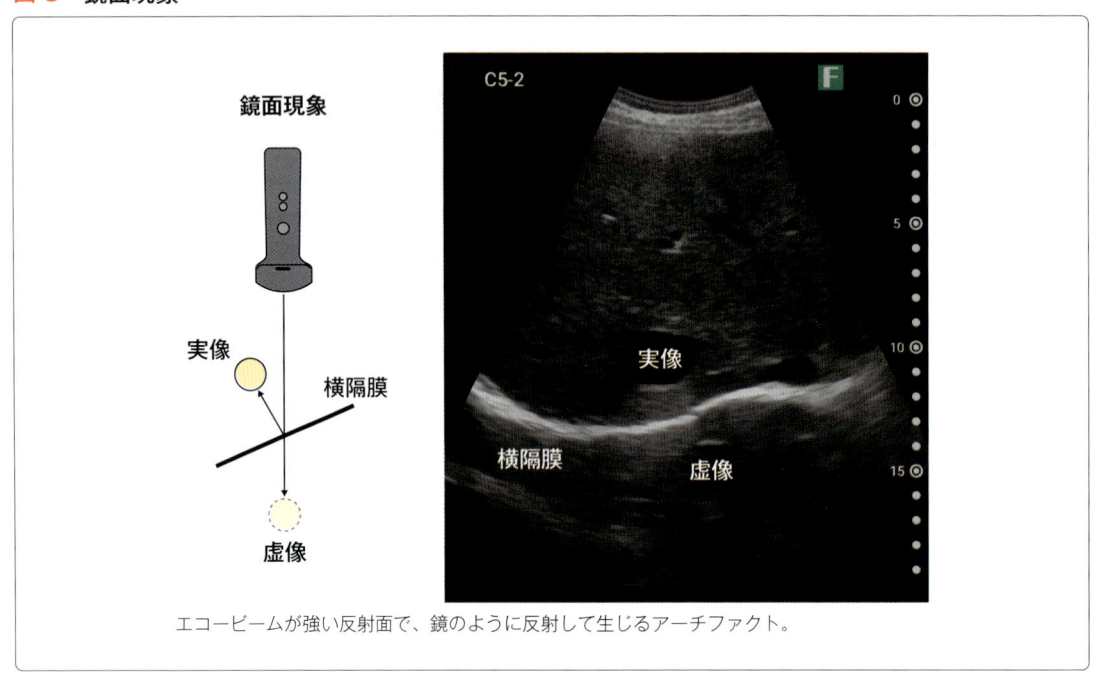

エコービームが強い反射面で、鏡のように反射して生じるアーチファクト。

図4　音響陰影：反射

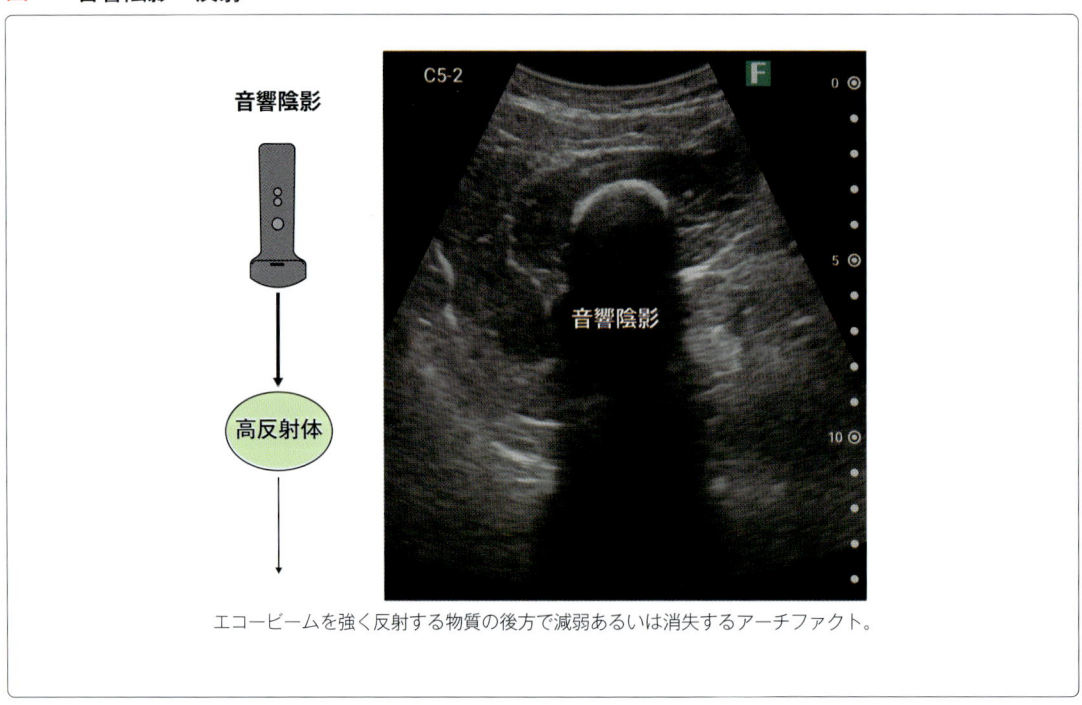

エコービームを強く反射する物質の後方で減弱あるいは消失するアーチファクト。

図5 後方エコー増強：減衰

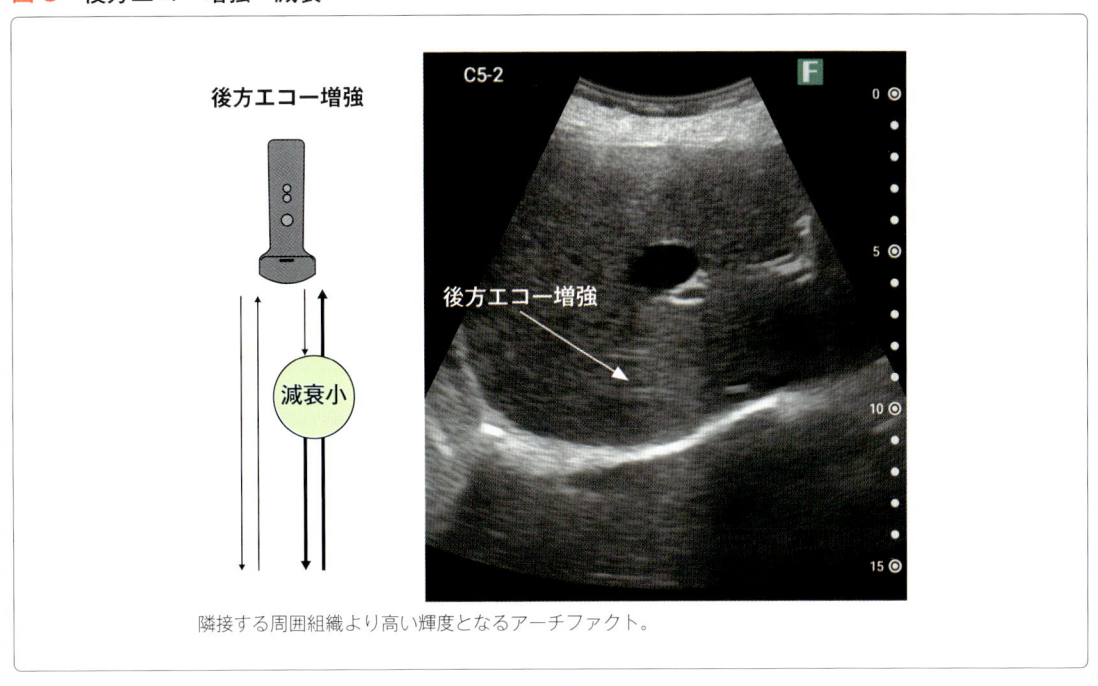

隣接する周囲組織より高い輝度となるアーチファクト。

図6 外側陰影：屈折

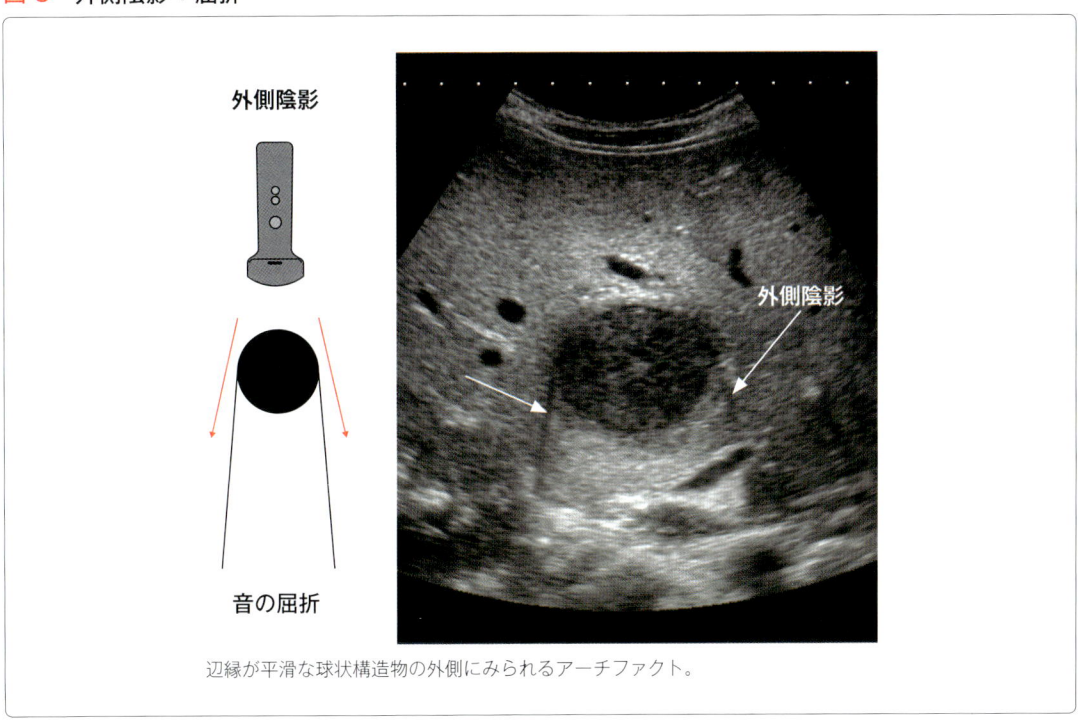

辺縁が平滑な球状構造物の外側にみられるアーチファクト。

アーチファクトを低減させる方法

アーチファクトを低減させるには、①エコービームの入射方向を変える（角度を変える）、②プローブの位置を変える、③プローブの圧迫を変える（緩めたり、強めたり）、④プローブの種類を変える（リニア、コンベックス、セクタ）などを行い、アーチファクトの変化を評価します。

図7は総頸動脈内に多重反射によるアーチファクトを認めます。プローブの入射位置を微妙に変えることによりアーチファクトは低減されます。

① 装置による影響

据置型のハイエンド装置と機能を絞ったポケット型では当然ながら画質は大きく相違します。図8は、左が据置型（キャノン Aplio i800）、右がポケット型（Fujifilm iViz air）で撮影したファントム画像です。画像のコントラストなど、かなり違うのを理解しなければなりません。

② 患者の体型による影響

患者の体型によっても画質は異なります。肥満や筋肉質では減衰により画質が低下します。図9は左が平均サイズの成人の肝右葉エコー像、右が BMI 35（kg/m^2）越えの肥満者の肝右葉エコー像です。左に比べ右では強い減衰により横隔膜エコーが見えなくなります。

図7 アーチファクトを低減させる方法

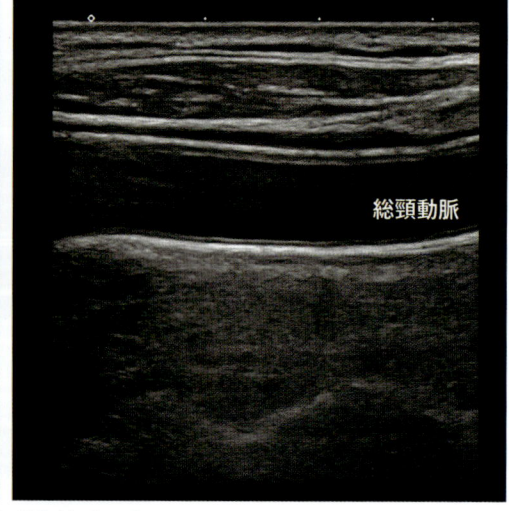

通常走査　対処後

総頸動脈

矢印：総頸動脈内に多重反射によるアーチファクトが生じている。

参考文献

1. Feldman MK, Katyal S, Blackwood MS：US artifacts. Radiographics 2009；29（4）：1179-1189.
2. 真田弘美, 藪中幸一, 野村岳志編：役立つ! 使える! 看護のエコー. 照林社, 東京, 2019.

図8 装置による影響

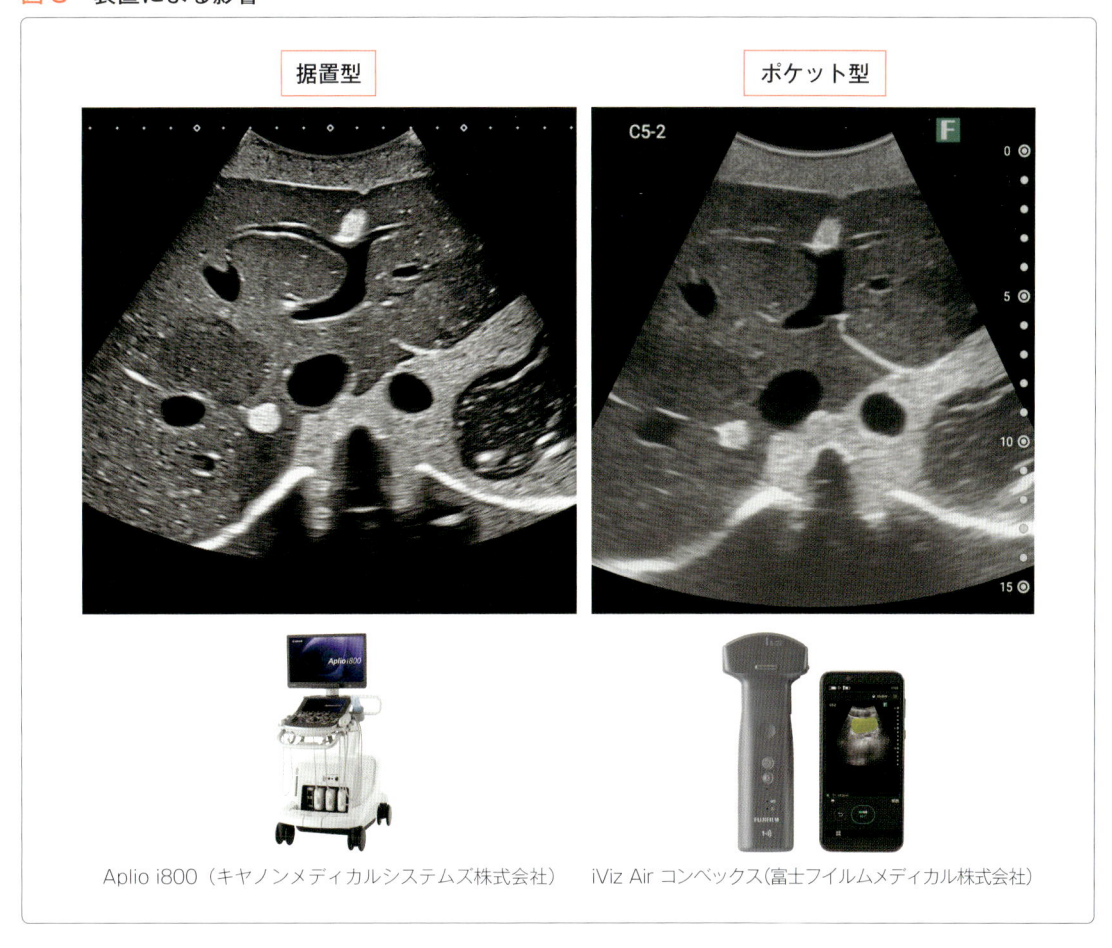

据置型

ポケット型

Aplio i800（キヤノンメディカルシステムズ株式会社）　　iViz Air コンベックス（富士フイルムメディカル株式会社）

図9 体型による影響

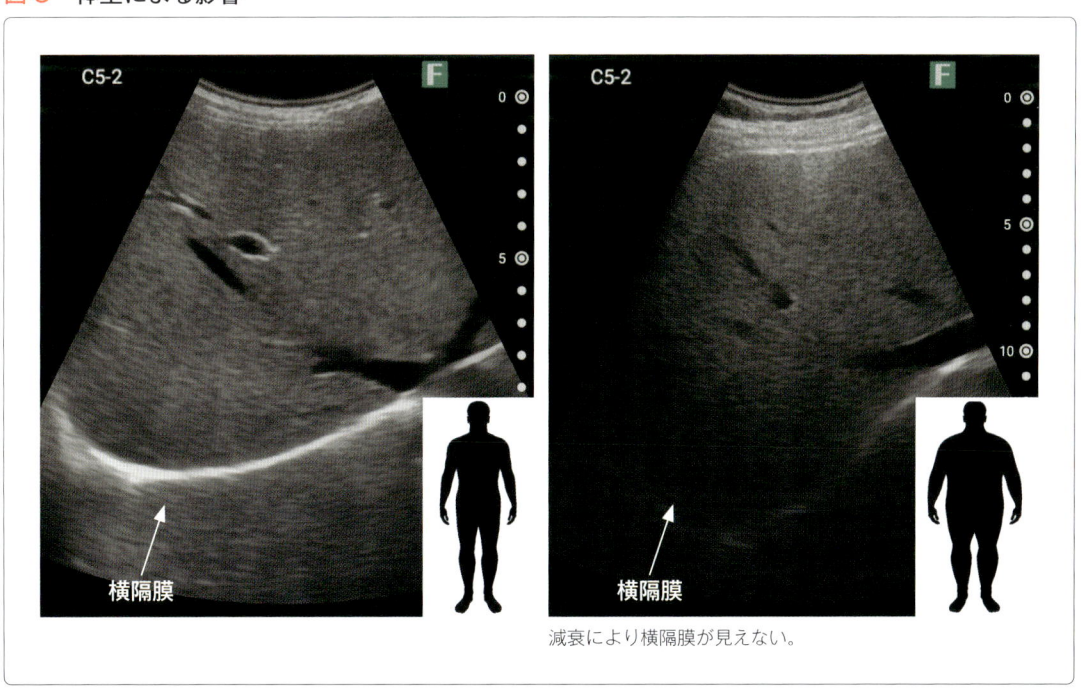

横隔膜

横隔膜

減衰により横隔膜が見えない。

エコー検査の装置と
プローブの種類

河本敦夫　松本勝

Point

● エコー装置には、「据置型」「ラップトップ型」「ポケット型」の3種類がある。

● ポケット型は軽量・コンパクトで在宅や僻地医療に汎用性が高いが、画質には制限がある。

● プローブは、観察部位により、コンベックス型、リニア型、セクタ型を使い分ける。

エコー装置

エコー装置にはさまざまなものがあるため、その用途に合わせて使い分けます。大型の「据置型」、小型で取り回しのよい「ラップトップ型」、ポケットに入れられるサイズの「ポケット型」に大別されます（図1）。

❶ 据置型

大規模な高速演算装置を搭載、エラストグラフィ、フュージョン、3Dなどさまざまなオプション機能が利用可能です。装置自体が大型で移動は不向きです。高機能の反面、操作も複雑で、専任のオペレーターが必要となります。中央検査室などに設置され精査に用いられます。

❷ ラップトップ型

ラップトップPCをベースに、専用のカートに載せた装置です。小型で取り回しのよいところが良い点で、院内の至るところに持ち込むことができます。また、狭い診察室の片隅に置いておくことも可能です。

❸ ポケット型

軽量・コンパクトで、ユニフォームのポケットに入れて、携帯可能です。プローブとタブレット端末をワイヤレスで接続することにより操作もシンプルで、必要時に素早く検査が可能です。病院外でも在宅診療、僻地、災害医療など活躍の場は無限大です。ただし、最小限の機能のみで、画質にも制限があります。

プローブ

プローブは電気信号を音に変換し、また音を電気信号に変換するデバイスです。対象とする観察部位により、コンベックス型、リニア型、セクタ型を使い分けます（図2）。コンベックス型は腹部や骨盤など、消化管ガスを避けて広い視野が必要な場合に使用します。リニア型は障害陰影のない体表領域を中心に使用します。セクタ型は体表に接触する面積が小さく狭い音響窓から観察する心臓に対して用いられます。

参考文献
1. 河本敦夫：エコーを知る基礎知識編〜種類・使い方〜エコー機器の種類と特徴を理解し用途に応じて使い分けよう．YORi-SOUがんナーシング 2023；13（3）：63-68.

図1 エコー装置の種類

1．据置型
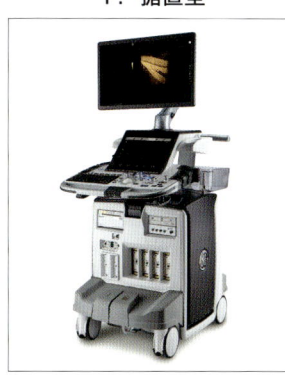
LOGIQ E10

2．ラップトップ型
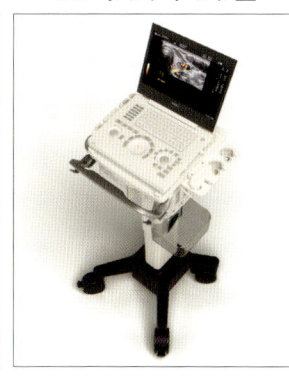
LOGIQ e Smart

3．ポケット型
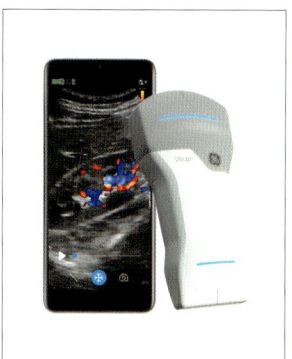
Vscan Air CL

大きさ	大	中	小
画質	高画質	中程度	中程度
機能	多機能	多機能	必要最小限
場所	検査室から多領域	外来、手術室、病棟、多領域	さまざまな場所

[販売名称]
汎用超音波画像診断装置 LOGIQ E10
[医療機器認証番号]
230ABBZX00025000
[注釈]
LOGIQ は、GE HealthCare の商標である

[販売名称]
汎用超音波画像診断装置 LOGIQ e
[医療機器認証番号]
218ABBZX00060000
[注釈]
LOGIQ e Smart は、上記医療機器のニックネームである

[販売名称]
汎用超音波画像診断装置 Vscan Air
[医療機器認証番号]
303ACBZX00012000
[注釈]
Vscan Air CL は上記医療機器の類型（CL プローブ）である。Vscan は General Electric Company の商標登録である

（製造販売・GE ヘルスケア・ジャパン株式会社）
GE は商標ライセンスで、使用される General Electric Company の商標である

図2 プローブの種類

コンベックス型
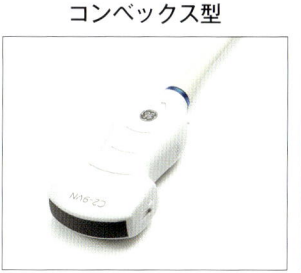
C2-9

リニア型
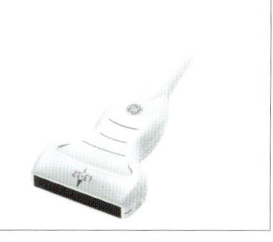
L3-12

セクタ型
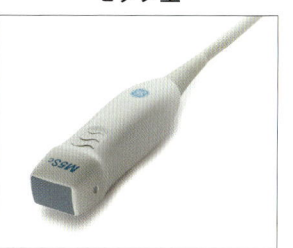
M 5 Sc

観察部位	体幹部、下肢血管など	表在／血管など	心臓など
周波数 (MHz)	3〜9	9〜20	2〜4

（製造販売・GE ヘルスケア・ジャパン株式会社）

おさえておきたいエコーの機能

河本敦夫　松本勝

Point

- 近年、直腸観察ガイド Plus、膀胱尿量自動計測機能や eScreening などの AI アシスト機能を搭載したエコー装置が開発されている。

- 血流情報を B モード上に重ねて視覚化するカラードプラ法は、血流や組織・病変の血行動態の評価に有効である。

- 硬さを可視化する手法である「超音波エラストグラフィ」は、"strain elastography" と "shear wave elastography" に大別される。

AI アシスト機能

近年エコー装置に、AI 技術を活用した支援ソフトが登場しています。直腸観察ガイド Plus（便有無判別アシスト機能）は、直腸の便の有無を検出してその位置を表示し、その評価の補助を行います（図 1）。わかりやすい位置表示と合わせ、経験の浅い検者にも優しい機能

図 1　AI アシスト機能：直腸観察ガイド Plus（iViz air、富士フイルムメディカル株式会社）

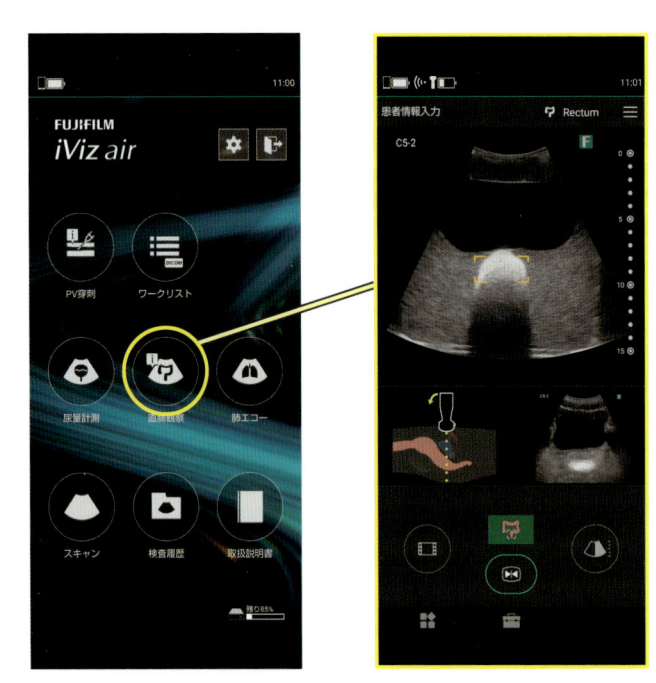

iViz air のメニュー画面（スライド左）から「直腸観察」を選択すると、直腸のシェーマとライブ像が現れ、最適な走査をアシストしてもらえる。

図2　AIアシスト機能：膀胱尿量自動計測機能（iViz air、富士フイルムメディカル株式会社）

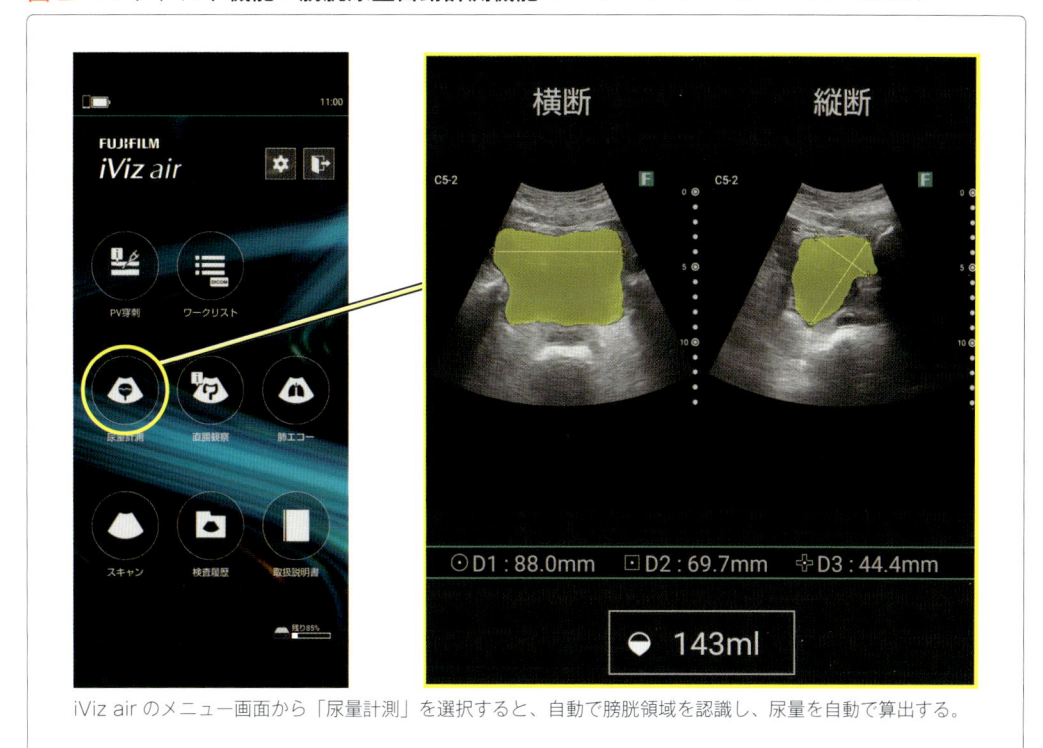

iViz air のメニュー画面から「尿量計測」を選択すると、自動で膀胱領域を認識し、尿量を自動で算出する。

といえます。膀胱尿量自動計測機能は自動で膀胱領域を認識し、尿量を自動で算出するソフトです（図2）。eScreening（イースクリーニング）は乳腺での病変の輝度特徴量を数値化し、自動で強調表示する機能です。病変の検出、差分、時系列表示をリアルタイムに画面上に提示し、検査者の負担軽減に貢献します。図3は右乳房外側縁に存在する浸潤性乳管癌症例で、病変部が枠で囲まれ強調されています。

カラードプラ機能

　カラードプラ法は、血流情報をBモード上に重ねて視覚的にわかりやすくする手法です。血流の流れによるドプラ偏移周波数の変化をプローブに近づくものを赤（＋表示）、遠ざかるものを青（－表示）で、カラー表示します。脈管の血流方向や流れ、組織あるいは病変の血行動態の評価に有効です。

　図4は下肢のカラードプラ法で、膝窩動脈は遠ざかる血流なので"青"、膝窩静脈は近づく血流なので"赤"に描出されます。図5は左内頚動脈のカラードプラ縦断像で、内頚動脈起始部は2cmにわたり狭窄し、細いカラーシグナルとなっています。また、狭窄部は高速血流のため乱流シグナル（明るいモザイクカラー）が散見されます。図6は背部の悪性黒色腫のワイドバンドカラードプラ像で、真皮から表皮にかけ腫瘍に流入する樹枝状の血流シグナルが明瞭です。

図3　AIアシスト機能：eScreening（ARIETTA850 DI、富士フイルムメディカル株式会社）

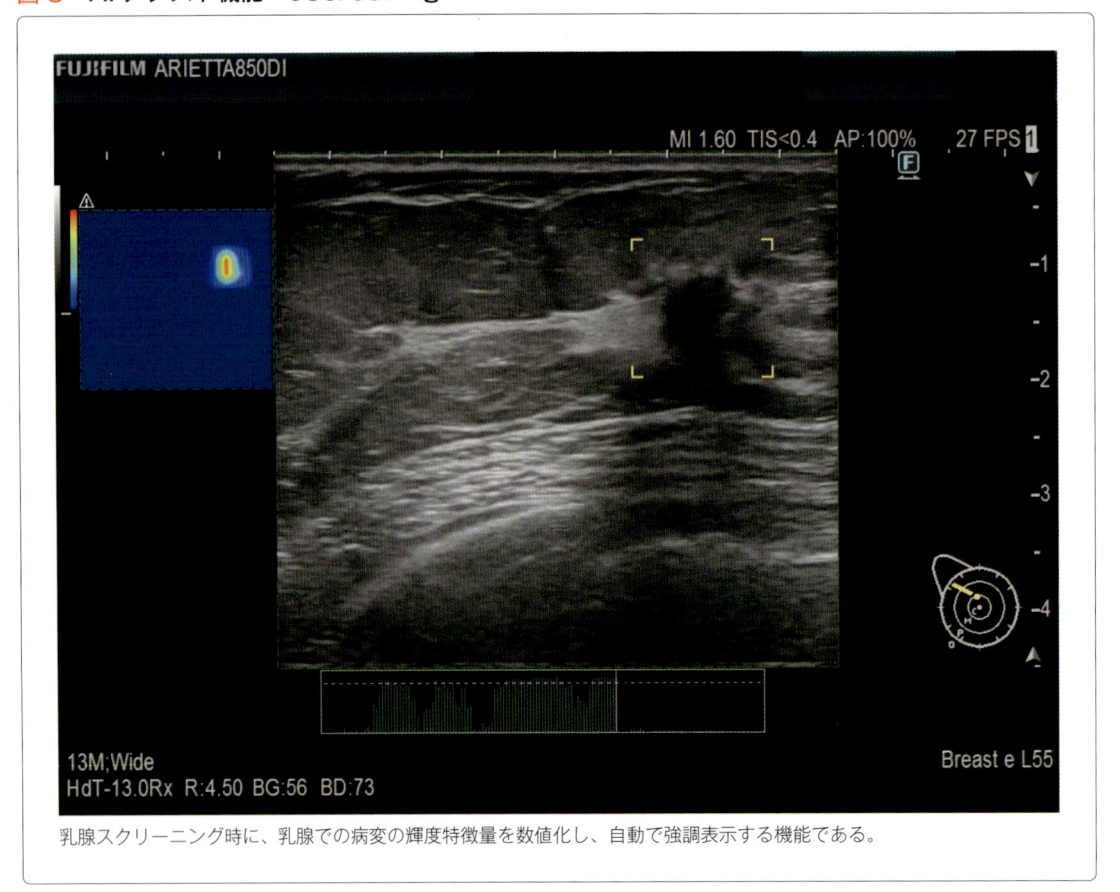

乳腺スクリーニング時に、乳腺での病変の輝度特徴量を数値化し、自動で強調表示する機能である。

図4　下肢のカラードプラ法

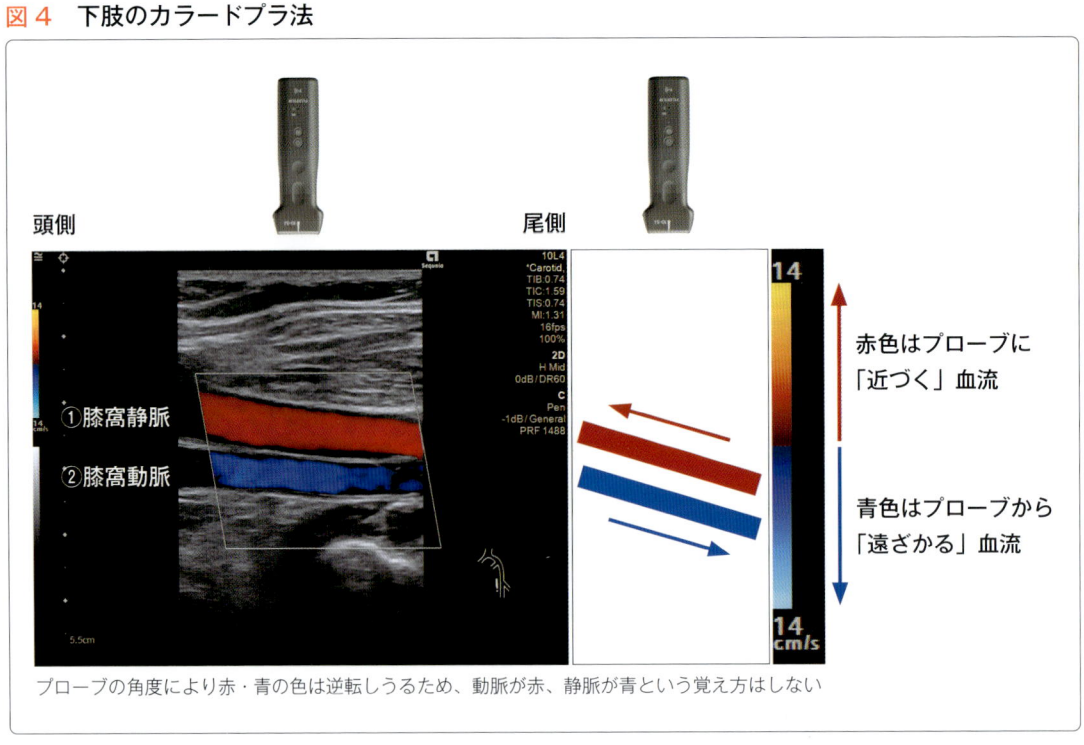

プローブの角度により赤・青の色は逆転しうるため、動脈が赤、静脈が青という覚え方はしない

図5　左内頸動脈カラードプラ縦断像

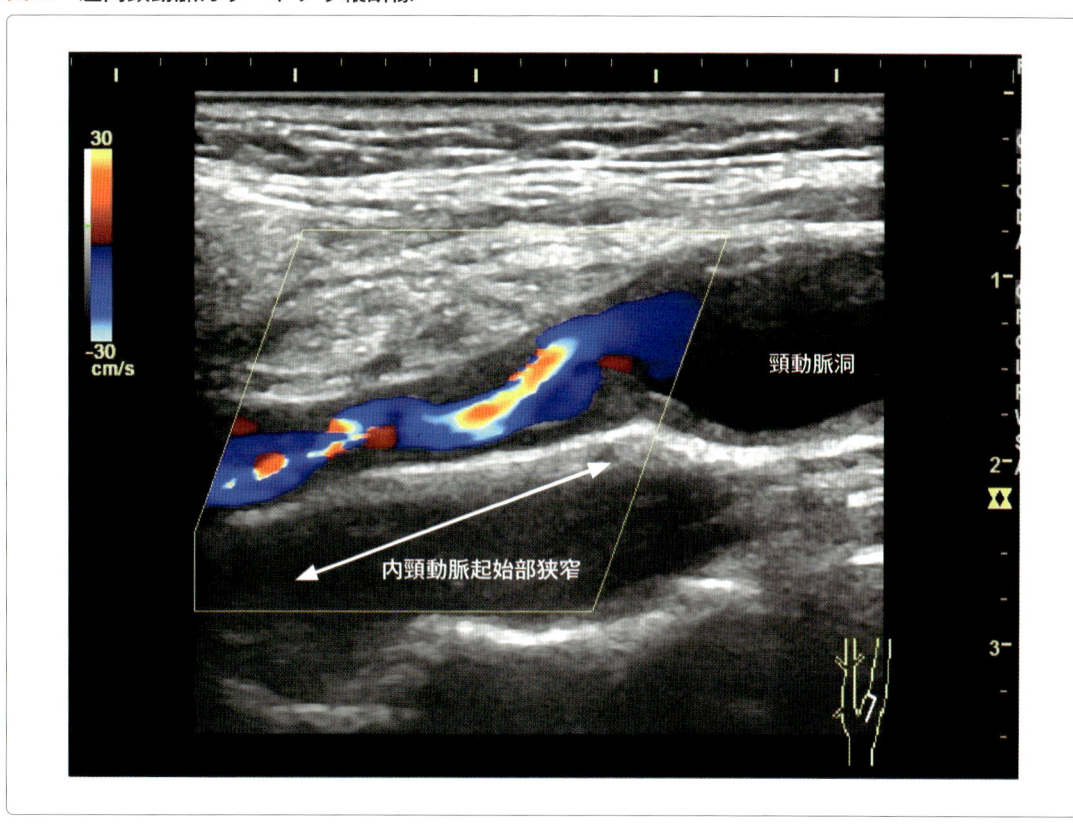

図6　背部悪性黒色腫ワイドバンドカラードプラ像

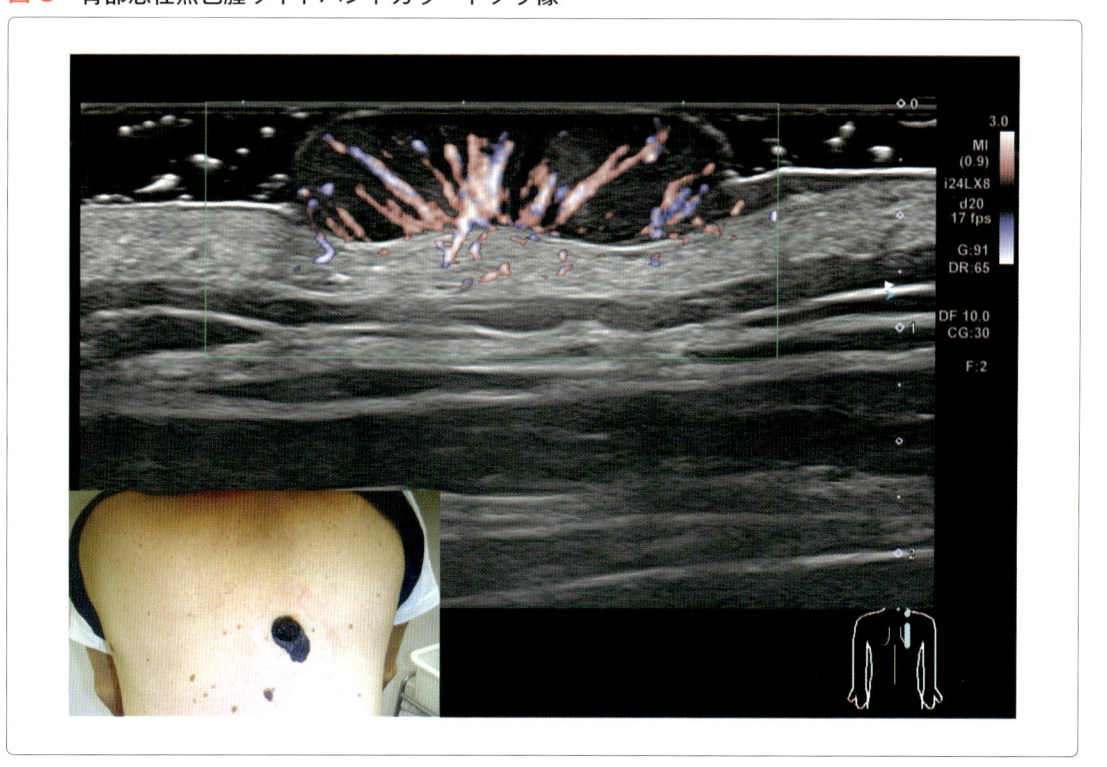

エラストグラフィ

　超音波エラストグラフィは硬さを可視化する手法で、用手圧迫による歪みを利用した "strain elastography" と音響放射圧による剪断波速度を利用した "shear wave elastoglaphy"（SWE）に大別されます。乳腺領域では主に前者が用いられており、関心領域内のカラーパターンで評価を行います（図7）。肝臓領域では、後者による肝線維化の評価が中心で、定量化により肝硬変の進展度や重症度を評価します（図8）。また、エラストグラフィとは少し相違しますが、「肝減衰イメージ」は脂肪肝の定量評価が可能で急速に広まりつつあります（図9）。

図7　右浸潤性乳管癌の strain elastography 像

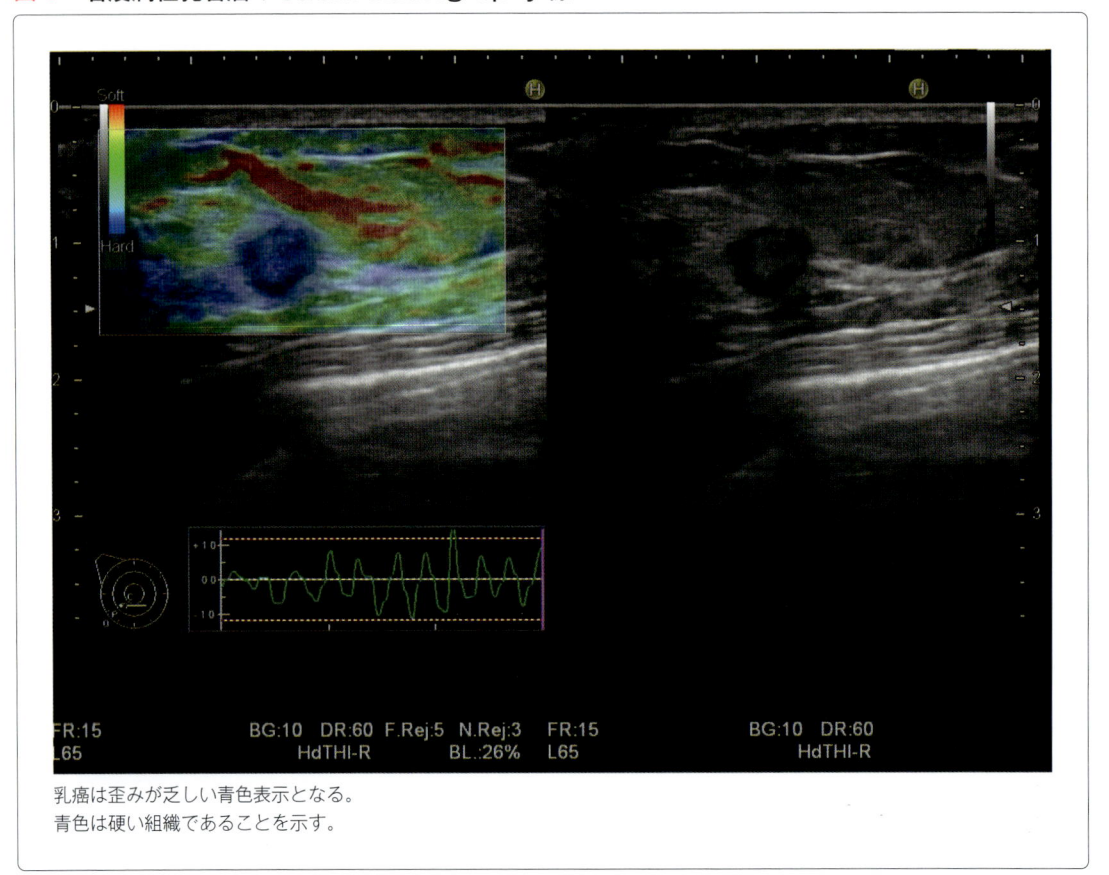

乳癌は歪みが乏しい青色表示となる。
青色は硬い組織であることを示す。

参考文献

1. 松本勝：ステップ2 はじめての便秘エコー エコーで便秘を正しく評価することで根拠ある便秘のアセスメントができる！. YORi-SOU がんナーシング 2023；13（3）：74-76.
2. 河本敦夫：画像診断の仕組みとケア 超音波検査の仕組みとケアのポイント. 看護技術 2011；57（11）：28-33.

図8　肝肋間走査での shear wave elastoglaphy

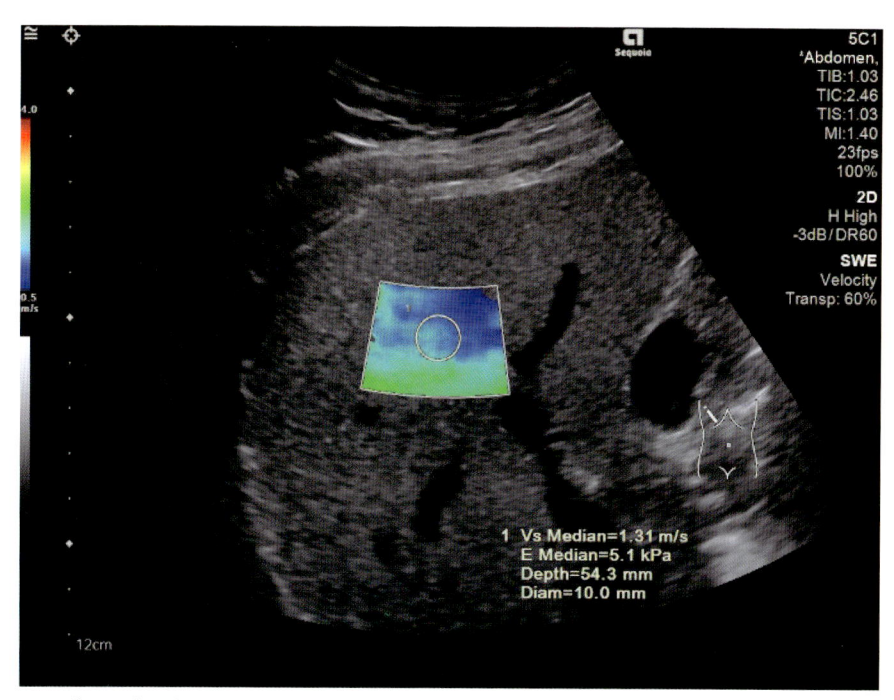

SWE 値 5.1（kPa）と cut off 値以下である。

図9　脂肪肝症例の減衰イメージ

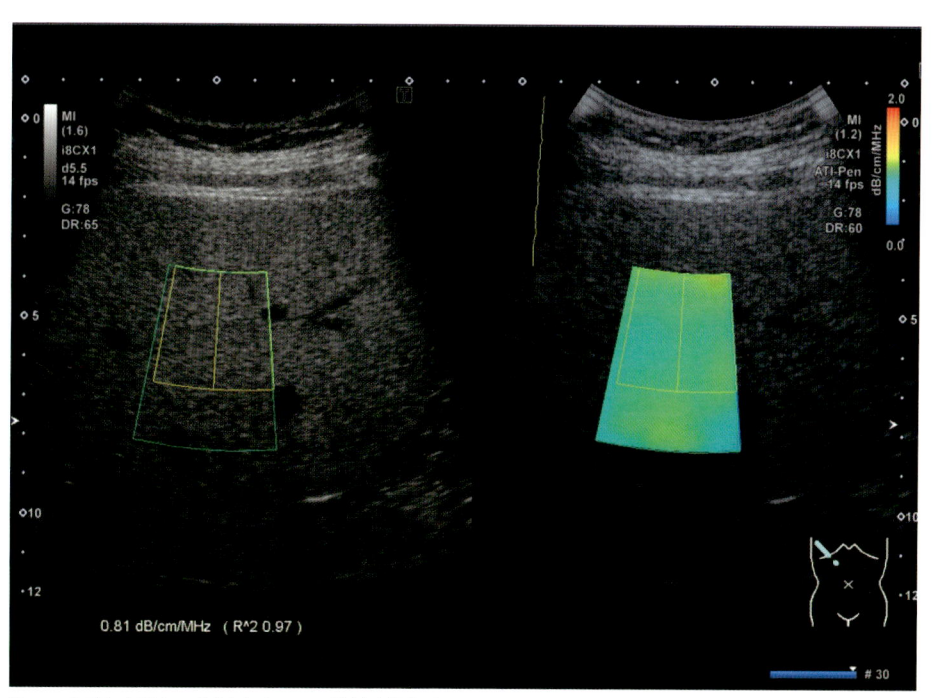

Score 0.81（dB/cm/MHz）と cut off 値を超える。

撮影の手順

河本敦夫　松本勝

Point

● ほとんどのポケットエコーは、スマートフォンやタブレットなどのディスプレイ（端末）とエコー本体のプローブから構成されている。

● 端末のアプリケーションを起動してアプリケーション上でスキャン画像を見る。

● 撮影時には、「デプス」と「ゲイン」の設定により、「深さ」と「鮮度・明るさ」を調節する。

装置の準備

ポケットエコーの多くはスマートフォンやタブレットといったディスプレイ（端末）とプローブから構成されています。ポケットエコーというネーミングからもポケットに直接収納できるものが多いのですが、安全に持ち運ぶためにはポーチなどを活用するとよいでしょう。

また、装置によって画質や機能は異なるため、使用目的や観察したい臓器などを明確にしたうえで、必要な性能を有しているかを確認し選択することが重要です。

❶ 電源を入れ、アプリケーションを起動する

撮影の準備として、まずは装置の電源を入れ、端末とプローブとを接続します。端末の電源ボタンを押し、必要に応じてプローブの電源も入れます（図1）。有線のプローブの場合は

あらかじめ端末と接続されているため、プローブ自体の電源を入れる必要はありません。

ここでは、富士フイルムメディカル株式会社の「iViz air」を例として紹介します。この端末は OS が Android のスマートフォンであるため、電源を入れた後は「アプリケーション（FWU-1）」を開き、さらにアプリケーションにおいてスキャンを開始する必要があります（図2）。

❷ 必要時、患者情報を入力する

アプリケーションでは患者情報の入力が可能なものがあります（図3）。後からどの患者の画像であったかがわかるように、あらかじめ患者の氏名や番号などを入力しておくとよいでしょう。時間がない場合は、どの患者を何時に撮影したかを別のメモなどに控えておきます。

図1 スマートフォン端末、プローブの電源を入れる

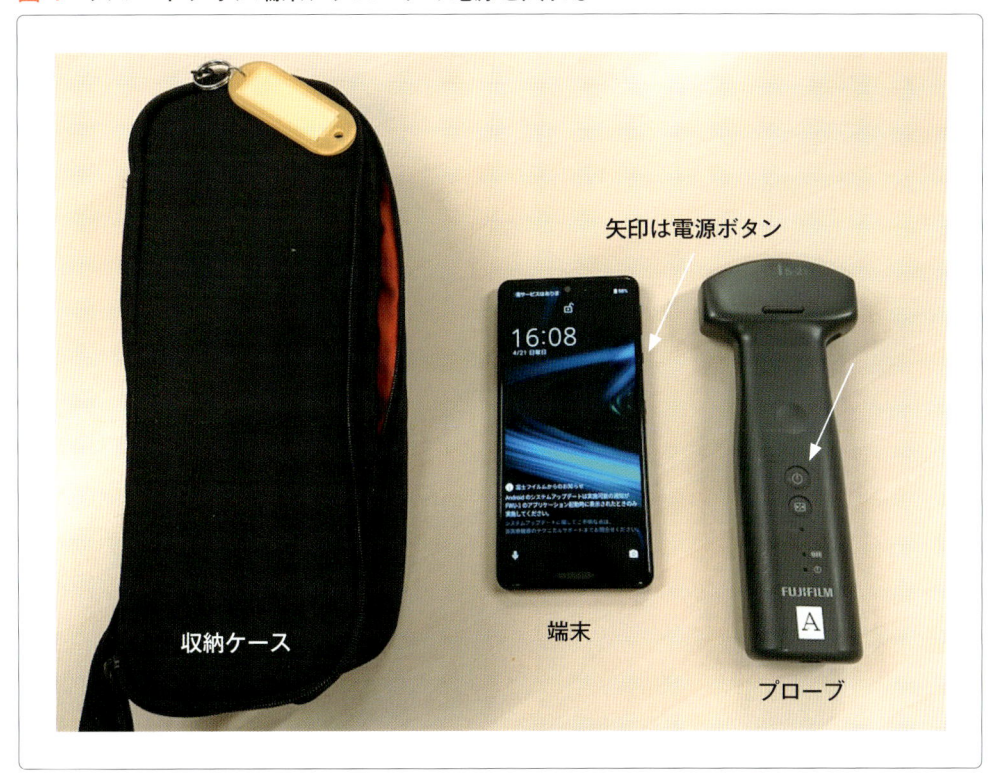

矢印は電源ボタン

収納ケース　　端末　　プローブ

図2 スマートフォンの「アプリケーション（FWU-1）」を開きスキャンを開始する。

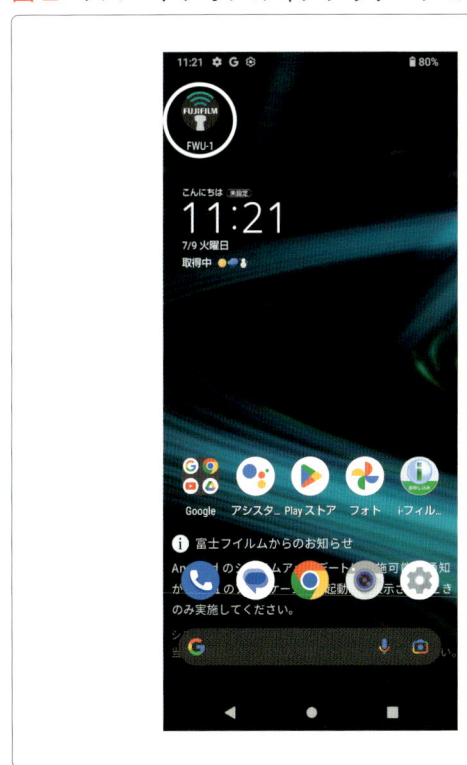 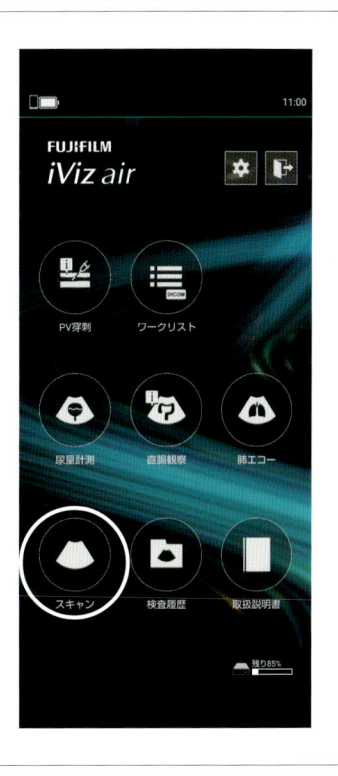

図3 患者情報入力の画面

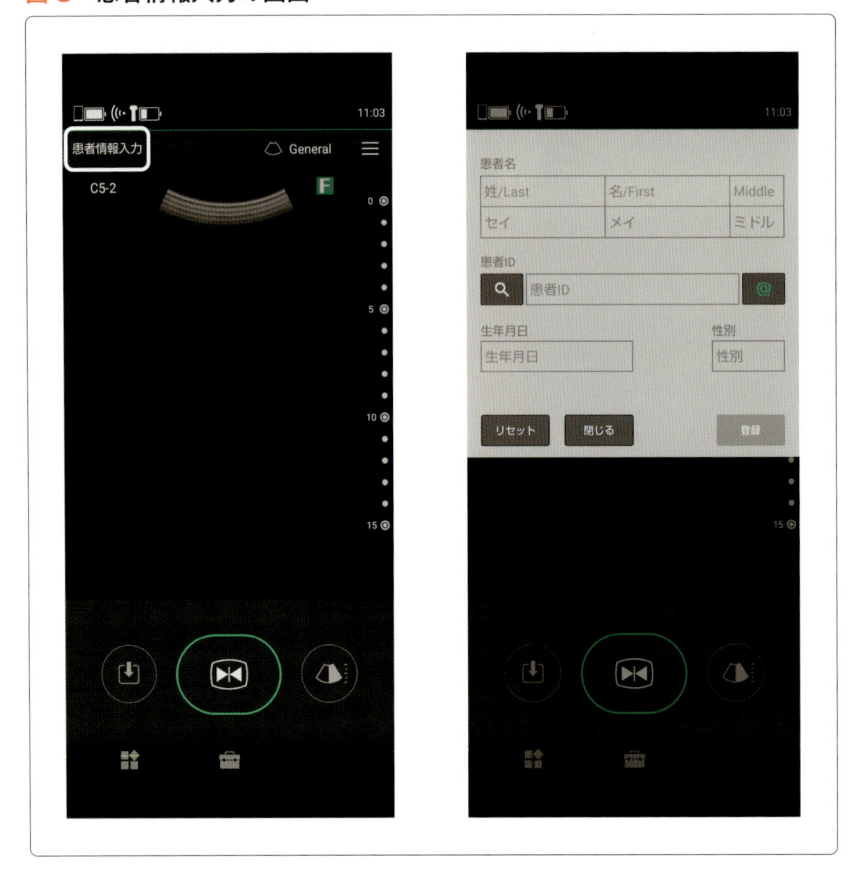

装置の設定

❶ 撮影前の設定

　画面の向きや、動画撮影の最大時間などをあらかじめ設定しておくことができます。例えば、浅層の観察（前腕の末梢静脈など）では横向きが見やすく、深層（膀胱など）の観察では縦向きが見やすいのです。動画は装置によって数秒〜数分まで設定可能です。長時間の動画はデータ容量が大きくなるため、ストレージの残量を見ながら調整するとよいでしょう。

❷ 撮影時の設定

　スキャンモードでは多くの場合、そのままプローブを身体に当てれば（ゼリーは必要）エコー画像は撮影できます。しかし、より明瞭な画像を取得するためには、画質の調整が必要で

す。ここでは主な画質調整の項目として「デプス」（Depth：深さ）と「ゲイン」（Gain：輝度、明るさ）を紹介します。

　いずれもこの値に設定しなければならないという絶対の決まりごとがあるわけではないため、見たいものができるだけ明瞭になるように調整します。「デプス」に関していえば、小児が対象であれば浅くする必要があります。成人でも痩せに対しては浅く、肥満に対しては深く設定する必要があります。デプスやゲインの調整方法は装置によって異なりますが、ここでも富士フイルムメディカル株式会社のiViz airを例として紹介します。多くのメーカーが使い方動画をWEBサイトで紹介しているので、そちらも参考にしてください。

1）機器設定ボタンを選択（図4）

図4　機器設定ボタンを選択する

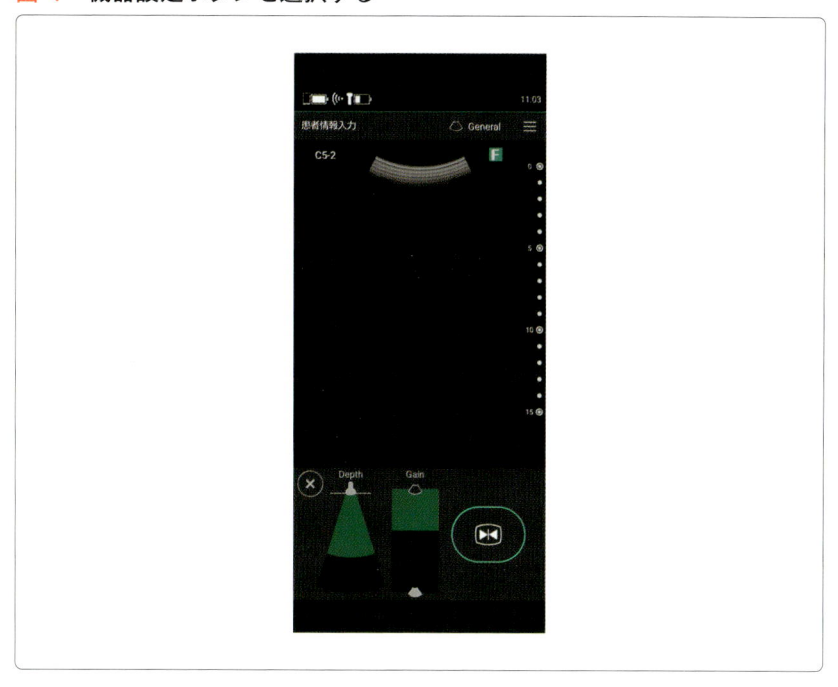

2）デプスの設定（図5）

デプスボタンをタップし、上下に動かすことで調節します。

このファントムでは，15cm程度が適正です。

図5　デプスボタンをタップし、上下に動かす

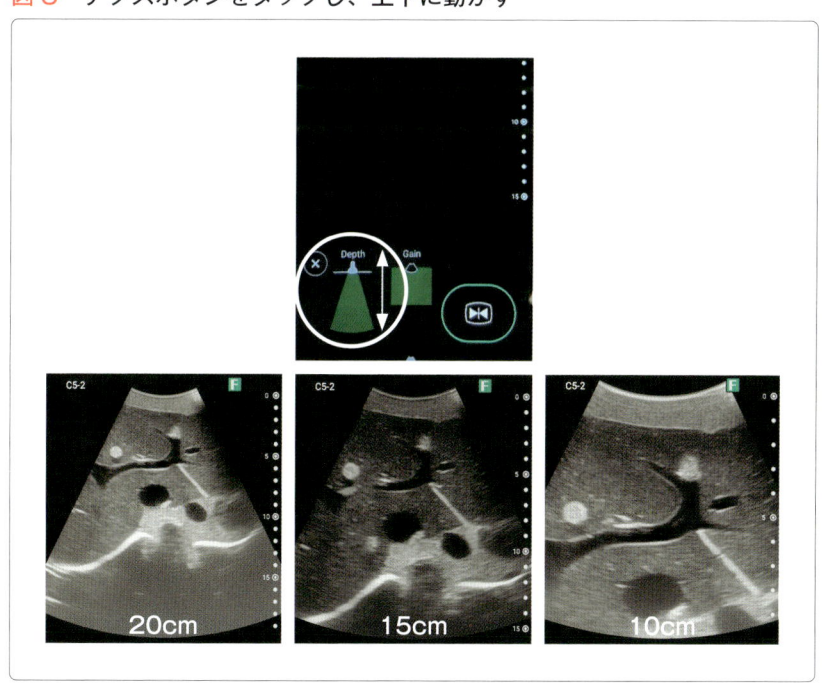

図6　ゲインボタンをタップし、上下に動かす

明るい　　　　適正　　　　暗い

3）ゲイン設定（図6）

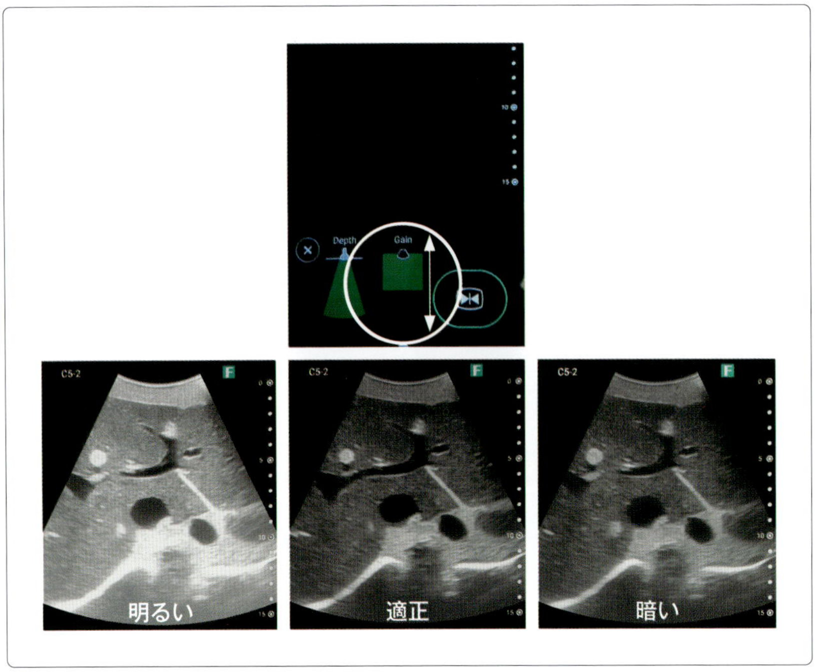

3）ゲイン設定（図6）

　ゲインボタンをタップし、上下に動かすことで調節します。

　このファントムでは、中央が適正です。

観察の準備

　観察部位を露出し、それ以外はタオルで覆います（図7）。

　ゼリーには、ミディアムタイプ（一般）とハードタイプ（体表など）があります（図8）。ミディアムタイプは、腹部など広範囲に伸ばす必要のある部位に使用します。ハードタイプは粘稠度が高く体表など限局した部位に使用します。

　プローブにゼリーを塗布します。観察部はプローブと身体間に常にゼリーがあるようにします（図9）。ゼリーはエコーに必須であり、プローブと身体間に空気がある場合は身体内部を描出できません。

　ゼリーを直接つけると冷たいため、ゼリーを適温に温めるゼリーウォーマーを使用できる環境にある場合は、必要に応じて使います（図10）。

プローブの持ち方と走査法

　プローブは、第1、2、3指でしっかり把持します（図11）。軽く握ったり、指先でつまむのは誤った持ち方です。

　正しい握り方はあくまで基本的なものであり、撮影の環境や姿勢によっては必ずしもこの握り方をする必要はありません。経験を重ねるなかで、自分がプローブを把持しやすい握り方を見つけていきましょう。誤った握り方として紹介したものも、術者が女性である場合など、プローブを当てる強さが足りないときには必要になることがあります。

　プローブの走査法を図12に示します。平行、振り子、回転、扇動、圧迫などがあります。

図7　エコー観察部位を露出する

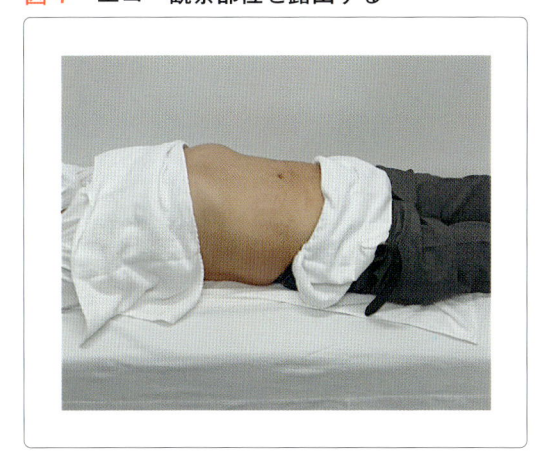

図8　ハードタイプとミディアムタイプのゼリー

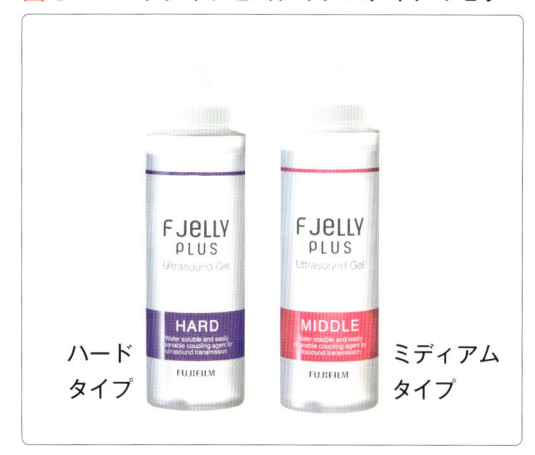

ハード
タイプ

ミディアム
タイプ

富士フイルムメディカル株式会社

図9　プローブにゼリーを塗布する

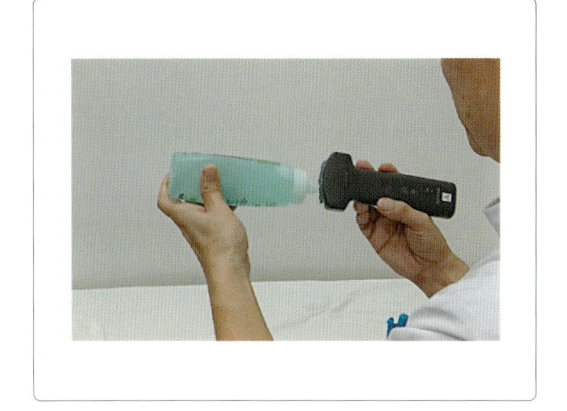

図10　ゼリーウォーマー

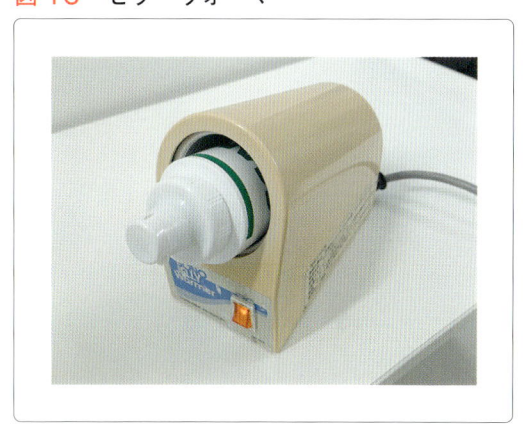

図11　プローブの持ち方

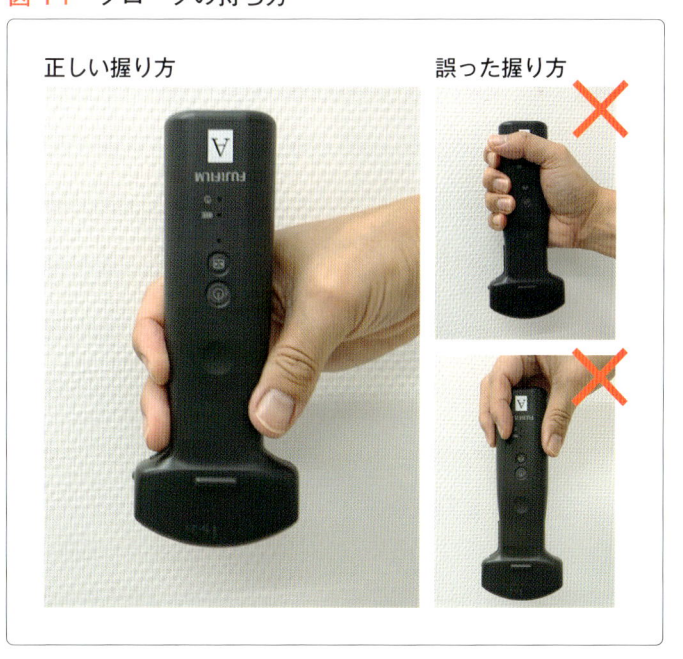

正しい握り方

誤った握り方

図12　プローブの走査法

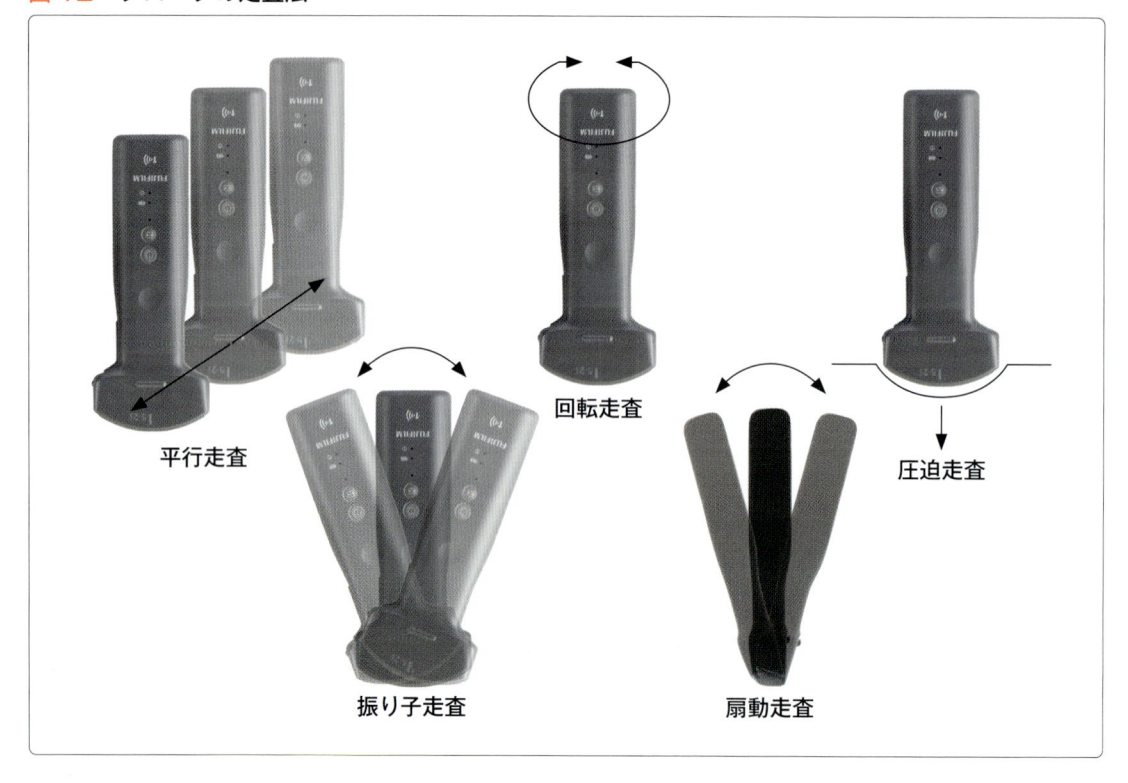

平行走査

回転走査

圧迫走査

振り子走査

扇動走査

画像の保存および確認

　多くのエコー装置では、画像を「フリーズ」させた後に「保存」する流れで静止画を撮影・保存します。また、多くの装置で動画を保存することができます。一枚の静止画でも十分な場合は多いですが、動画にすればそれだけ多くの情報が得られるため、必要に応じて動画の撮影も行います。

　撮影後は、画像が保存されているか確認しましょう。必要時、USB メモリやケーブルを使って画像データを外部に出力することができます（図 13）。

撮影時に活用したい便利機能

❶ カメラ機能とマルチビュー機能

　端末がスマートフォンやタブレットである場合、端末が備えているカメラを使用できる場合があります（図 14）。撮影時にどの部位にどうプローブを当てていたか、そのときの撮影部位の様子や患者の様子（場合によっては患者の名前のわかるものなど）を同時に記録しておくと、情報共有や整理に便利です。マルチビュー機能ではエコー画像と撮影時の端末のカメラの描写する画像の両方を同時に保存することが可能です（図14）。

❷ 計測機能

　臓器の大きさや液体の体積を測りたいときには、計測機能を活用します（図 15）。計測モードを起動したら、測定したい箇所の始点と終点

図 13　画像の保存

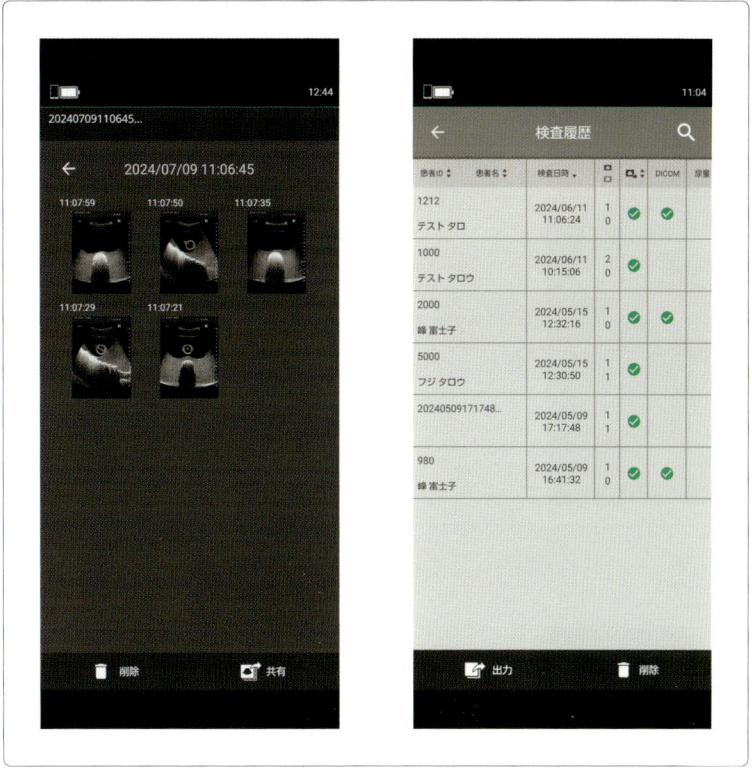

左：取得した画像をリスト表示できる。
右：必要な画像を外部出力できる。

図 14　カメラ機能とマルチビュー機能

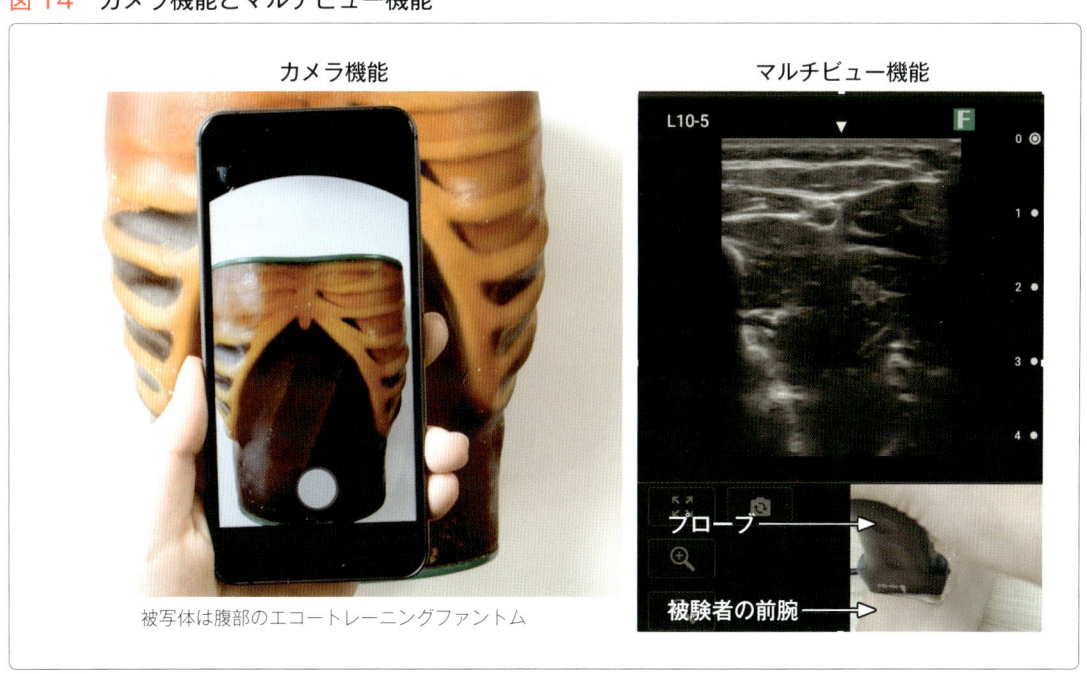

被写体は腹部のエコートレーニングファントム

図 15　計測機能

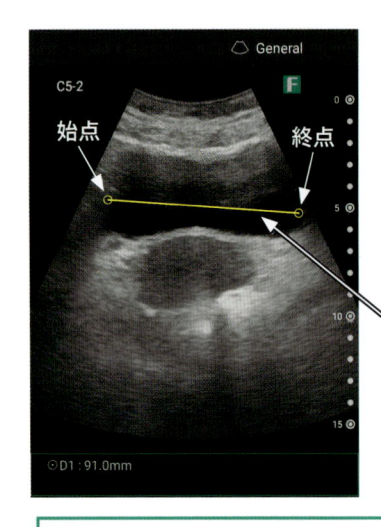

始点　終点

膀胱の横断像において、左右径を計測

D1 : 91.0mm

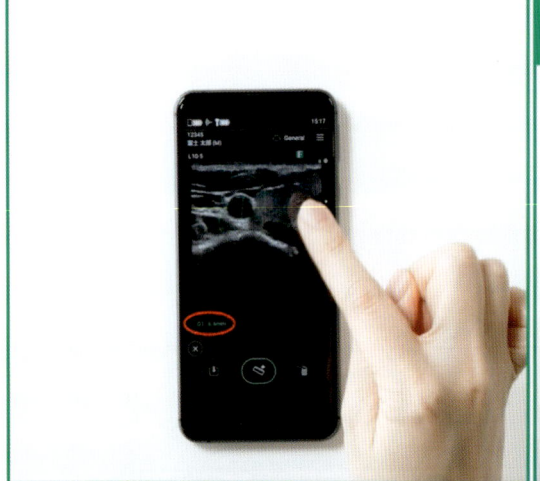

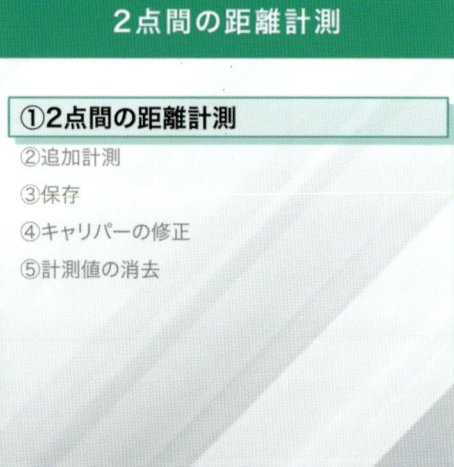

2点間の距離計測

①2点間の距離計測
②追加計測
③保存
④キャリパーの修正
⑤計測値の消去

計測結果が表示されます

の2箇所をタップするだけで数値が表示されます。

❸ シネメモリ機能

画像がフリーズした際、「フリーズボタンを押すのが少しだけ遅かった」ということがあります。そのようなときにシネメモリ機能が活用できます。数十から数百コマ巻き戻しができ、自分の一番納得のいくコマで画像を保存することができます。

その他

　使用する端末の日時は正確に合わせておく必要があります。しばらく使用していない場合に日時がずれてしまうことがありますが、いつ・誰の・どの部位を撮影したかが追跡できるように、正確な日時の情報を画像と紐づけておくことは重要です。

スマートフォンやタブレット端末の場合、他のアプリケーション（クラウドアプリやメッセンジャーアプリ）を使って画像の送受信ができるものや、ビデオ会議アプリ（Zoom など）が利用できるものもあります。タイムリーな情報共有のため、他のアプリを活用する等の工夫も検討していただきたいと思います。

また、スマートフォンやタブレット端末の場合はスマートフォン・タブレットスタンドやアーム、スマートフォン／タブレットリングなどのアクセサリを活用することで現場での観察が容易になる場合があります。

参考文献

1. 真田弘美, 藪中幸一, 野村岳志編. 役立つ！使える！看護のエコー. 照林社, 東京, 2019.

エコー画像の見かた

河本敦夫　松本勝

Point

- エコー画像は、患者の右側から見た「縦断像」と足方向から見た「横断像」で表される。
- エコーレベルは、反射波における振幅の大小を表しており、一般に超音波画像は白、黒、中間のグレーで表示される。
- エコーの見え方は、実質臓器はグレー、骨・気体表面は高エコー、液体は無エコーで現れる。

体幹・四肢の縦断像・横断像

エコー検査はアーチファクトの多い検査法のため、少なくとも2方向からの観察が必要になります。表示法としては、CTやMRIなどの他の画像検査法と同じで、縦断像では患者の右側からみた画像表示で、画面左が患者の頭側、画面右が尾側となる断面で表示します（図1）。横断像では足方向からみた画像表示、画面左が患者の右側、画面右が左側となる断面となります（図2）。

図1　縦断像

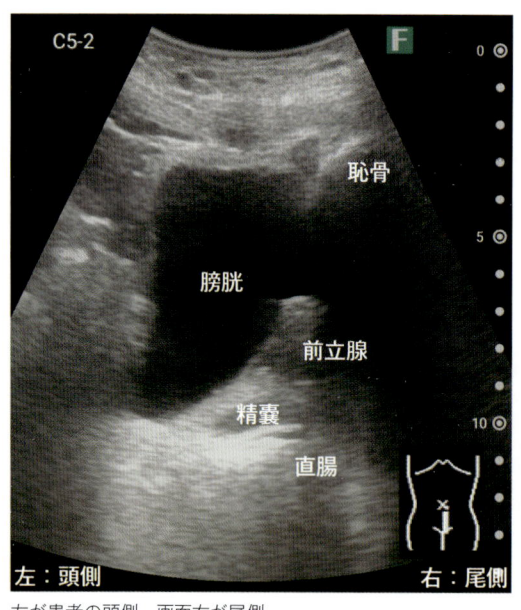

左が患者の頭側、画面右が尾側

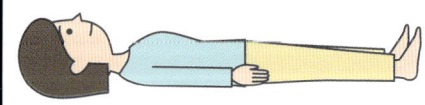

患者の右側からみた画像表示

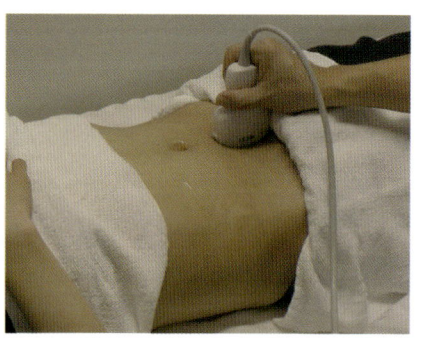

図2 横断像

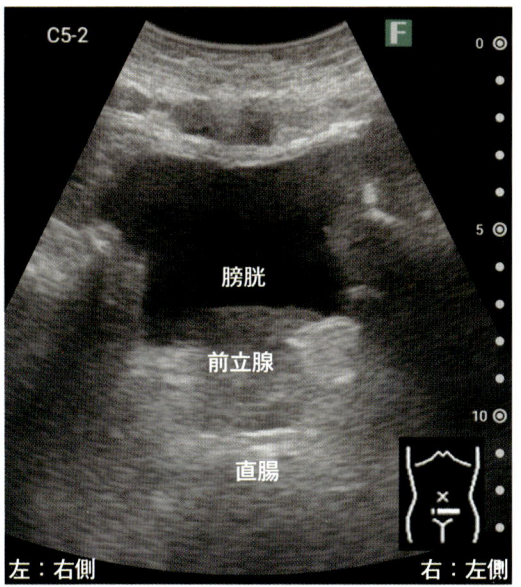

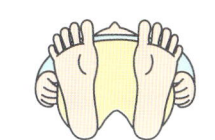

足方向からみた画像表示

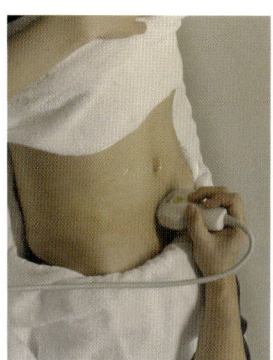

C5-2　F
0
5
10

膀胱

前立腺

直腸

左：右側　　　右：左側

画面左が患者の右側、右が左側

エコーレベル

エコーレベルは、反射波における振幅の大小を表しています。Bモード像では、振幅の大小を輝度に変換して画像化します。一般に超音波画像は 8 bit だと 256 階調となり、白から黒、その中間のグレーで表示されます。

臨床では、周囲組織に対しての対象の輝度を表します。絶対値でなく、相対値であることに理解が必要です。例えば、肝臓の腫瘤だと、肝実質エコーに対して、高い、同等、低いなどと表現します（図3）。

エコーの見え方の実際

人体ではさまざまな組織が複雑に組み合わされ、臓器を構成しています。一般に、実質臓器は幅の広いグレーなエコーを呈します。臓器でも肝は高いグレー、腎皮質は低いグレーを呈しています（図4-①）。

骨や気体表面は、実質臓器と比べ「音響特性インピーダンス」の差があり、音響陰影を伴った高エコーを示します（図4-②）。つまり、骨や気体の表面で超音波が反射してしまうため、それらの内部を観察することはできません。高エコーより深部に認める無エコーは液体が存在していることを示しているのではなく、超音波が到達していないことを示しているということに注意します。

液体は通常、無エコーです（図4-③）。もちろんこれは漿液性のものが該当し、混濁した液体や出血では内部エコーを認めることがあります。

図3 エコーレベルと輝度

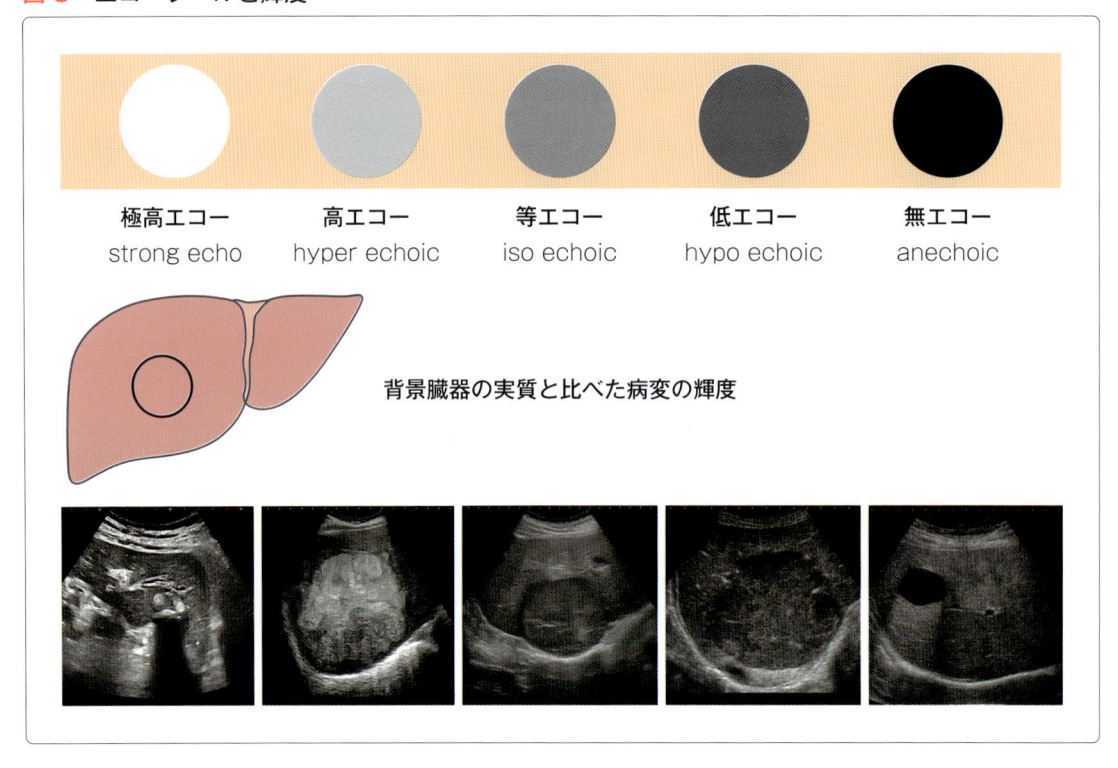

極高エコー	高エコー	等エコー	低エコー	無エコー
strong echo	hyper echoic	iso echoic	hypo echoic	anechoic

背景臓器の実質と比べた病変の輝度

図4 エコーの見え方

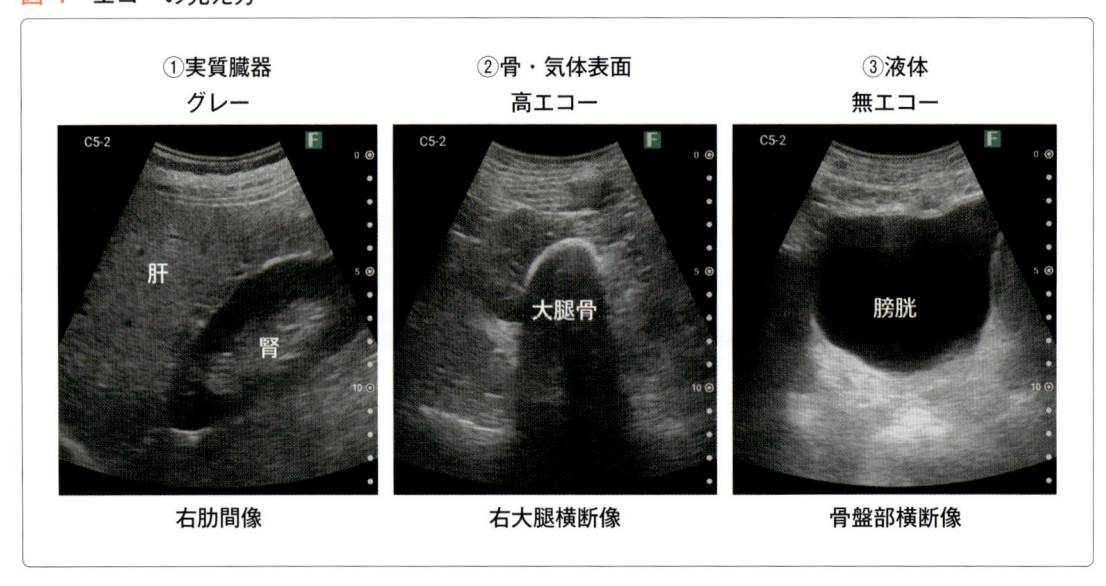

①実質臓器
グレー

②骨・気体表面
高エコー

③液体
無エコー

右肋間像

右大腿横断像

骨盤部横断像

人体の見え方

❶ 体表

前腕の短軸像（横断像）を示します（図5）。音響陰影を目安にすると、骨（橈骨、尺骨）が確認しやすくなります。

❷ 皮膚・皮下脂肪織

前腕の皮膚・皮下組織を縦断像で示します（図6）。表面の1層の高エコーが皮膚の表皮に相当します。やや厚みを持った高エコーが真皮、その下の低エコーが皮下脂肪織に相当します。さらに多数の高輝度エコーを内包した筋構

図5　前腕の短軸像（横断像）

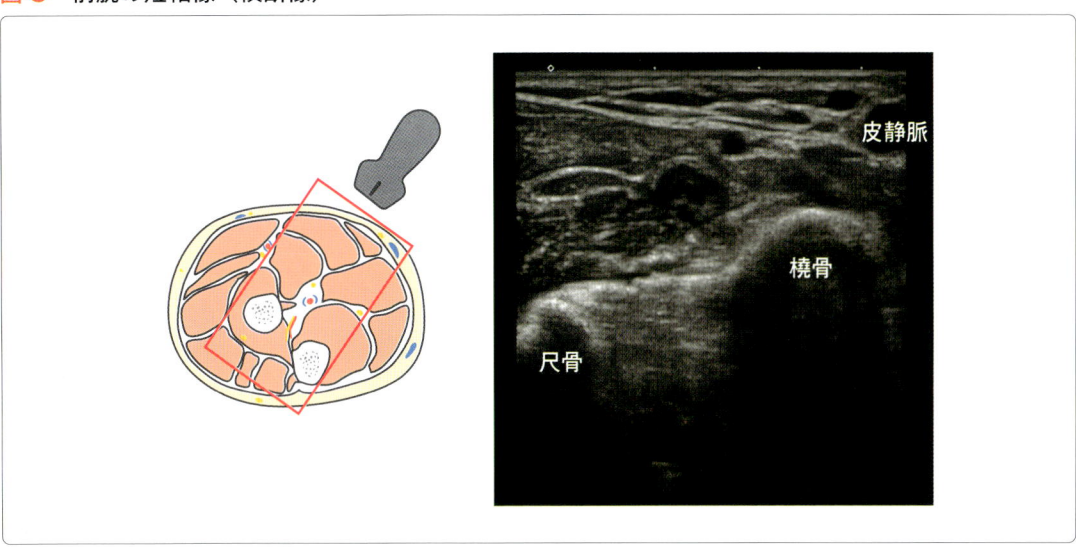

図6　前腕の皮膚・皮下組織の縦断像

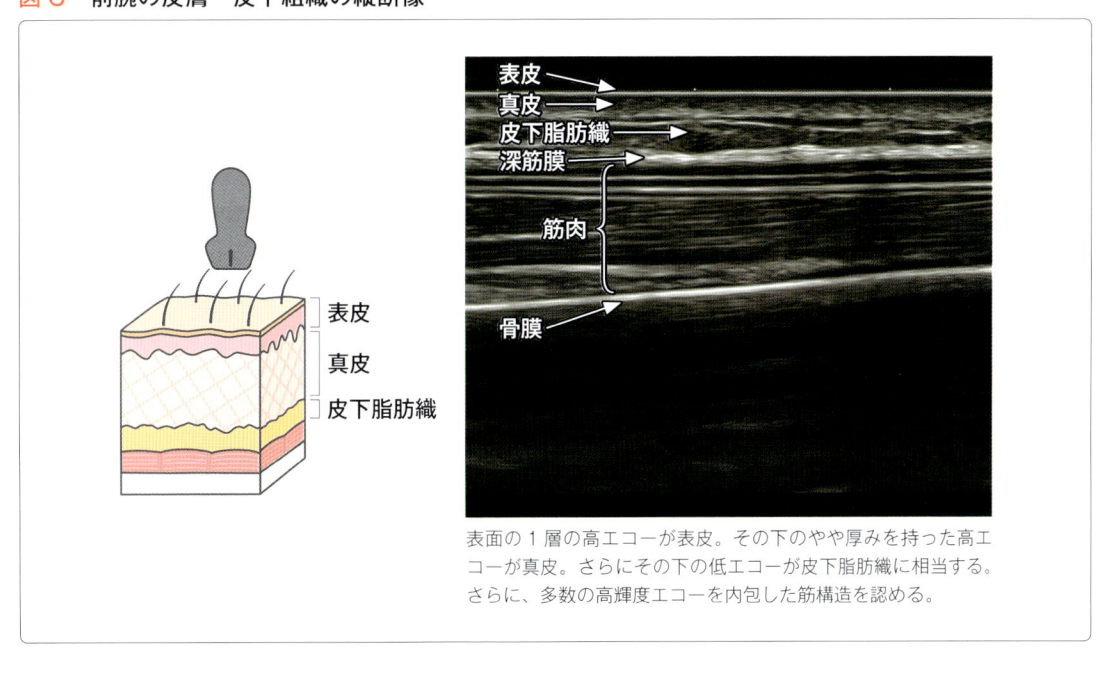

表面の1層の高エコーが表皮。その下のやや厚みを持った高エコーが真皮。さらにその下の低エコーが皮下脂肪織に相当する。さらに、多数の高輝度エコーを内包した筋構造を認める。

図7　右大腿の横断像

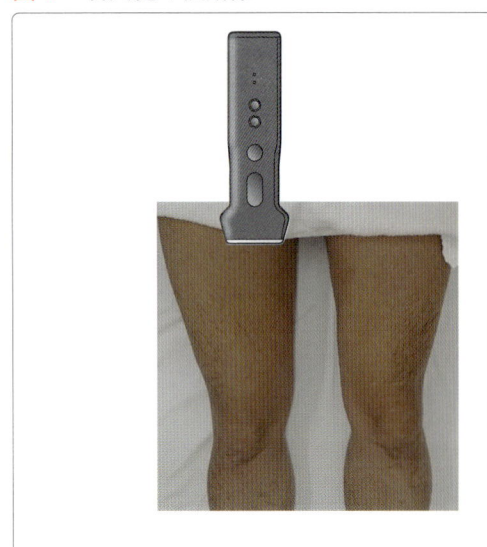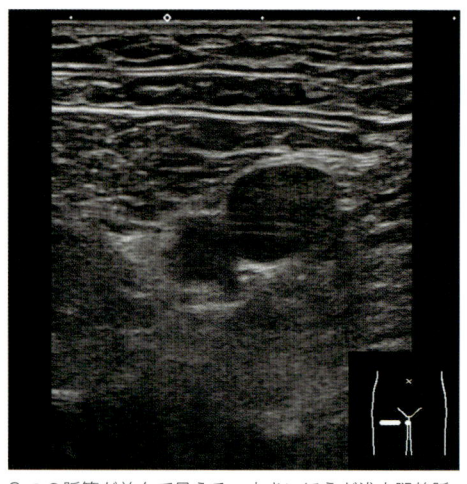

2つの脈管が並んで見える。大きいほうが浅大腿静脈、小さいほうが大腿動脈。

図8　右大腿の縦断像

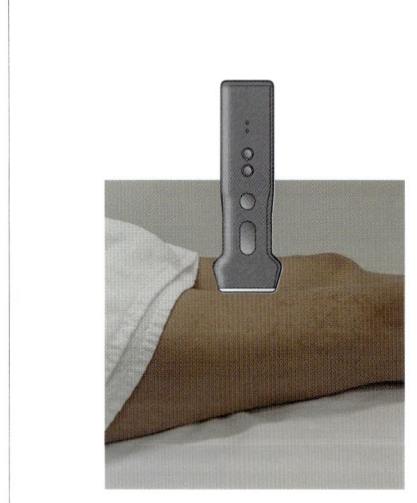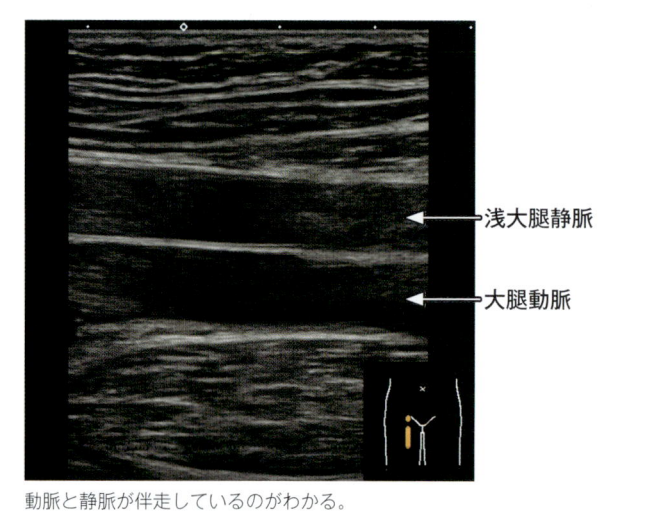

浅大腿静脈

大腿動脈

動脈と静脈が伴走しているのがわかる。

造を認めます。この線維状構造は "fibrillar pattern" と呼ばれ、筋肉に特異的所見です。さらに最深部には、一番輝度の高い骨膜エコー（骨の表面）を認めます。

❸ 血管

　右大腿の横断像、2つの脈管が並んでみられます（図7）。大きいほうが大腿静脈、小さい

ほうが大腿動脈となります。血管は液体であるため無エコーとして観察されます。縦断像では動脈と静脈が伴走しているのがわかります（図8）。

参考文献

1. 真田弘美, 藪中幸一, 野村岳志編：役立つ！使える！看護のエコー. 照林社, 東京, 2019.

療養生活援助技術としてのエコー

排尿の評価
（膀胱、腎臓、前立腺肥大、骨盤底筋）

玉井奈緒

Point

- 「下部尿路機能障害」によって生じる症状には、①蓄尿症状、②排尿症状、③排尿後症状の3つがある。

- エコーによって、①下部尿路機能・症状の把握、②下部尿路症状の原因（病態）の確認、③病態に応じたケア、を非侵襲的かつ正確に確認することができるようになった。

- エコーでは、①膀胱内尿量の測定、②膀胱・前立腺の形態の観察、③膀胱留置カテーテルの位置の確認、④骨盤底筋トレーニングのバイオフィードバックができる。

エコーを活用した排尿管理の必要性

　排尿管理とは、蓄尿や尿排出などの下部尿路機能をアセスメントし、その病態に応じた排尿コントロールを行うことです。平成28年度の診療報酬改定では「排尿自立指導料」が新設され[1]、膀胱留置カテーテル抜去後の患者の尿失禁や尿閉等の下部尿路機能の評価と排尿ケアチームによる包括的排尿ケアの実施による排尿自立に向けたケアが期待されるようになりました。さらに、令和2年度の改定では「排尿自立支援加算」が新設され、「排尿自立指導料」が「外来排尿自立指導料」へと変更となりまし

た[2]。

　この「排尿自立支援加算」「外来排尿自立指導料」のなかでは、チームの構成員である看護師の条件の1つとして、「下部尿路機能障害患者の排尿自立支援に関して、『エコーを用いた残尿測定』等を含む内容の演習を受けていること」が含まれています。このような背景もあり、看護師がエコーを用いて下部尿路機能をアセスメントし、病態に応じたケアを提供することが求められています。排尿管理は、人としての尊厳にかかわるため、非常に重要です。

下部尿路症状と排尿管理

　排尿行動の自立には、「泌尿器の問題」と「排泄動作の障害」がかかわっています。「泌尿器の問題」として、蓄尿障害と尿排出障害があります。「排泄動作の障害」としては、認知機能や運動機能の低下、意欲の低下、環境の問題などがあります。排尿行動の自立のためには、「泌尿器の問題」「排泄動作の障害」の両方をア

セスメントし、適切なケアを提供することが必要となります。ここでは、エコーを活かすことができる「泌尿器の問題」である下部尿路機能（図1）と下部尿路機能障害（蓄尿障害・尿排出障害）に伴う下部尿路症状について述べます。

図1　下部尿路機能

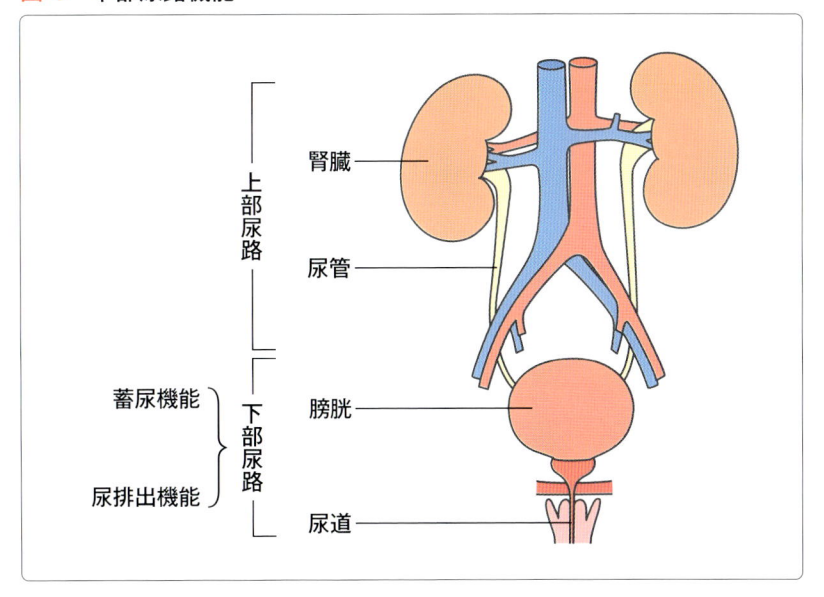

図2　蓄尿機能と尿排出機能

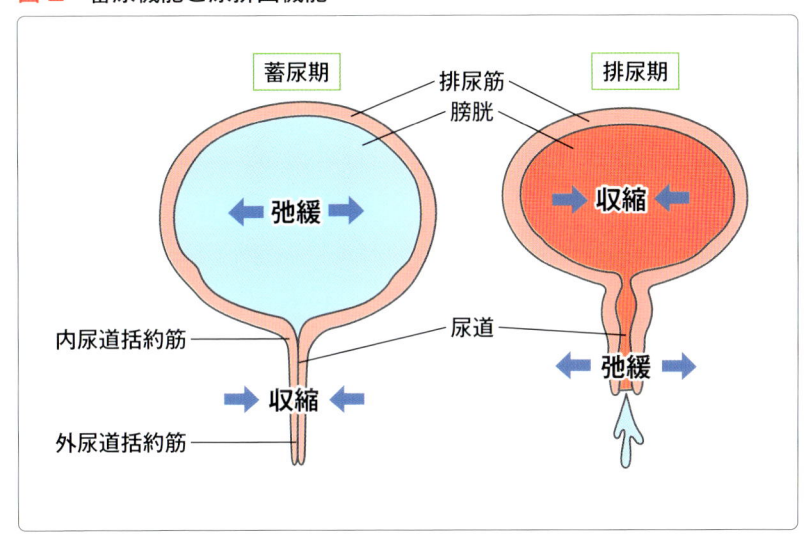

① 下部尿路機能障害とは

　下部尿路機能には、蓄尿機能と尿排出（排尿）機能があります。蓄尿機能とは、排尿筋（膀胱）が弛緩し、尿道括約筋が収縮することにより、膀胱に尿を保持することです。尿排出（排尿）機能とは、排尿筋（膀胱）が収縮し、尿道括約筋が弛緩することにより尿を排出することです（図2）。これら蓄尿機能と尿排出（排尿）機能の障害を「下部尿路機能障害」といいます。そして、下部尿路機能障害によって

生じる症状を下部尿路症状とよび、①蓄尿症状、②排尿症状、③排尿後症状の3つがあります（図3）。

② 排尿管理

　これらのことを踏まえ、排尿管理は次のような流れで行います。①下部尿路機能・症状の把握、②下部尿路症状の原因（病態）の確認、③病態に応じたケアという3つです。

　これまで「①下部尿路機能・症状の把握」に

図3 下部尿路機能障害の病態

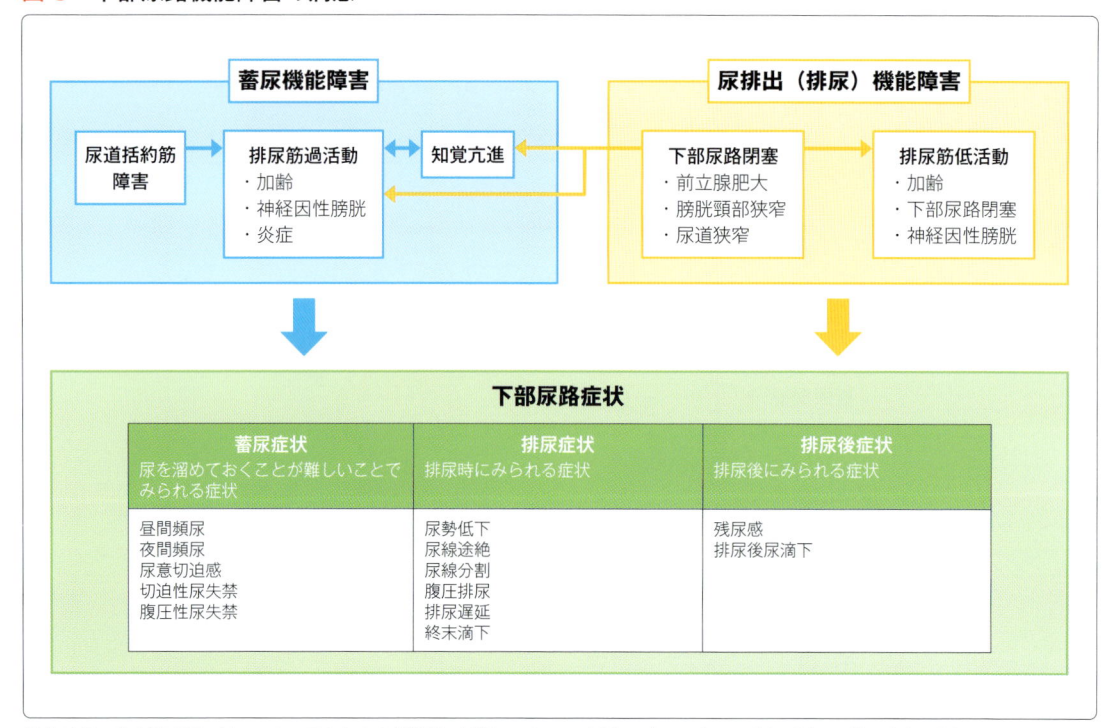

鈴木重行, 井上倫恵編：リハスタッフのための排泄リハビリテーション実践アプローチ. メジカルビュー社, 東京, 2018：3. より引用

は、導尿や膀胱を可視化できない携帯式残尿測定器による尿量測定が行われてきました。「②下部尿路症状の原因（病態）の確認」では、膀胱内の異常や前立腺肥大などを看護師が直接観察する方法がなく、症状からの推測に頼っていたといえます。「③病態に応じたケア」では、口頭での骨盤底筋トレーニングの指導が行われてきました。

また、尿排出（排尿）機能障害によって生じる腎障害なども推測に頼るしかありませんでし

た。さらに、膀胱留置カテーテルが挿入されている患者で尿量がほとんどみられない場合など、これまでは膀胱留置カテーテルからの尿の流出を待って、膀胱内にカテーテルが適切に挿入されているかの判断がされてきました。そこに、エコーが導入されることによって、「①下部尿路機能・症状の把握」、「②下部尿路症状の原因（病態）の確認」、「③病態に応じたケア」を、非侵襲的かつ正確に確認することが可能となります（表1）。

エコーでの観察ポイント

① 膀胱と前立腺、子宮、腟

1）膀胱周辺の解剖

膀胱は、下腹部にある骨盤腔の一番手前にあり、恥骨の後ろに位置します。

男性では、膀胱の後方に直腸が位置しており、下方（脚側）に前立腺が位置しています（図4）。女性では、膀胱の上方（頭側）もしく

は膀胱と直腸の間に子宮および腟が位置しています（図5）。

2）膀胱、前立腺、子宮、腟の観察方法

膀胱の観察には、身体の深部を観察できる3.5〜5MHzのコンベックス型プローブを使用します。一般的に深さの設定は15cmになりま

表1　排尿管理におけるエコーの活用

	従来の方法	エコーを用いた方法
下部尿路機能・症状の把握	排尿日誌 排尿前後の尿量測定 ・導尿 ・携帯式残尿測定専用器による測定	排尿日誌 排尿前後の尿量測定 ・エコーによる尿量の視覚的確認 ・膀胱の大きさの計測による尿量推定
下部尿路症状の原因（病態）の確認	症状からの推測	膀胱・前立腺の観察による確認 ・膀胱結石の観察 ・前立腺の形態の観察（肥大の有無）
病態に応じたケア	・口頭での骨盤底筋トレーニング指導 ・膀胱留置カテーテルから流出する尿の確認	・エコーを用いたバイオフィードバックによる骨盤底筋トレーニング ・膀胱内にある膀胱留置カテーテル先端（バルーン部分）の確認 ・尿排出（排尿）機能障害による水腎症の観察

す。

　膀胱は恥骨の背側に位置していることから、プローブを恥骨上縁に当て、扇動走査を行い、膀胱全体と周辺の臓器（前立腺や子宮）を観察します。プローブを頭側に10〜30度傾けると膀胱断面を最も大きく描出できます。30度以上傾けると、男性では前立腺、女性では腟の観察ができます。

　液体は超音波を通しやすいことから、膀胱内に尿が貯留している場合は、膀胱内に無エコー域（黒い部分）が観察されます。また、膀胱周辺臓器である前立腺や子宮は、低エコー域として描出されます（図4、5）。

　適切な画像を描出するポイントは、膀胱壁が明瞭に観察できるように、比較的プローブを腹部に強めに当て、必要時ゲインを調整すること、膀胱の最大面が描出できる位置で撮影を行うことです。

3）エコー実施時の注意点

　観察は通常、仰臥位で行いますが、腰痛があったり、脊柱後弯症等がある場合は、苦痛が少なくなるよう、膝を立てる、クッション等による快適なポジショニングを行うなどの工夫を

します。また、恥骨上縁にプローブを置くために下着を深く下げる必要があることから、患者の羞恥心に十分配慮し、バスタオル等を使用して不要な肌の露出を避けるとともに、エコー実施時は個室やカーテンで仕切れる場所で行うようにします。さらにプローブで腹部を押すことから、排尿が促されることがあります。力を入れる際には、患者への声かけを行い、尿失禁しないように力を加減することも大切です。

② 腎臓

1）腎臓周辺の解剖

　右腎は肝臓の脚側、左腎は脾臓の脚側に位置しています。右腎のほうが左腎よりもやや脚側（下方）に位置します（図6）。

2）腎臓の観察方法

　腎臓の観察には、身体の深部を観察できる3.5〜5MHzのコンベックス型プローブを使用します。一般的に深さの設定は15cm程度になります。

　腎臓と肋骨の位置関係を図7に示します。左腎は第11肋間の位置を確認し、後腋窩線上にプローブを皮膚表面に対して垂直に当て、プ

図4　膀胱の位置と膀胱・前立腺のエコー画像描出方法（男性）

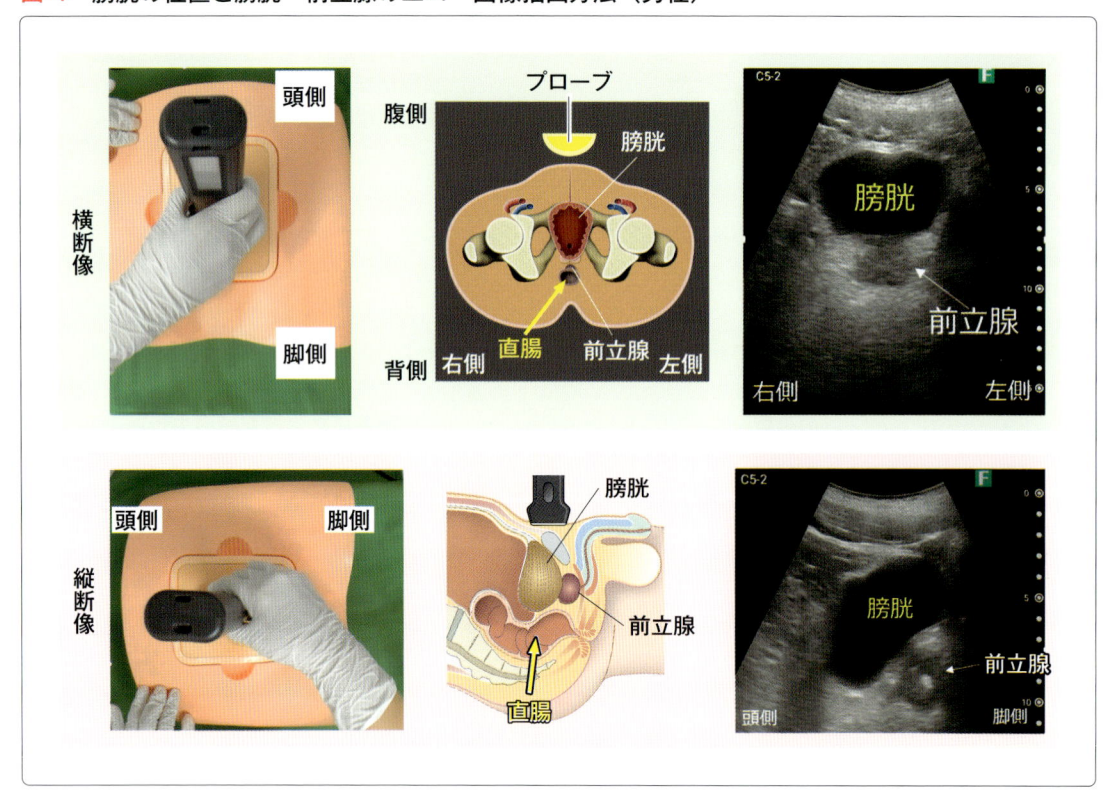

図5　膀胱の位置と膀胱・子宮のエコー画像描出方法（女性）

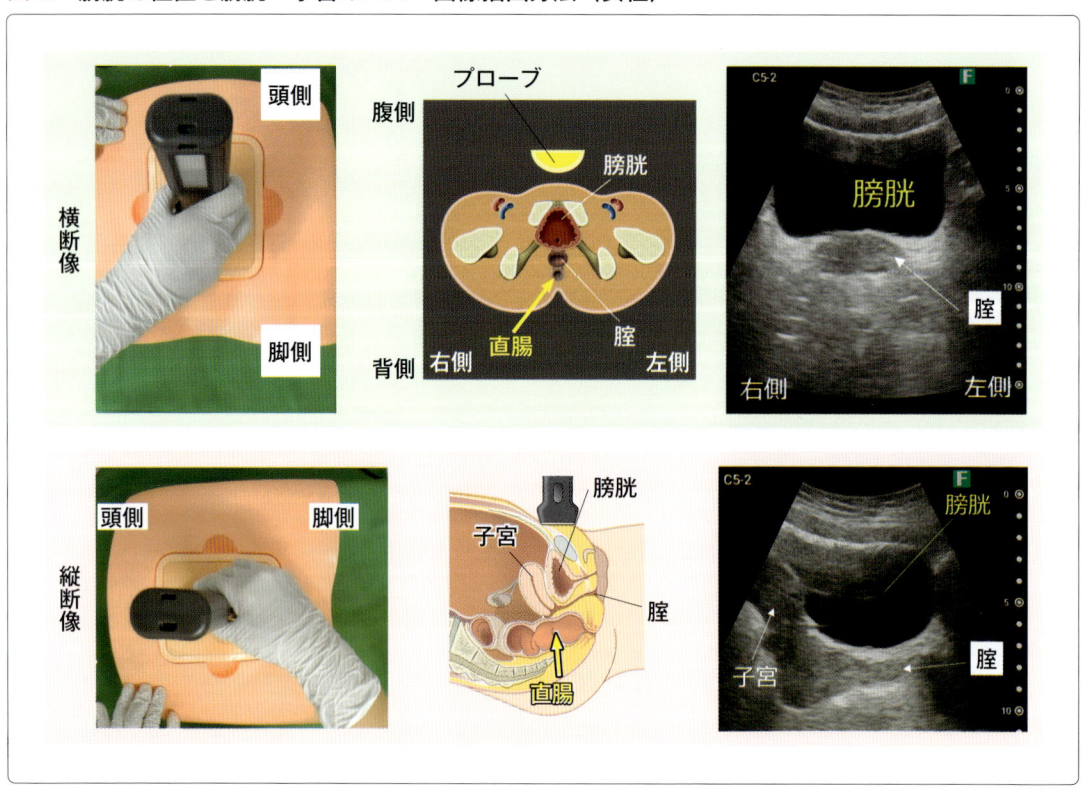

ローブの頭側を後腋窩線上から 10 度背側に傾けた状態から、左腎が明瞭に描出されるように、プローブを左右に 10 度程度扇動走査をして調整します（図7）。右腎は第 12 肋骨下の位置を確認し、後腋窩線上にプローブを皮膚表面

に対して垂直に当て、プローブの頭側を 10 度背側に傾けた状態から、右腎臓が明瞭に描出されるように、プローブを左右に 10 度程度扇動走査をして調整します（図7）。

正常な腎臓の髄質は高エコー域として描出され、皮質は低エコー域として描出されます（図7）。左腎のエコー画像では、腎臓の左側に脾臓が低エコー域として描出されます。右腎のエコー画像では、腎臓の左側に肝臓が低エコー域として描出されます。水腎症の場合は、腎盂・髄質の部分が無エコーとして描出されます（図7）。

3）エコー実施時の注意点

観察は仰臥位で行います。患者が安楽であるように、クッションなどを使用し、姿勢を整えます。仰臥位が困難な場合や観察しづらい場合は、側臥位で行います。

図 6　腎臓の位置と周辺臓器

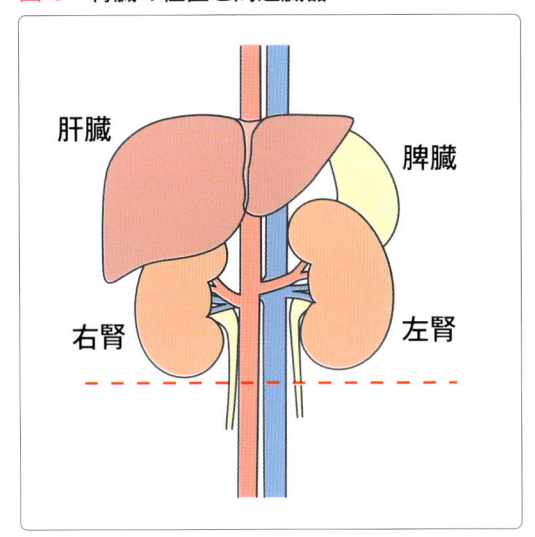

図 7　腎臓の観察とエコー画像

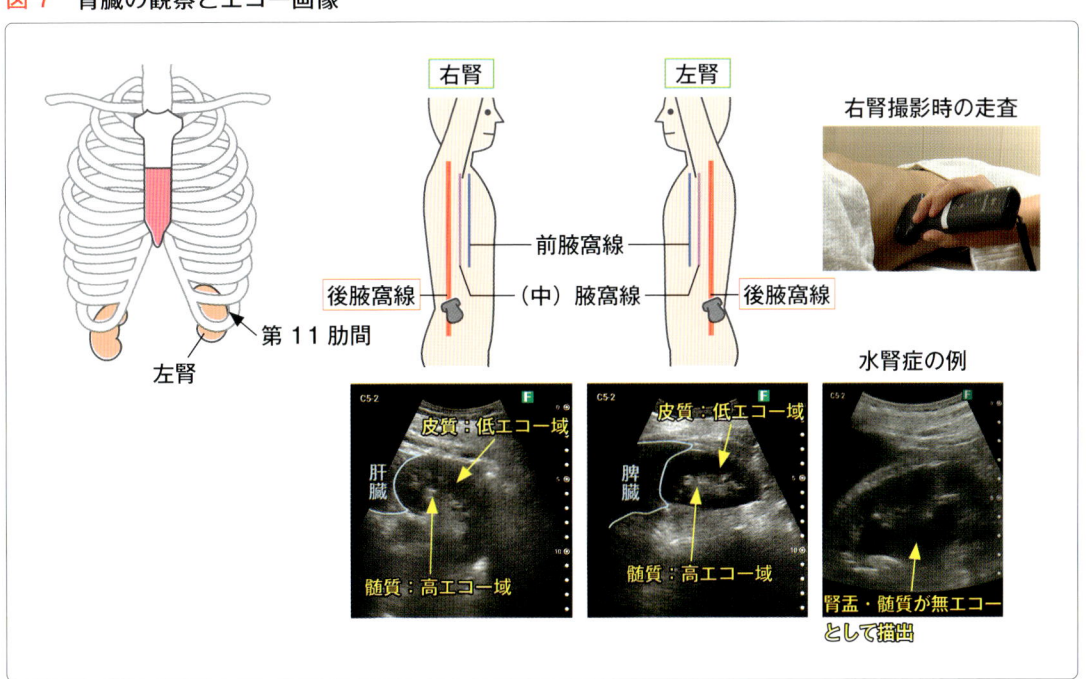

エコーでの評価

❶ 膀胱内尿量の測定

下部尿路機能を評価するために、膀胱内尿量を測定します。蓄尿機能と尿排出機能のどちらに問題があるのかを確認するために、排尿前後で膀胱内尿量（残尿量）を計測します。排尿後の膀胱内尿量を計測することで、尿排出機能の判断が可能であることから、臨床では残尿量測定が普及しています。

膀胱内尿量を計測するためには、「エコーでの観察ポイント」で説明したように、プローブの扇動走査により、最も大きな膀胱断面を撮影します。膀胱は図8のように、膀胱の横断像から「左右径（幅）」、縦断像から「前後径（深さ）」「上下径（高さ）」を計測し、計算式により、膀胱内尿量を算出します。

膀胱内尿量（mL）＝「左右径（cm）」×「前後径（cm）」×「上下径（cm）」× 1/2

排尿後の膀胱内尿量（残尿量）が、高齢者では 50mL 以上、成人では 100mL 以上ある場合に「残尿あり」と判断され、尿排出障害が疑われます。尿排出障害が続くと、尿路感染症や腎盂腎炎などの問題を引き起こすため、医師へ報告しましょう。

近年では、AI（人工知能：Artificial Intelligence）を導入しているエコー機器もあり、膀胱内尿量を簡便に算出可能となっています（図9）。AI を使用した膀胱内尿量推定値の精度が高いことはすでに報告[3]されていますので、多忙な臨床ではこのようなツールを活用することで、患者への負担を軽減することができます。

❷ 膀胱・前立腺の形態の観察

膀胱結石や前立腺肥大がある場合、結石や尿路が狭くなることで、尿排出障害が生じることがあります。尿排出障害が認められる場合は、原因を検索するため、エコーで膀胱内や前立腺の形態を観察する必要があります。

膀胱結石の観察では、膀胱内をくまなく観察

図8　膀胱内尿量測定方法

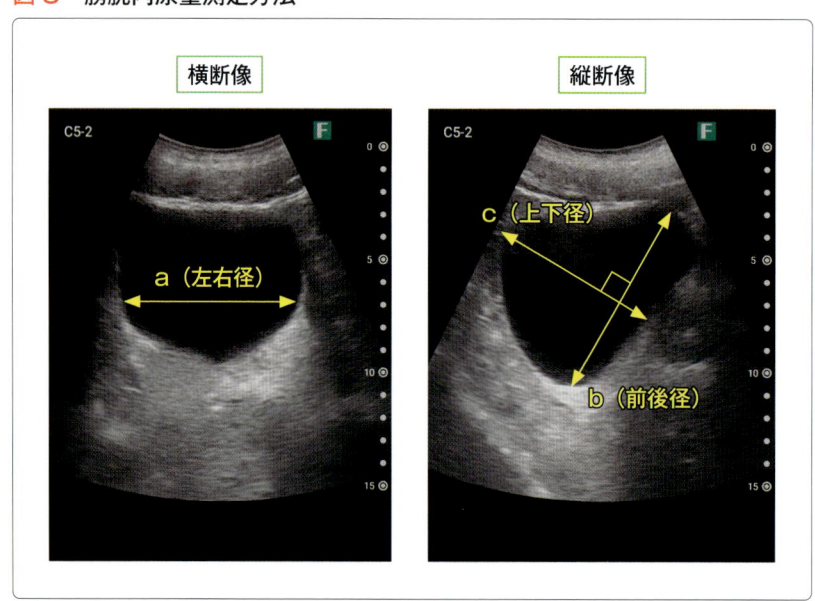

a：左右径（幅）　横断像における左右の最長径（cm）
b：前後径（深さ）縦断像における腹部から膀胱底部に下ろした最長径（cm）
c：上下径（高さ）縦断像における前後径に垂直な最長径（cm）

図9　AI を用いた膀胱内尿量測定

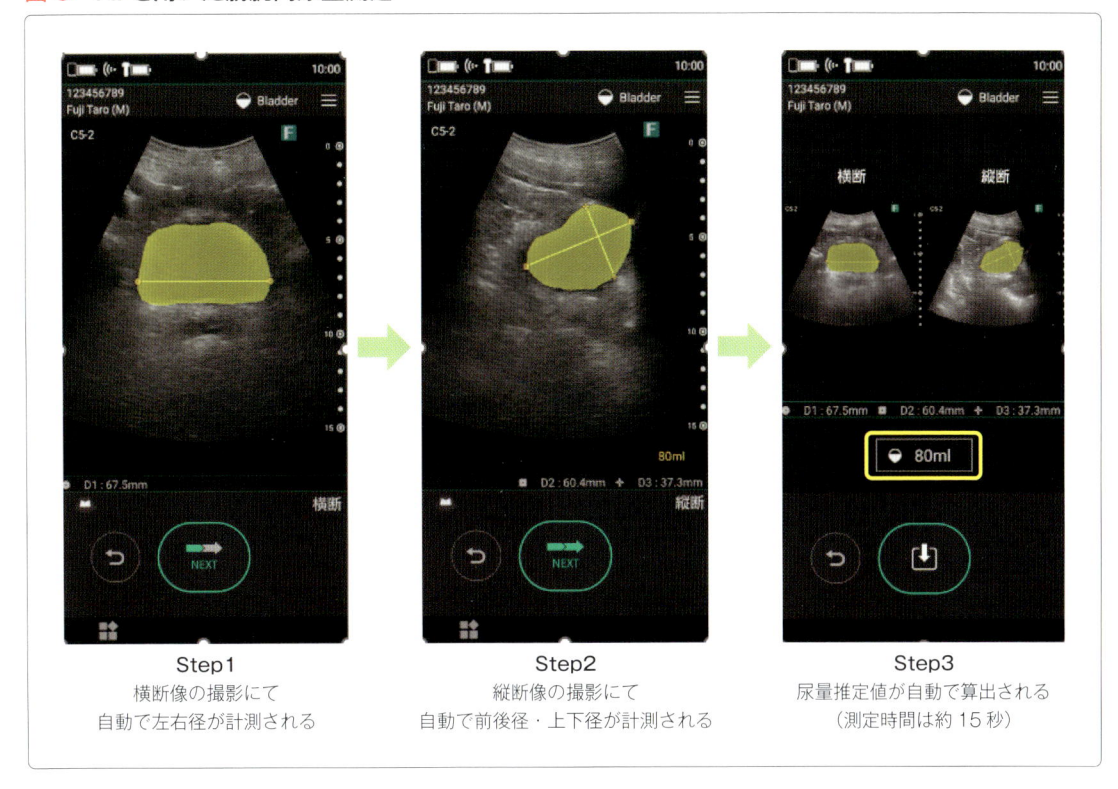

Step1
横断像の撮影にて
自動で左右径が計測される

Step2
縦断像の撮影にて
自動で前後径・上下径が計測される

Step3
尿量推定値が自動で算出される
（測定時間は約 15 秒）

図10　膀胱結石の症例

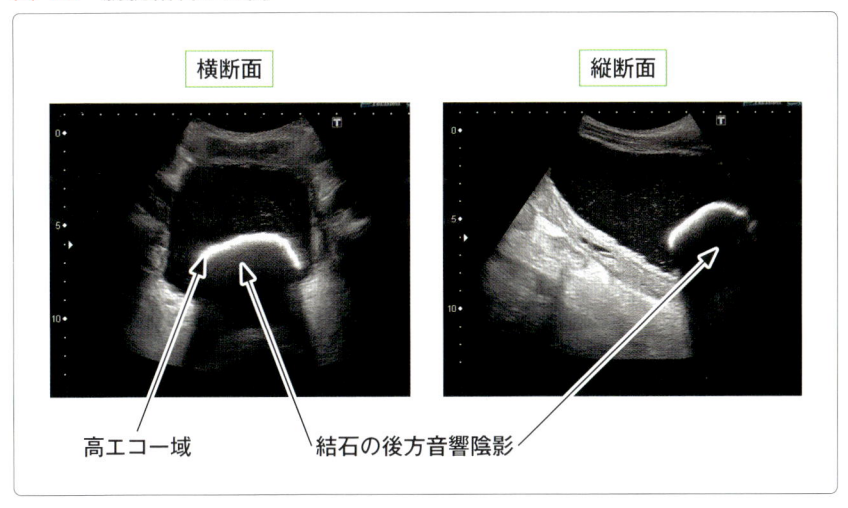

横断面　縦断面

高エコー域　　　結石の後方音響陰影

するため、横断面では頭側と脚側に、縦断面では左右にプローブの扇動走査を行い画像を描出します。膀胱内に後方音響陰影（黒い部分）を伴う高エコー域（白い部分）が観察されます（図 10）。

　前立腺の観察では、前立腺が膀胱より脚側（下方）にあるため、前立腺を描出できるよう、横断面・縦断面ともに膀胱内尿量測定時よりもやや頭側にプローブを倒して描出するようにします。前立腺は、低エコー域として描出されます（図 11）。前立腺の体積は図 11 のように測定します。20mL 未満は軽症、20mL 以上 50mL

図 11　前立腺肥大の症例

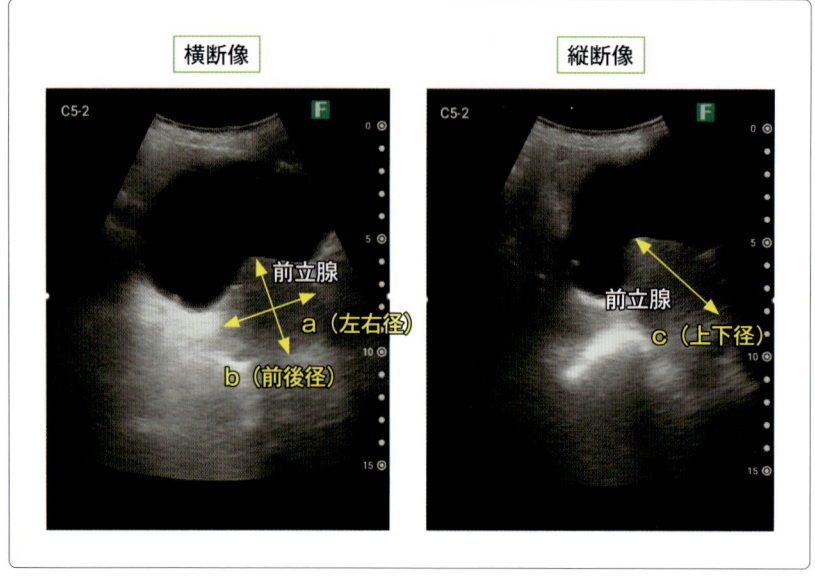

前立腺体積＝a×b×c×π÷6

未満であれば中等症、50mL 以上は重症と評価されます[4]。排尿困難や残尿があり、膀胱内に後方音響陰影を伴う高エコー域を認める場合や前立腺体積が 20mL 以上の場合には、膀胱結石や前立腺肥大が疑われるため、医師に報告しましょう。

❸ 膀胱留置カテーテルの位置の確認

　膀胱留置カテーテルは確実に膀胱内に挿入する必要があります。カテーテルの先端が膀胱内に到達する前にバルーンを膨らませてしまうと尿道損傷を起こす危険があります。また、腟への誤挿入では尿の排出ができません。そのため、膀胱留置カテーテルの先端のバルーンが膀胱内に留置されているかを確認します。

　膀胱観察と同様の方法で、横断面で膀胱を探し、プローブの扇動走査（頭側へ 30 度以内）により膀胱全体を観察し、膀胱内のバルーン像の有無を確認します。

　膀胱留置カテーテル先端のバルーンは、膀胱内に円形の高エコーライン（バルーン）と、円の中の無エコー域（バルーン内の蒸留水）として描出されます（図 12）。膀胱留置カテーテ

ルが膀胱内に留置され、尿が流出されている場合は、膀胱内の尿量は少量しかなく、高エコー域の円（バルーン）と、円の中の無エコー域（バルーン内の蒸留水）のみ描出されます。

　バルーンと思われる円形の高エコーラインが膀胱内に確認できない場合は、カテーテルが正しく挿入されていない可能性があるため、再挿入を行い、改めてエコーで確認する必要があります。一方、バルーンと思われる高エコー域の円が確認できているにもかかわらず、尿の流出が見られない場合は、カテーテルの屈曲等により、尿が排出できていない可能性があるため、カテーテルから採尿バッグまでを確認する必要があります。カテーテルの屈曲もない場合は、尿量減少が考えられるため、時間をおいて観察したり、輸液量の調整を行い、必要に応じて医師に報告します。

❹ 骨盤底筋トレーニングのバイオフィードバック

　骨盤底筋トレーニングは尿失禁治療の第一選択とされています。特に、腹圧性尿失禁や切迫性尿失禁、混合性尿失禁の患者で骨盤底筋ト

図12　膀胱留置カテーテル挿入中のエコー画像

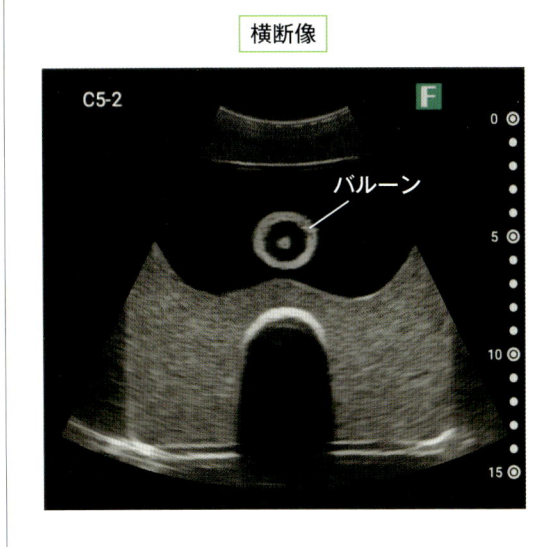

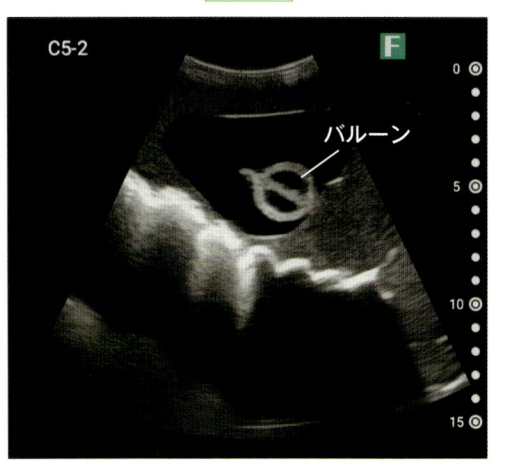

横断像　縦断像

C5-2　F　バルーン

C5-2　F　バルーン

直腸・膀胱エコーファントム（株式会社京都科学）使用

ファントム：カテーテルの屈曲により尿の流出が少ない例。膀胱内にカテーテルが留置されていることがわかる。

レーニングが推奨されています。腹圧性尿失禁に対する骨盤底筋トレーニングは、骨盤底筋の線維の大きさを増大させ、腹圧時に骨盤底筋を収縮させる強度と収縮のタイミングを向上させるために行います。また、切迫性尿失禁に対する作用機序は、骨盤底筋の収縮により、排尿筋収縮が反射性に抑制されるためとされています[5]。正しい骨盤底筋トレーニングを実施してもらうため、患者に骨盤底筋の収縮方法を学習してもらうことが大切です。

エコーでは、実際に骨盤底筋を観察しているわけではなく、"骨盤底筋の収縮による膀胱底部の動き"を観察しています。そのため、膀胱内に100mL程度の尿が溜まっていると骨盤底の動きを観察しやすくなります。

骨盤底筋が正しく収縮できていれば、膀胱底部は挙上します（図13）。反対に腹圧がかかっているなど、骨盤底筋を正しく収縮できていない場合は、膀胱底部は下降します。収縮の状態をエコー画面で患者と一緒に確認することも可能であるため（コミュニケーションツール）、患者自身が骨盤底筋収縮の感覚をつかみやすいといえます。

下部尿路症状に対する排尿管理のアルゴリズム

これまでに述べてきた排尿管理で活用可能なエコーでの評価をアルゴリズムにまとめました（図14）。ぜひ参考にして排尿管理にエコーを活用し、患者ケアに役立ていただきたいと思います。

図 13　骨盤底筋トレーニングのバイオフィードバック

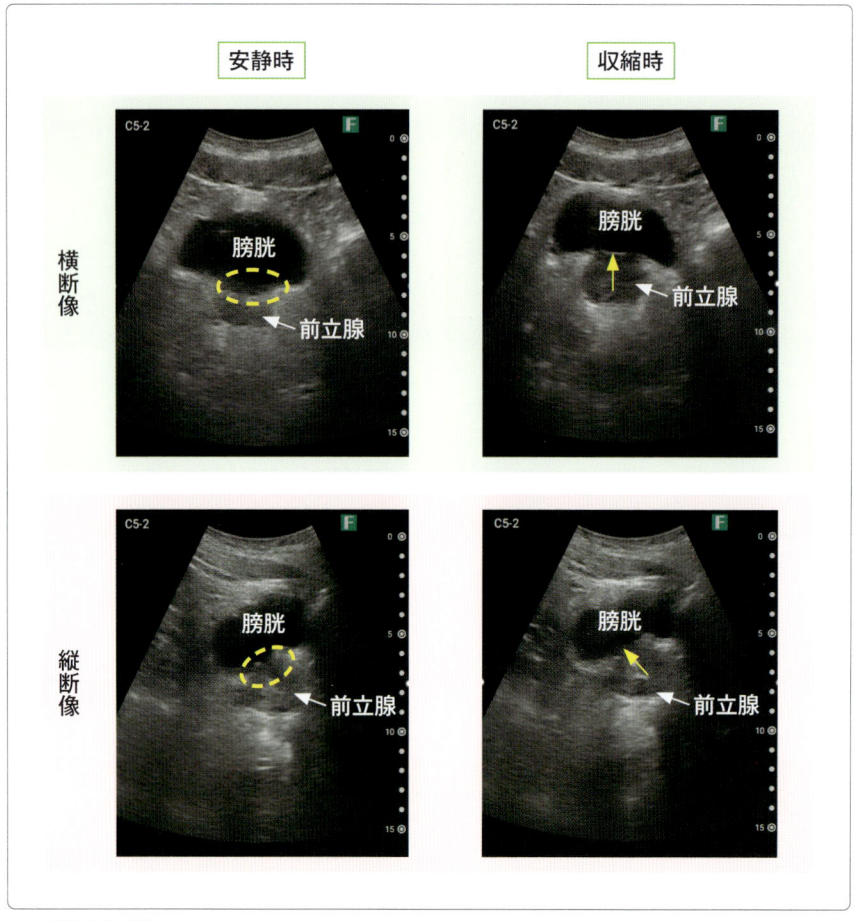

→：膀胱底部が挙上

引用文献

1. 日本創傷・オストミー・失禁管理学会編：「排尿自立指導料」に関する手引き 新版. 照林社，東京，2018.
2. 日本創傷・オストミー・失禁管理学会編集：排尿自立支援加算，外来排尿自立指導料に関する手引き. 照林社，東京，2020.
3. Matsumoto M, Tsutaoka T, Yabunaka K, et al：Development and evaluation of automated ultrasonographic detection of bladder diameter for estimation of bladder urine volume. PLoS One 2019；14（9）：e0219916.
4. 日本泌尿器科学会編：男性下部尿路症状・前立腺肥大症診療ガイドライン. リッチヒルメディカル，東京，2017：163.
5. 日本排尿機能学会，日本泌尿器科学会編：女性下部尿路症状診療ガイドライン 第2版. リッチヒルメディカル，東京，2019：128-133.

参考文献

1. 松本勝，吉田美香子，藪中幸一：排尿の評価. 真田弘美，藪中幸一，野村岳志編，役立つ！使える！看護のエコー. 照林社，東京，2019：38-45.

図14　下部尿路症状に対する排尿管理のアルゴリズム

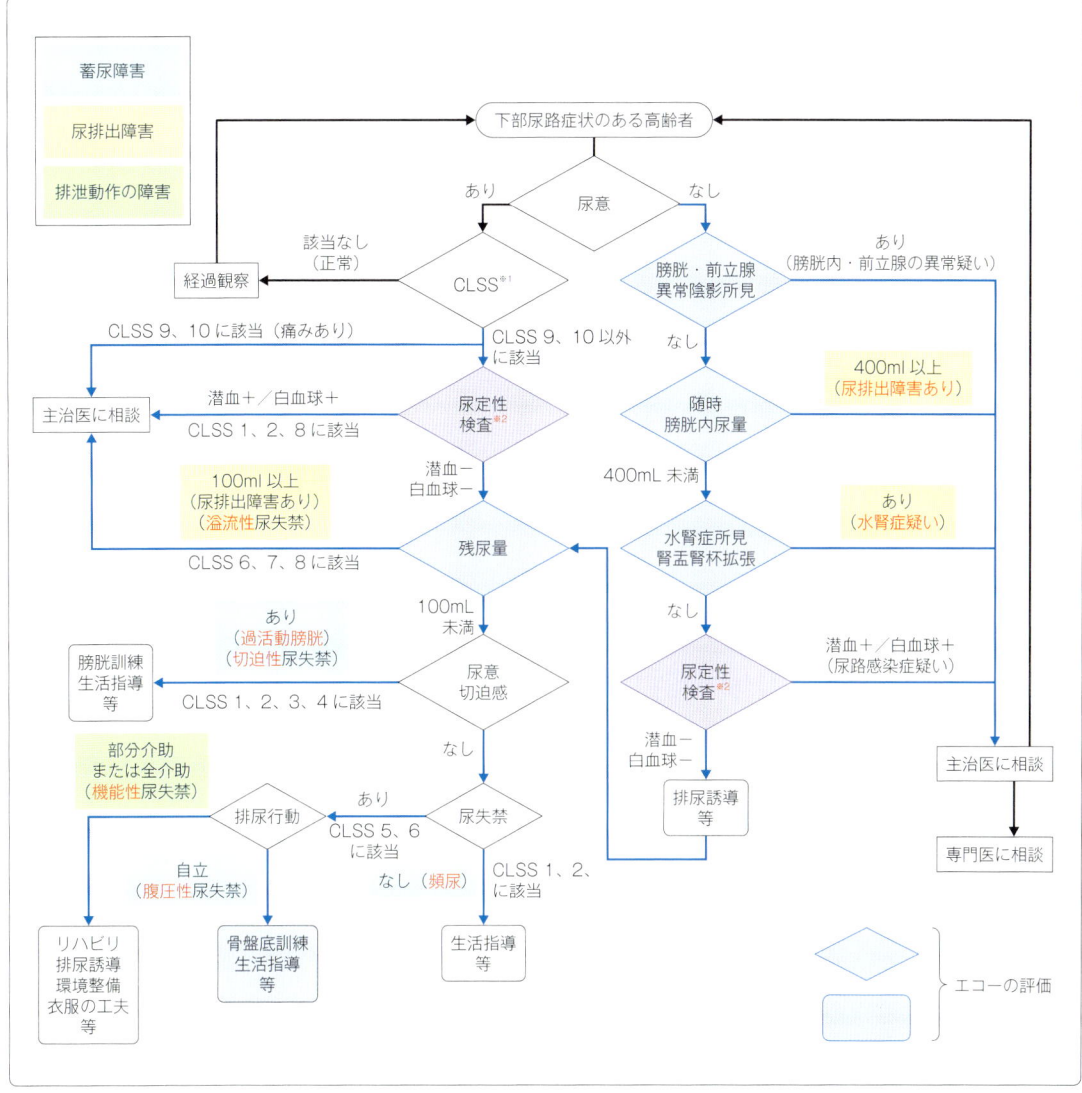

※1　CLSS（Core LUTS Score CLSS）：主要下部尿路症状スコア
※2　尿定性検査は初回アセスメント時に行い、2回目以降は主治医／かかりつけ医との相談の上で必要時に実施する

一般社団法人 次世代看護教育研究所作成

便秘の評価

松本 勝　真田弘美

Point

● 看護師がエコーを使う目的は、大腸に貯留した便の有無や量、性状、部位などを観察し、便秘をアセスメントし、大腸便貯留状況に応じた排便ケアを実施することである。

● 便秘時には排出機能障害と輸送機能障害の疑いの有無をアセスメントする。

● 便秘と判断したときはその場で適切な便秘ケアを行い、さらに再び便秘が起こらないように予防ケアを行う。

なぜエコーでの便秘評価が必要か

　看護師が行う療養生活の世話の中でも、排便ケアは欠かすことのできないものです。摂取した食事を消化・吸収して最終的に排便できなければ便秘となり、患者の QOL は低下してしまいます。

　便秘は「本来排泄すべき糞便が大腸内に滞ることによる兎糞状便・硬便、排便回数の減少や、糞便を快適に排泄できないことによる過度な怒責、残便感、直腸肛門の閉塞感、排便困難感を認める状態」と定義されています[1]。国民生活基礎調査によると有訴者数は女性に多く、加齢とともに増加し、60 歳以上になると性差なく増加するとされています。また、国内外の疫学研究により便秘患者の生命予後が有意に悪いことが明らかになり、「便秘は死ぬ病気」とさえ言われるようになりました。その多くは心血管イベントによるものであり、便秘の管理がよりいっそう重要となっています。

　機能性便秘の診断には国際的基準である Rome Ⅳ[2] が用いられ、排便の 25% 以上で、下記の 6 項目のうち 2 項目以上の特徴を示すこと

が基準として示されています。

①排便困難による力み、②硬便または兎糞状便、③残便感、④直腸肛門の閉塞感、⑤排便時の用手的な介助、⑥自発的な排便回数が 3 回 / 週未満。

　これらを評価しようとした際、6 項目のうち 3 項目は自覚症状の評価が必要であり、認知機能や運動機能が低下した場合には、これらの自覚症状を評価することがきわめて困難です。そのため、ケアを実施する看護師は、便秘のアセスメントに難渋し、便秘ではないにもかかわらず「下剤投与」、直腸便貯留がないにもかかわらず「坐剤挿入」、直腸内硬便貯留がないにもかかわらず「摘便実施」といった排便ケアを選択してしまうということが生じています。

　特に、グリセリン浣腸剤では溶血や直腸穿孔などの有害事象が報告されており、便秘を客観的に正しく評価できること、そのうえで下剤投与に十分注意し、使用は最小限とすることが必要です。

　そこで、大腸に貯留した便を観察し、適切な

排便ケアを実施するためにエコーを活用します。これまでエコーは、医師ががんなどの病変を見つけるために使用されてきましたが、看護師が使用する目的は、大腸に貯留した便の有無や量、性状、部位などを観察し、便秘をアセスメントし、大腸便貯留状況に応じた排便ケアを実施することです。

エコーでの観察のポイント

ポケットエコーの装置とプローブの選択

エコープローブは、深層の観察に適したコンベックス型とします。エコープローブの周波数は2〜5MHzと帯域幅を備えていればさらによいでしょう。装置の解像度／分解能としては、以下の条件を満たしていることが望ましいです[3]。

- 膀胱内の尿が無エコー域として描出される
  - ・尿成分を黒く（無エコーに）描出する
  - ・多重反射が多く発生しない
- 組織の境界や辺縁が均一に描出される
  - ・直腸内容物や腸管との境界を明瞭に描出する
  - ・膀胱壁の境界を鮮明に描出する

② 便貯留観察のためのプローブ走査

直腸・結腸の便貯留の観察では、横断走査と縦断走査をうまく使い分けるとよいでしょう。便貯留の有無や性状を確認するために、まずは横断走査でアプローチし、便貯留がある場合は、次にその位置や量を確認するために縦断走査でアプローチします（図1）。プローブを横断走査から縦断走査に切り替える際は、エコー画像（便貯留を示す高エコー所見）から目を離さないのがポイントです。結腸の観察の際にランドマークとなる部分を図2に示します。

図1　横断走査と縦断走査の使い分けの例：エコーを用いた直腸の観察

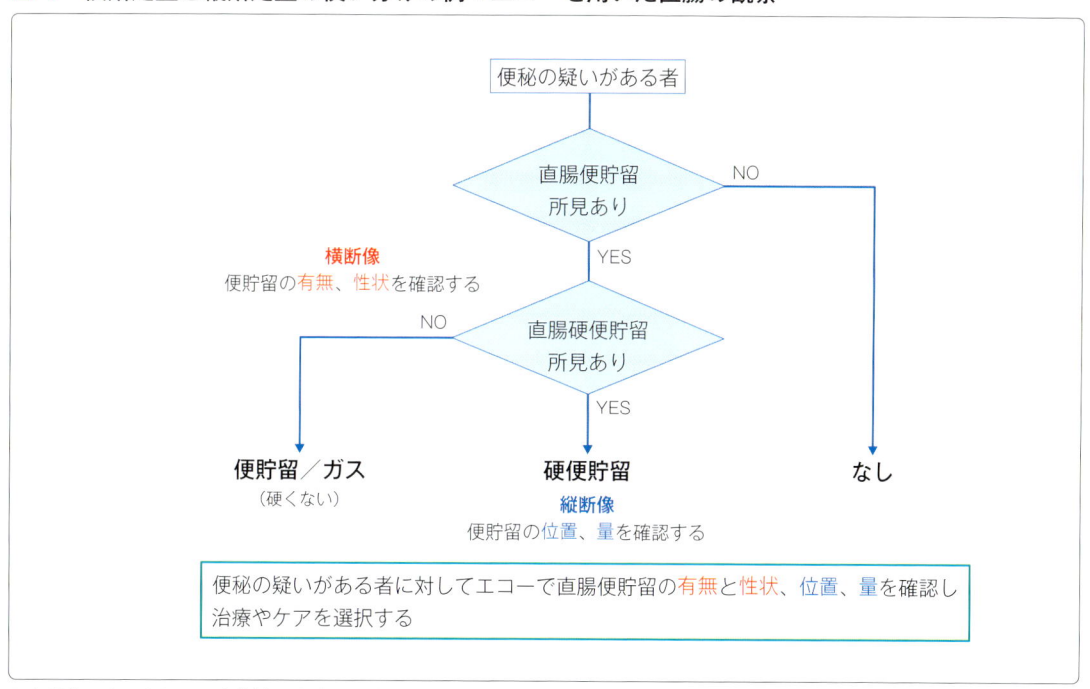

便秘の疑いがある者

直腸便貯留所見あり → NO

YES

横断像
便貯留の有無、性状を確認する

NO ← 直腸硬便貯留所見あり

YES

便貯留／ガス（硬くない）　　硬便貯留　　なし

縦断像
便貯留の位置、量を確認する

便秘の疑いがある者に対してエコーで直腸便貯留の有無と性状、位置、量を確認し治療やケアを選択する

日本創傷・オストミー・失禁管理学会，看護理工学会編：エコーを用いた直腸便貯留観察ベストプラクティス．照林社，東京，2021：26．より引用

図2　結腸・直腸の位置と描出時のランドマーク（カッコ内）

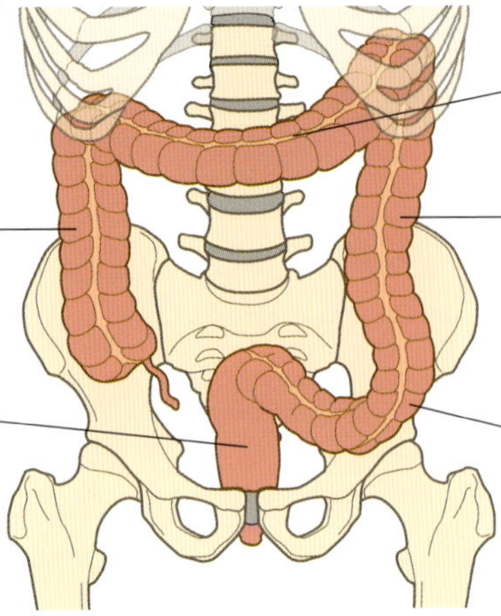

横行結腸
（腹部正中線上）

上行結腸
（右腸骨稜上縁）

下行結腸
（左腸骨稜上縁）

直腸
（恥骨結合直上）

S状結腸
（腸腰筋）

エコーでの評価・判断の手技

❶ エコーを用いた便秘に対する排便ケア選択のアルゴリズム

ここでは、AMED（Japan Agency for Medical Research and Development）のプロジェクトにおいて開発された、「エコーを用いた在宅高齢患者の機能性便秘に対する排便ケア選択のためのアルゴリズム」を紹介します（図3）[4]。

このアルゴリズムは便秘時のケアと便秘予防のケアの2つに大別され、便秘時には排出機能障害と輸送機能障害の疑いの有無をアセスメントします。便秘時のケアは、例えば訪問看護師が患者宅にて便秘と判断したときに、その場で行うケアです。一方、便秘予防のケアは、その後再び便秘が起こらないように予防するケアです。

❷ 便秘の評価の進め方

アルゴリズムに示すように、排便日誌・問診によって排便周期が3日以上、便性状が硬い、便量が極少量なときは便秘を疑います。次に、患者がエコーによる観察を行う病状の範囲にあるかを確認します。ここでは看護師がエコーによる大腸観察を行うことができる病状の範囲を、①激しい腹痛、嘔気・嘔吐がない、②ショック症状がない、③大腸に閉塞や狭窄などの物理的通過障害がない、④出血傾向がない、⑤下腹部（プローブを当てる位置）に創傷がない、の5つを満たしていることとしています。

エコーを実施する前の身体診察については、日本看護科学学会より発刊されている『看護ケアのための便秘時の大腸便貯留アセスメントに関する診療ガイドライン』の診療アルゴリズムに従い、身体診査（視診、聴診、打診、触診）の順に実施して緊急性が高い人を除外します[5]。

基本的には、身体診察により腸閉塞の有無を確認しますが、身体機能や認知機能の低下がある患者では主観的症状を訴えることが難しいため、このアルゴリズムではエコーによる上行結腸の観察に基づいて腸閉塞疑いの徴候を評価することとしています（図4）。先行研究では、巨大結腸症の上行結腸の平均直径は6.0 ± 1.5 cmであったと報告されています[6]。この結果に基づき、看護師がより安全に実施するため、エコーによる観察時に上行結腸横断像の長径が

図3 エコーを用いた便秘に対する排便ケア選択のアルゴリズム

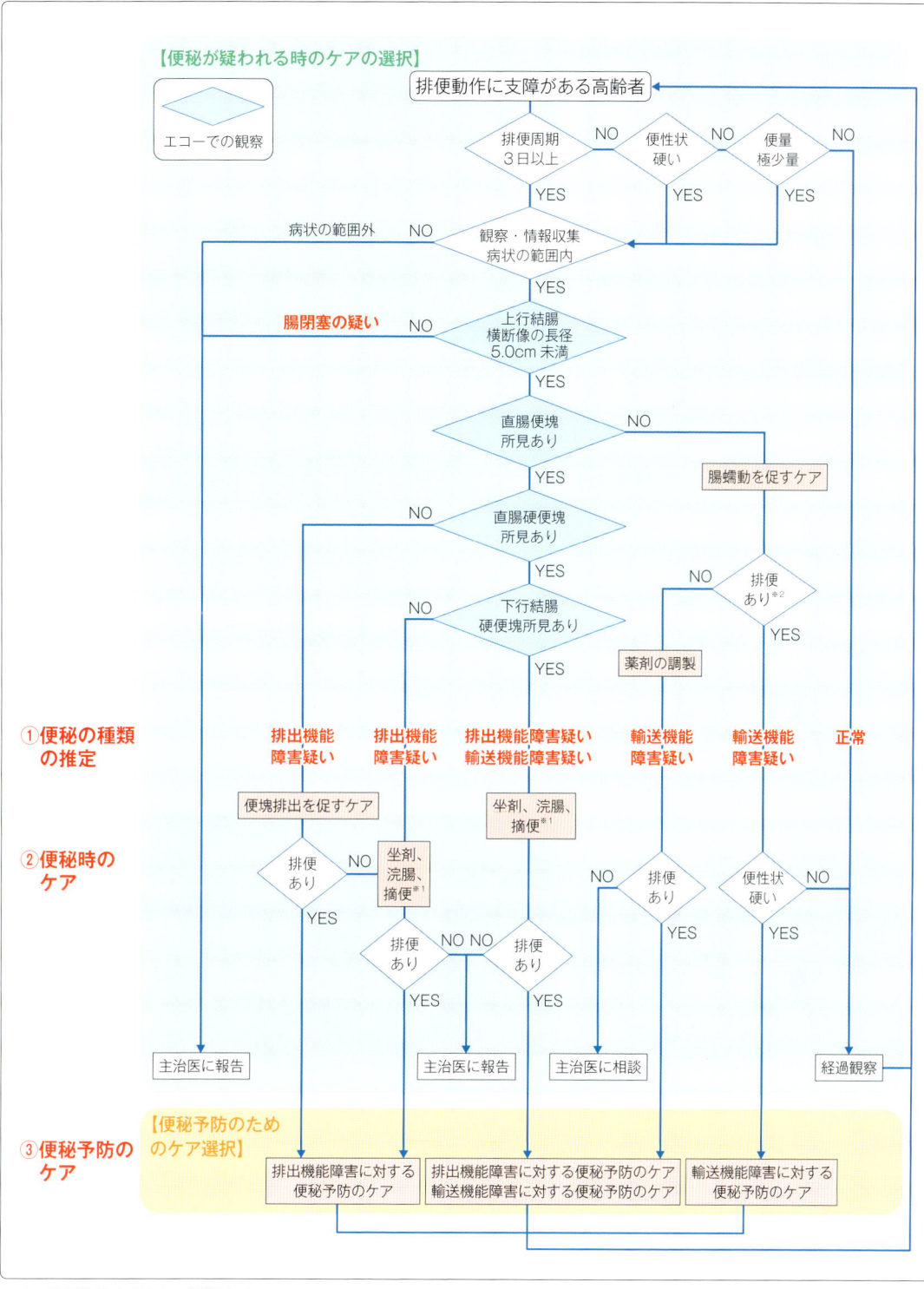

※1：排便動作を考慮して選択する
※2：普段の排便周期内での排便の有無で判断する

Matsumoto M, Yoshida M, Yabunaka K, et al：Safety and efficacy of a defecation care algorithm based on ultrasonographic bowel observation in Japanese home-care settings: a single-case, multiple-baseline study. Geriatr Gerontol Int 2020；20（3）：187-194. を参考に作成

図 4-1　エコーを用いた上行結腸の観察（横断走査）

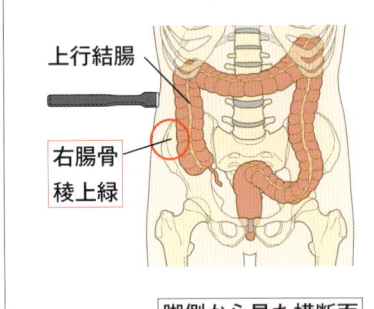
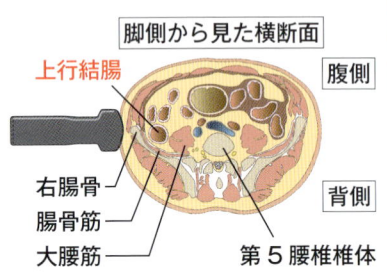
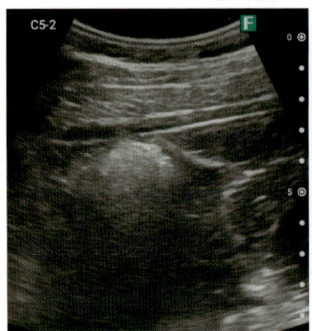
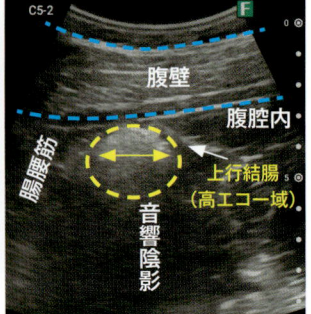

上行結腸

右腸骨稜上縁

脚側から見た横断面

上行結腸　腹側

右腸骨
腸骨筋
大腰筋
第5腰椎椎体　背側

便貯留があるとき

腹壁
腹腔内
腸腰筋
上行結腸（高エコー域）
音響陰影

①上行結腸の観察前に触診で右腸骨稜上縁の位置を確認する。
②プローブは右側腹部の中腋窩線上に対して垂直に当てる。

腸管内腔の便やガスにエコーが反射する

上行結腸の内腔に高エコー域が観察される

高エコー域の長径を計測する
便貯留がないときは上行結腸の内腔に高エコー域が観察されない

図 4-2　エコーを用いた上行結腸の観察（縦断走査）

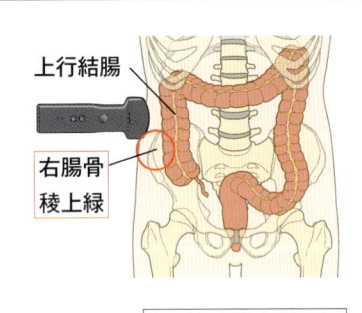
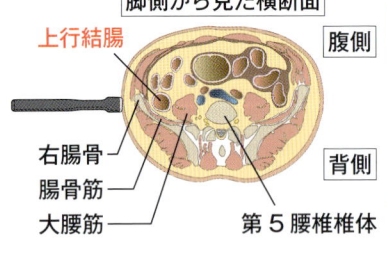
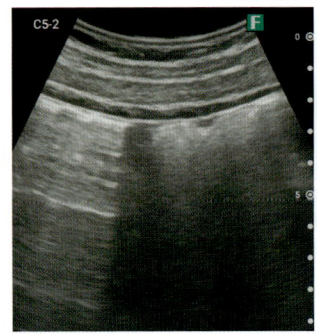
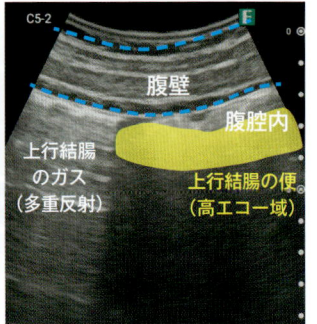

上行結腸

右腸骨稜上縁

脚側から見た横断面

上行結腸　腹側

右腸骨
腸骨筋
大腰筋
第5腰椎椎体　背側

プローブは右側腹部の中腋窩線上に対して平行に当てる。

便貯留があるとき

腹壁
腹腔内
上行結腸のガス（多重反射）
上行結腸の便（高エコー域）

横断走査で発見した高エコー域（便貯留を示す所見）に連続性があるのがわかる。ただし、画面の左1/3は多重反射の所見があるため、ガスの貯留が疑われる。
便貯留がないときは上行結腸の内腔に高エコー域が観察されない。

5.0 cm 以上の場合は明らかに拡張があると判断し、上行結腸より肛門側の腸閉塞を疑うこととしています（横断像の長径5.0 cm 以上が腸閉塞であるというエビデンスはないことに注意）。また、エコーでは腸閉塞や機能障害を診断しているわけでなく、あくまでも疑いがある

かを評価しているということに注意して実施します。

❸ エコーによる直腸の観察と便秘ケア

　腸閉塞を除外した後は、エコーによる直腸の観察を行います（図5）。直腸便貯留が確認さ

図 5-1　エコーを用いた直腸の観察（横断像）

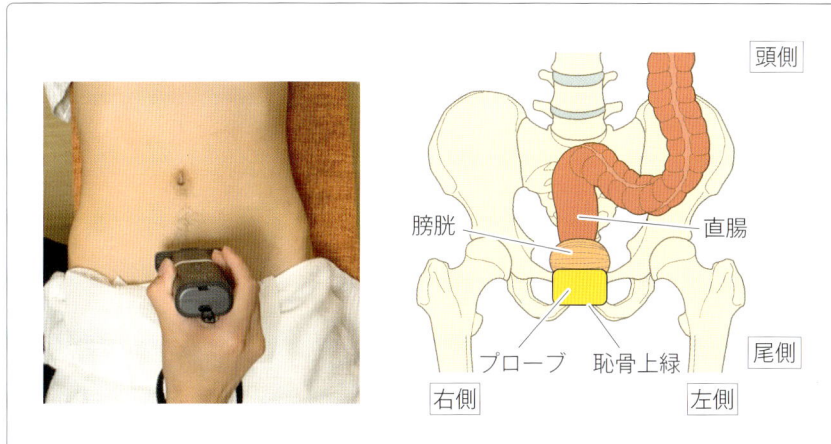

恥骨上縁に横断走査でプローブを当て、
・超音波ビームを尾側に 10〜30 度傾け膀胱を描出させる。
・膀胱を音響窓とし、膀胱より深部に直腸を抽出させる。

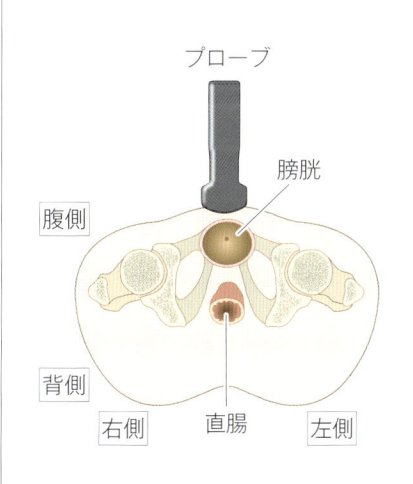

A：便貯留を示す半月型の高エコー域。
B：硬便貯留を示す音響陰影を伴う三日月型の高エコー域。

直腸内腔に内容物（便貯留）がある場合、膀胱（無エコー域）より深部で
内容物表面に超音波が反射し半月型の高エコー域が描出される。
硬便の貯留がある場合：音響陰影を伴う三日月型の高エコー域が描出される。

図 5-2 エコーを用いた直腸の観察（横断像）

①全周性の低エコー域（空虚な腸管）

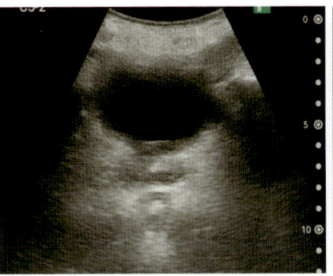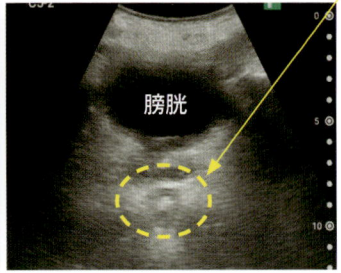

全周性の
低エコー域

直腸内腔に残るごくわずかな
便やガスにエコーが反射

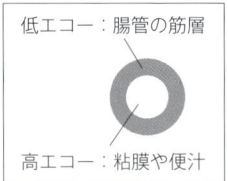

低エコー：腸管の筋層

高エコー：粘膜や便汁

②明らかな高エコー域の所見がない

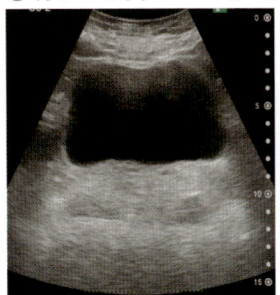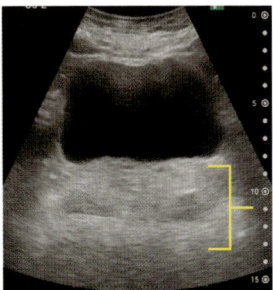

直腸内腔に便やガスがなく、
エコーの反射がない

図 5-3 エコーを用いた直腸の観察（縦断像）

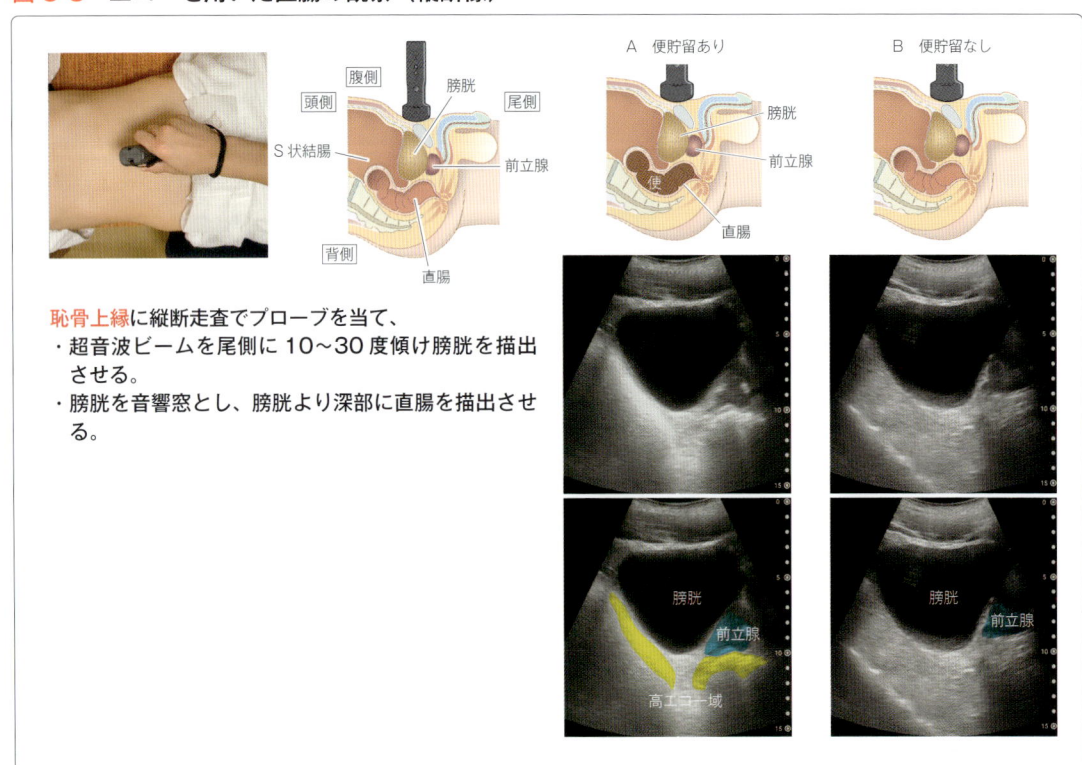

恐骨上縁に縦断走査でプローブを当て、
・超音波ビームを尾側に 10〜30 度傾け膀胱を描出
させる。
・膀胱を音響窓とし、膀胱より深部に直腸を描出させ
る。

れる場合は排出機能障害を疑い、さらに直腸エコー所見から嵌入便（硬便貯留）があるかどうかを確認します。嵌入便がない場合は、まず自然な便排出を促すケアを選択します。嵌入便があり、患者が自ら便を排出できない場合は、用手排便ケア（坐剤、浣腸、摘便など）を検討します。直腸便貯留は半月型の高エコー域、嵌入便は音響陰影を伴う三日月型の強い高エコー域を確認することで同定可能です。基本的には経腹アプローチで観察しますが、尿貯留がない、消化管ガスがある等の理由で観察が難しい場合は、経臀裂アプローチを選択することができます。嵌入便がある場合は、エコーによる下行結腸の観察を行い、輸送機能障害の疑いもあるかを確認します（図6）。

エコーにより直腸便貯留が確認されないときは、腸蠕動を促すケアを実施し、次の排便を確認します。その後患者の普段の排便周期内に排便がない場合は、医師に相談し、下剤の量の調整を検討します。患者の普段の排便周期内に排便があった場合は便性状を確認し、便性状が硬

い場合は、輸送機能障害を疑います。便性状が硬くない場合は、便秘ではなく正常の排便の可能性があると判断します。

❹ 便秘予防のケア

便秘時のケアが実施された後は、アルゴリズムに従って便秘予防のケアを実施します。その後は必要に応じて（便秘が再度疑われる場合は）、アルゴリズムのスタート地点から観察を再度行うこととします。

引用文献
1. 日本消化管学会編：便通異常症診療ガイドライン2023 – 慢性便秘症. 南江堂, 東京, 2023.
2. Mearin F, Lacy BE, Chang L, et al：Bowel disorders. Gastroenterology 2016；150：1393–1407.
3. 日本創傷・オストミー・失禁管理学会, 看護理工学会編：エコーによる直腸 便貯留 観察ベストプラクティス. 照林社, 東京, 2021.
4. Matsumoto M, Yoshida M, Yabunaka K, et al：Safety and efficacy of a defecation care algorithm based on ultrasonographic bowel observation in Japanese home-care settings: a single-case, multiple-baseline study. Geriatr Gerontol Int 2020；20（3）：187-194.
5. 日本看護科学学会監修, 看護ケア開発・標準化委員会編：看護ケアのための便秘時の大腸便貯留アセスメントに関

図 6-1　エコーを用いた下行結腸の観察（横断走査）

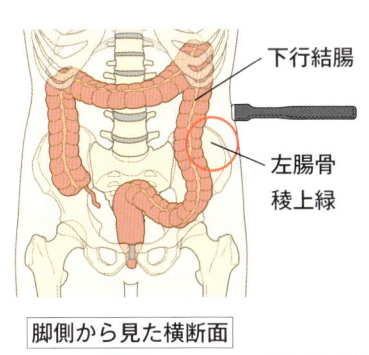

下行結腸
左腸骨稜上縁

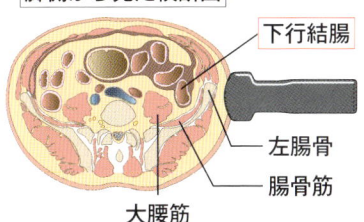

脚側から見た横断面

下行結腸
左腸骨
腸骨筋
大腰筋

便貯留があるとき

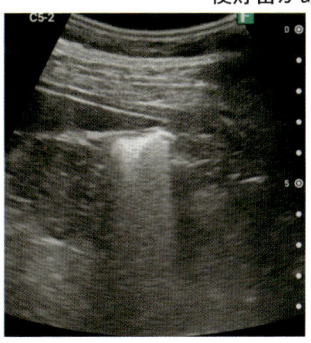

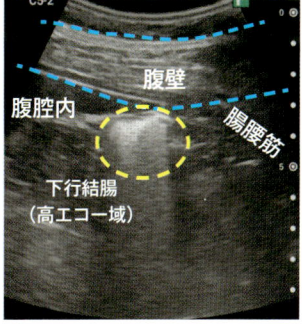

腹壁
腹腔内
腸腰筋
下行結腸（高エコー域）

腸管内腔の便やガスにエコーが反射する

下行結腸の内腔に高エコー域が観察される

便貯留がないときは下行結腸の内腔に高エコー域が観察されない

①下行結腸の観察前に触診で左腸骨稜上縁の位置を確認する
②プローブは左側腹部の中腋窩線上に対して垂直に当てる

図 6-2　エコーを用いた下行結腸の観察（縦断走査）

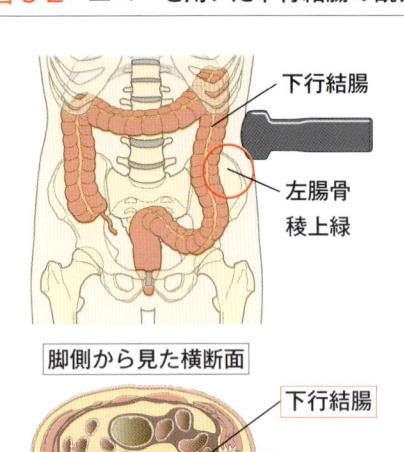

下行結腸

左腸骨
稜上縁

脚側から見た横断面

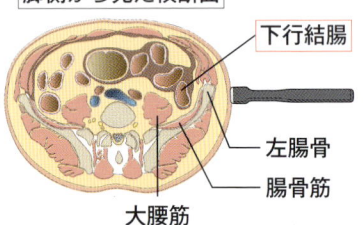

下行結腸

左腸骨

腸骨筋

大腰筋

プローブは左側腹部の中腋窩線上に対して平行に当てる

便貯留があるとき

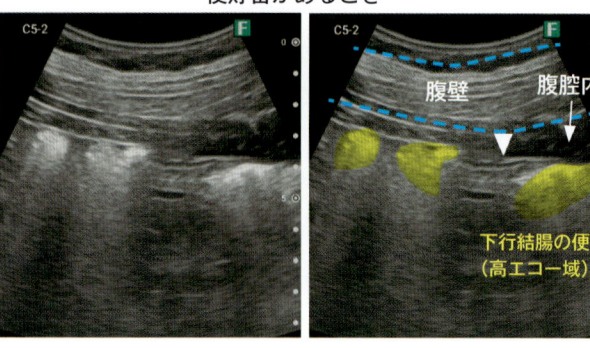

腹壁　腹腔内

下行結腸の便
（高エコー域）

横断走査で発見した高エコー域（便貯留を示す所見）に連続性があるのがわかる。ただし、部分的に空虚な腸管が観察される（三角）

便貯留がないときは下行結腸の内腔に
高エコー域が観察されない

図 6-3　硬便貯留を疑う下行結腸のエコー画像（縦断像）

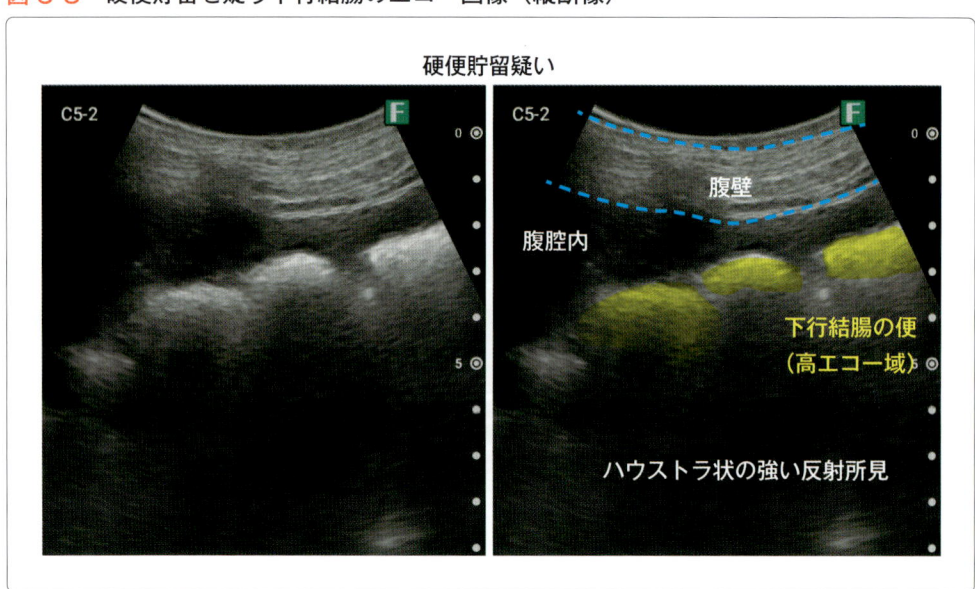

硬便貯留疑い

腹壁

腹腔内

下行結腸の便
（高エコー域）

ハウストラ状の強い反射所見

する診療ガイドライン．南江堂，東京，2023.

6.　Jones JH, Chapman M：Definition of megacolon in colitis. Gut 1969；10（7）：562-564.

参考文献

1.　Tanaka S, Yabunaka K, Matsumoto M, et al：Fecal distribution changes using colorectal ultrasonography in older people with physical and cognitive impairment living in long-term care facilities：a longitudinal observational study. Healthcare（Basel）2018；6（2）：55.

2.　佐野由美，武藤真希子，浦田克美，他：超音波検査による便性状評価の検討－経臀裂アプローチ走査法における下部直腸評価の有用性－．超音波検査技術 2020；45（2）：168-174.

COLUMN

直腸・膀胱エコーファントム

2024年1月に株式会社京都科学より発売された超音波検査トレーニング用ファントムです。大小2タイプの膀胱を観察すること、尿量計測をすることが可能である他、尿道留置カテーテルの観察も可能です。さらに、直腸便貯留の観察をトレーニングするために、「便貯留あり」、「硬便貯留あり」、「便貯留なし・便貯留あり・硬便貯留ありが混在する」バージョンの3タイプがあり、実際に便秘のモデルがいなくてもトレーニングが可能です（図）。

●参考：株式会社京都科学：https://www.kyotokagaku.com/jp/

図　直腸・膀胱エコーファントム

恥骨を触診可能

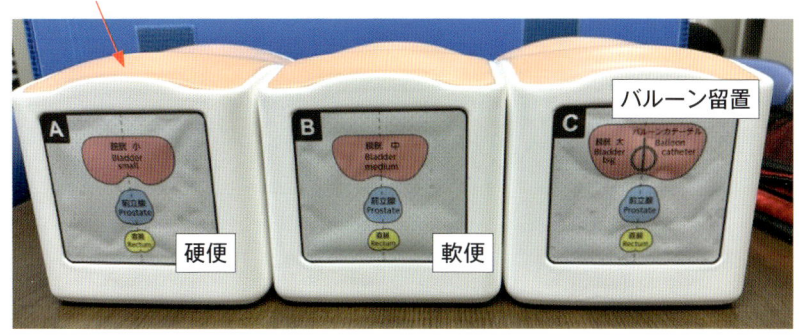

直腸周辺の解剖を確認しながらトレーニングが可能

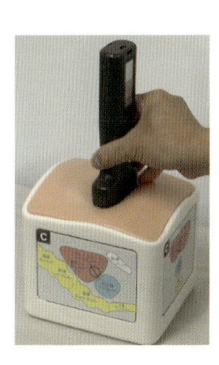 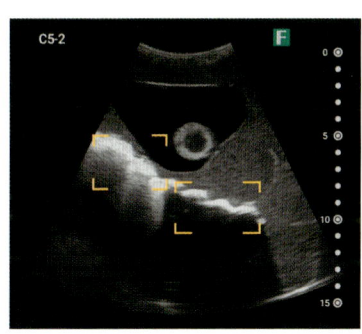 

直腸膀胱エコーファントムのエコー画像
縦断走査で撮影した動画。膀胱の中に尿道留置カテーテルのバルーンが円状の高エコー域として観察されている。便貯留があり、AIアシスト機能がそれをオレンジ色で表示している。

COLUMN

直腸便貯留を同定する AI アシスト機能

　2022 年 12 月に富士フイルムメディカル株式会社のワイヤレスポケットエコーiViz air のアプリケーション「直腸観察ガイド Plus」として発売されました。直腸の便あるいは空虚な直腸をリアルタイムにマーキングし、検出をサポートする機能があります（図）。

●参考：富士フイルムメディカル株式会社：https://www.fujifilm.com/jp/ja/healthcare/ultrasound/iviz-air/iviz-air-convex/application

図　直腸便貯留の判断のための AI アシスト機能

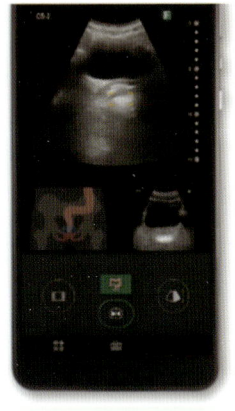

iViz air（富士フイルム
メディカル株式会社）

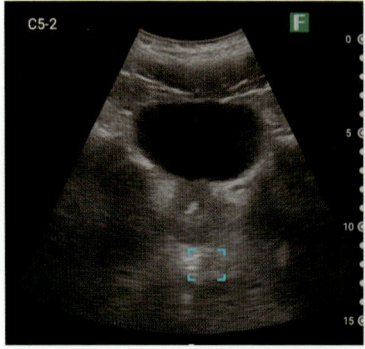

30 歳代の健康成人男性の直腸エコー画像
直腸横断走査から縦断走査に切り替える
際の動画

便がない：表示なし
便がない、空虚な直腸：ブルー
便がある直腸：オレンジ

褥瘡の評価

北村言　仲上豪二朗

Point

- 肉眼所見では浅い褥瘡との判別が難しい深部損傷褥瘡（DTI）疑いは、視診・触診と合わせてエコーによる評価が有効である。
- 褥瘡部の詳細な画像評価を行うためには、高画質のエコーの使用が推奨される。
- 褥瘡部のエコー評価は、異常所見の有無やその部位から、損傷が及ぶ深さ・範囲をエコー観察フローチャートに基づき評価する。

褥瘡評価におけるエコーの意義

褥瘡の深部の状態は視診・触診では正確なアセスメントは困難ですが、エコーを用いることで組織内部を可視化することができます。ベッドサイドでリアルタイムに非侵襲的に深部組織を描出できるため、即座に深部の状態がわかる点と、経時的な変化を追跡できる点が褥瘡のアセスメントに適しています。

特に、肉眼所見では浅い褥瘡との判別が難しい深部損傷褥瘡（DTI）疑いは、急激に深い褥瘡へと変化する恐れがあり、積極的な体圧分散や適切なタイミングでのデブリードマンが提供されないと褥瘡感染を引き起こす可能性があります。エコーを用いることでDTI疑いを予測することが可能であり、視診・触診と合わせてエコーによる評価を行う意義が大きいといえます[1]。

正常なエコー所見

❶ 体表組織のエコー像

褥瘡部の異常所見を評価できるようになるためには、正常のエコー画像を理解しておくことが必要です。ここではまず、体表組織がエコーでどのように観察できるのかを説明します。

褥瘡部を含む体表組織の観察に適しているプローブはリニア型で、高周波（8 MHz 以上）のものを使用します。エコーで体表を観察すると、上から「表皮・真皮層」「皮下脂肪層」「筋肉層」の層構造をとらえることができます。体表組織のエコー画像の見方を 図 1 に示します。

通常のエコー画像では表皮と真皮を区別することはできませんので、最上部に「表皮・真皮層」として観察できます。次に、「皮下脂肪層」が全体に低エコーまたは高エコーを呈した層として観察されます。皮下脂肪層の内部には、「浅筋膜」が不規則な線状の高エコーとして観察できます。脂肪の厚みは観察部位によって異なります。皮下脂肪層と筋層の間には「深筋膜」が線状の高エコーとして観察されます。筋肉の内部は全体に低エコーで、比較的均一な筋線維（筋周膜、筋膜による高エコー）として縞

図1 体表組織のエコー画像

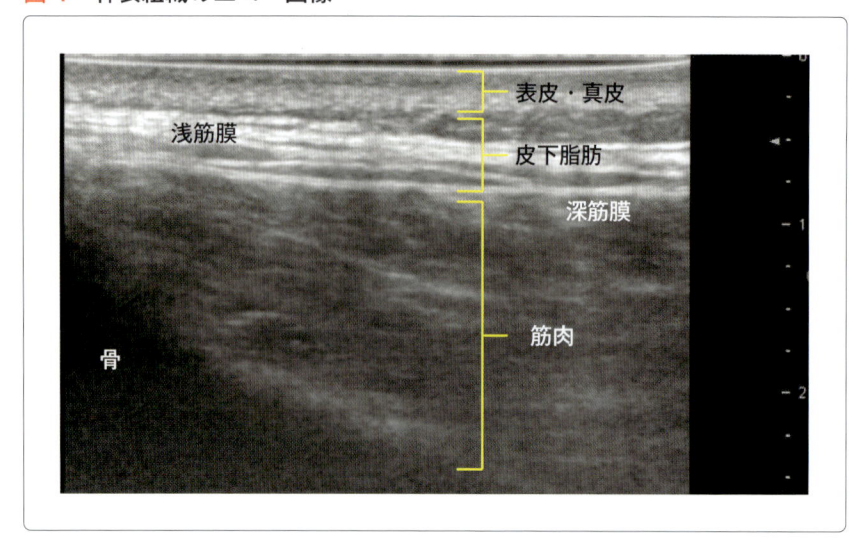

模様に観察できます。下層（深部）に、骨が高エコーに描出されます。

エコーは骨表面で強く反射するため、骨はアコースティックシャドーを伴う高エコーとして観察されます。これらの皮膚・皮下組織を構成する構造物が層をなしているため、健常な体表組織では明瞭な層構造をエコー上確認することが可能です。

❷ 褥瘡の好発部位のエコー像

褥瘡の好発部位のエコー画像を図2に示します。仙骨部では仙骨棘突起、大転子部では大

図2 褥瘡の好発部位のエコー画像

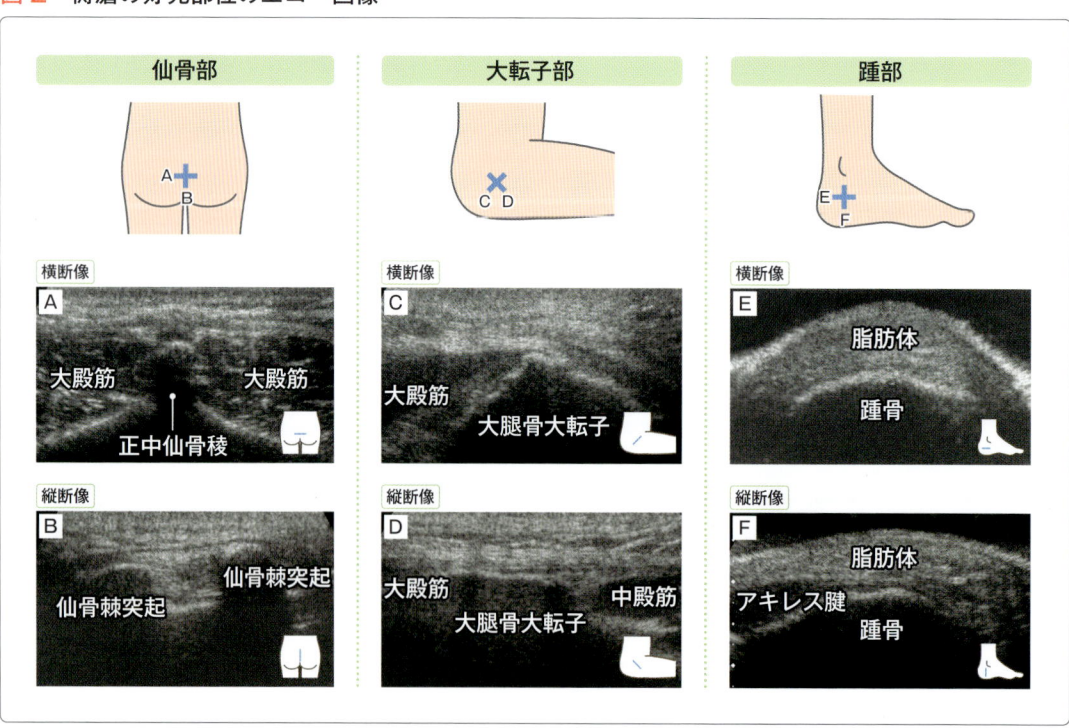

腿骨大転子、踵部では踵骨を特徴的な所見として捉えることができ、これらは観察位置の目安となるランドマークになります。踵部は筋肉がないため、他の部位と異なり、明瞭な層構造は観察されません。エコーで描出される画像は、対象者の体型（皮下脂肪の厚さ）、観察部位、プローブの周波数によって画質が異なるため、正常画像を理解した上で観察することが大切です。

観察前の準備と観察時の注意点

褥瘡部の詳細な画像評価を行うためには、高画質のエコーを使用することが推奨されます。プローブを食品用ラップフィルム等でカバーして使用すると、プローブを創部に直接接触させずに観察でき、安価に感染予防対策を図れます。プローブをカバーする際には、プローブとカバーの間に空気が入らないようゼリーをつけ、カバーを被せた上からさらにゼリーを塗布して観察します（図3）。

① 褥瘡のエコー観察

褥瘡部のエコー観察は、プローブを健常皮膚から褥瘡部、そして反対側の健常皮膚へと、直線状に走査すると異常所見を認める範囲を捉えることができます。横断走査と縦断走査による2方向からの観察により、創部と周囲健常皮膚を含めた褥瘡部の全体が捉えやすくなります（図4）。エコー画像は可能であれば動画で記録すると、後から評価する際に静止画よりも情報量が豊富です。異常所見を捉えられるよう、プローブをゆっくりと動かし記録します。

褥瘡の観察では、観察時の状態の把握だけでなく、褥瘡の状態変化を経時的に評価することで、褥瘡ケアを継続してよいか変更が必要かの判断につながります。経時的な変化を捉えるためには、同一部位のエコー画像を取得することが必要です。そのため、エコーで描出した画像が、外観で捉える褥瘡のどの位置に対応するのかを意識ながら観察します。エコーで褥瘡を観察する際には、エコー画像の撮影部位とプロー

図3　プローブの準備

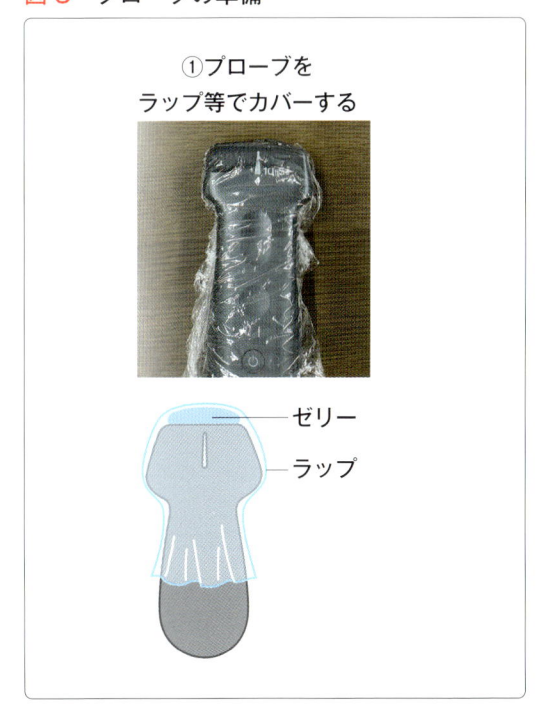

①プローブを
ラップ等でカバーする

ゼリー
ラップ

図4　褥瘡観察でのプローブ走査

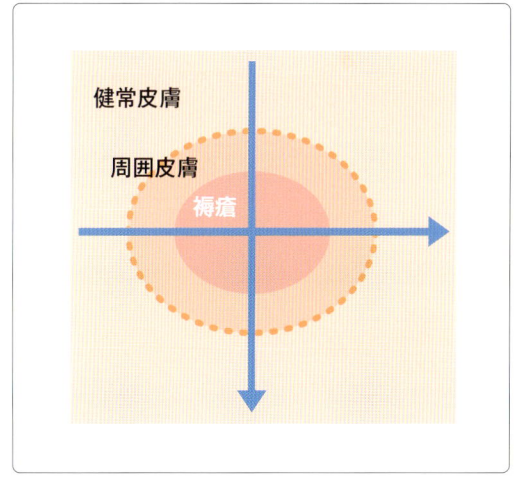

健常皮膚

周囲皮膚

褥瘡

プローブを横断走査と縦断走査の両方で、健常皮膚から褥瘡部を通って反対側の健常皮膚まで観察する。

ブの走査方向を記録しておくとフォローアップに役立ちます。また、骨をランドマークとして画像内に含まれるように撮影することで、部位を対応させた評価が可能となります。

観察時の対象者の体位に制限はありませんが、可能であれば毎回同じ姿勢で観察すると、画像の部位の対応が容易になります。特に高齢者では、皮下脂肪の減少や筋力の低下、皮膚の弾力の低下から、重力の影響で姿勢によって骨と筋肉・脂肪・皮膚の位置が大きくずれることがよくみられます。このような場合は、皮膚を持ち上げながら観察すると観察しやすくなります。

❷ エコーでの褥瘡評価のタイミング

エコーでの褥瘡評価は褥瘡処置のタイミングで実施すると効率的です。エコー観察の後にはエコーゼリーが褥瘡部に残存しないように洗い流す必要があります。エコー観察のためだけに創部洗浄をすることは、対象者にも看護師にも負担となりますので、褥瘡処置としての創洗浄を行う直前にエコー観察を実施するのがよいでしょう。褥瘡の表面が固い黒色壊死に覆われて

図5　硬い黒色壊死組織に覆われた褥瘡のエコー画像

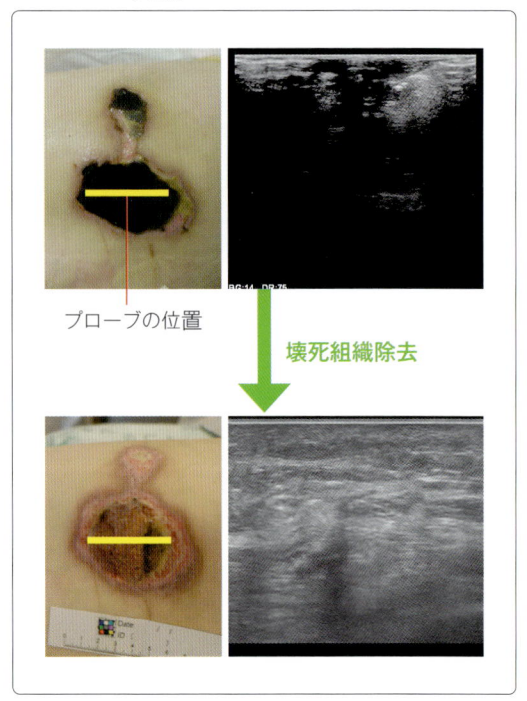

硬い黒色壊死組織はエコーを透過せず深部を観察することができない。

いる場合には、エコーが透過せず観察ができないため、可能であれば壊死組織除去後に評価します（図5）。

観察と評価の流れ

褥瘡部のエコー評価は、異常所見の有無やその部位から、損傷がおよぶ深さ・範囲をエコー観察フローチャートに基づき評価します（図6）。肉眼的には浅い褥瘡に見えても、深部組織に低エコー域や無エコー域を認める場合には、DTIが強く疑われ、注意深く経過を観察することが必要です。

❶ 不明瞭な層構造

層構造が不明瞭な場合には、浮腫、組織の壊死などが疑われます。特に、皮下脂肪層は、骨と皮膚の間のクッションとしての役割があり、組織損傷による炎症性浮腫が生じることで、

「浅筋膜の不明瞭化」、「脂肪層の肥厚」に至ると考えられます（図7）。

❷ 境界が明瞭な無エコー域

不明瞭な層構造が観察された場合は、低エコー域／無エコー域の有無と、その境界を観察します。境界が明瞭な低エコー域／無エコー域は、血腫や水腫など液体貯留を疑います（図8）。

❸ 境界が不明瞭な低エコー域

低エコー域の境界が不明瞭な場合には、Cobble stone-like pattern（敷石様パターン）とCloud-like pattern（雲様パターン）を見き

図6　エコーによる褥瘡観察のフローチャート

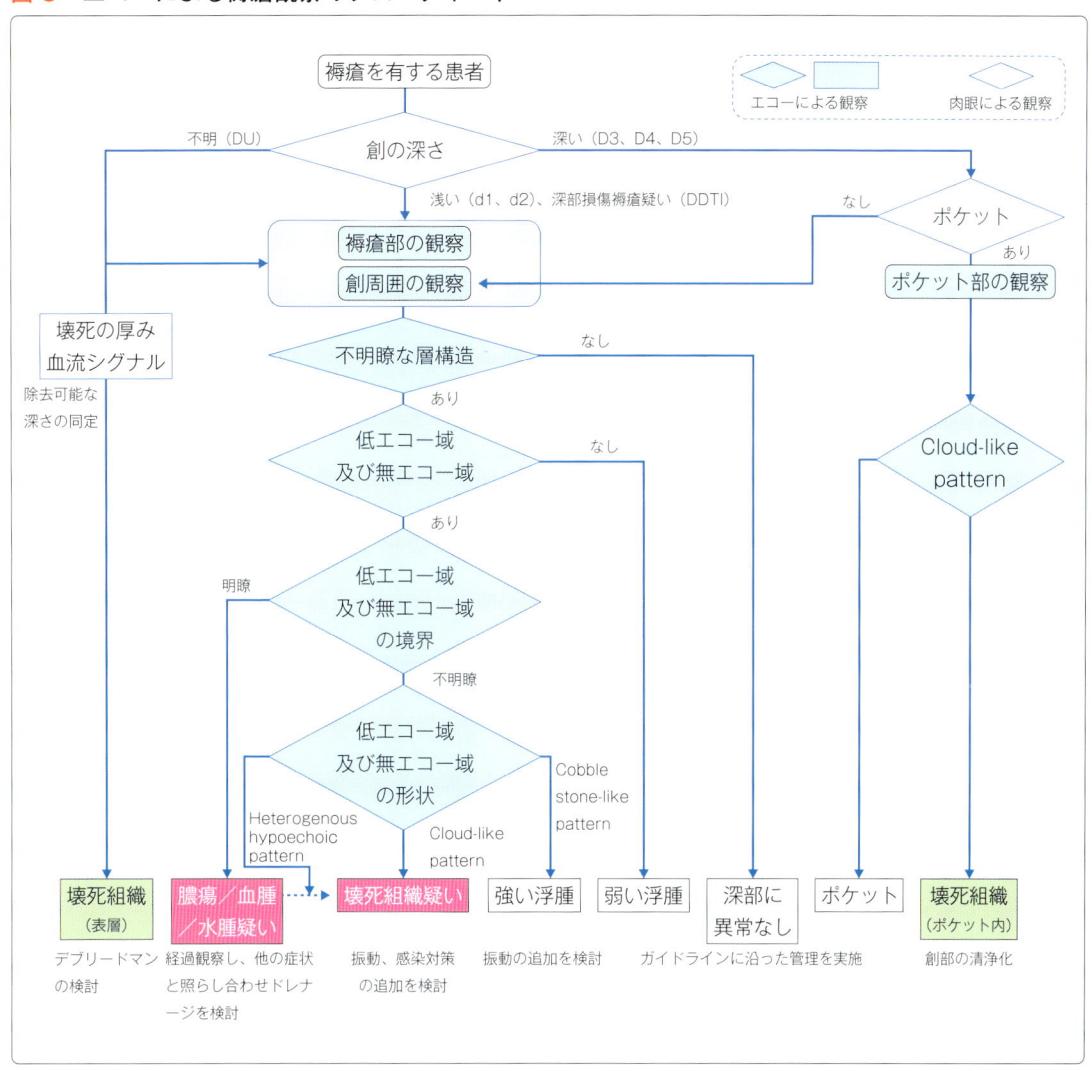

Aoi N, Yoshimura K, Kadono T, et al. Ultrasound assessment of deep tissue injury in pressure ulcers: possible prediction of pressure ulcer progression. Plastic and Reconstructive Surgery 2009；124（2）：540-550. をもとに松本勝が作成

図7　明瞭な層構造と不明瞭な層構造

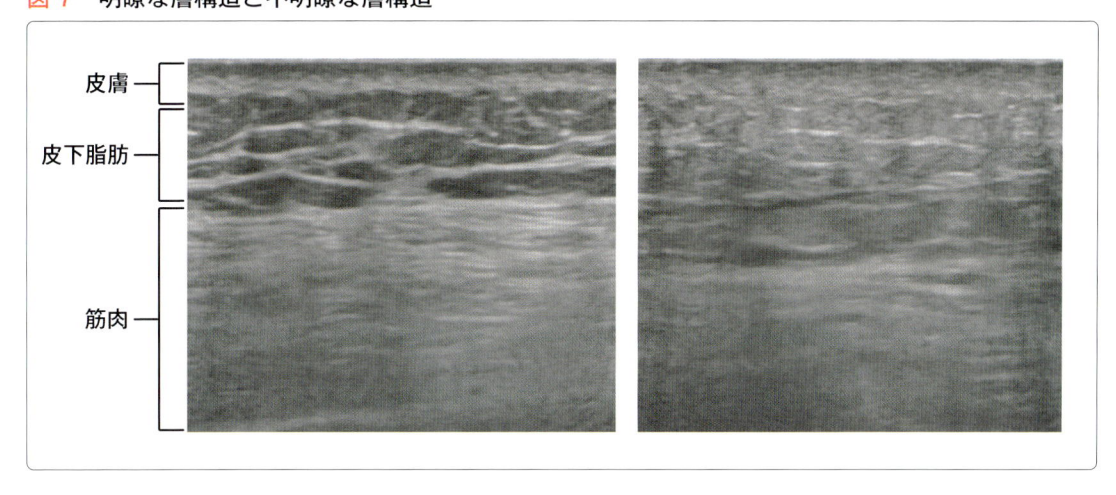

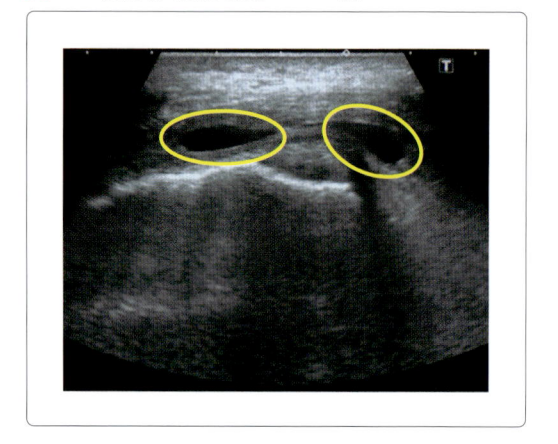

図8　境界が明瞭な低エコー域

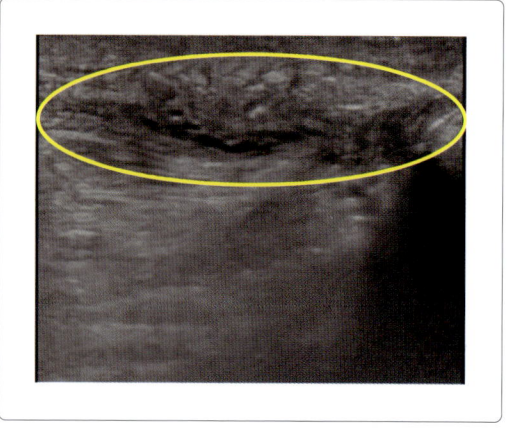

図10　Cloud-like pattern（雲様）

境界不明瞭な低／無エコー域内に、境界が不明瞭で、大きさが不均一で非整列な高エコー域を認める。

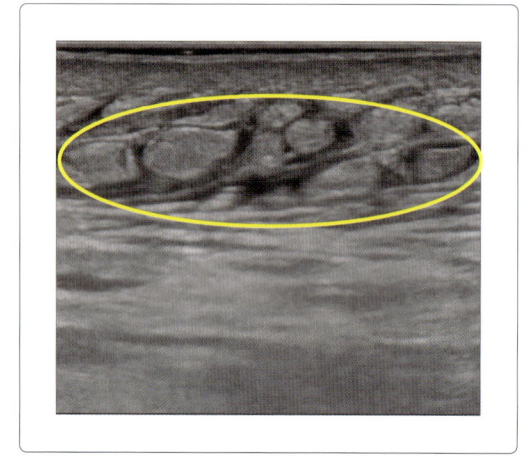

図9　Cobble stone-like pattern（敷石様）

境界不明瞭な低／無エコー域内に、境界が不明瞭で、大きさが均一で整列した高エコー域を認める。

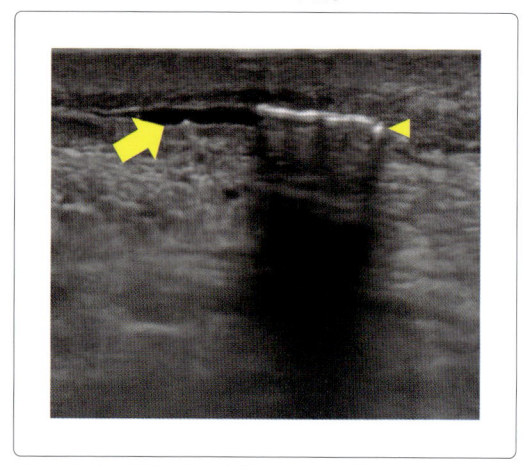

図11　ポケットのエコー画像

ポケットは、線状または点状の高エコー域として描出される（矢頭）。ポケット内に滲出液などの液体が貯留していると無エコー域として描出される（矢印）。

わめます。

　Cobble stone-like pattern は、境界不明瞭な低／無エコー域内に、境界が不明瞭で、大きさが均一で整列した高エコー域を認める、石が敷かれているような所見を指します（図9）。強い「浮腫」を呈していることが疑われます[2]。

　Cloud-like pattern は、境界不明瞭な低／無エコー域内に、境界が不明瞭で、大きさが不均一で非整列な高エコー域を認める、雲が浮かんでいるような所見を指します（図10）。「壊死組織」が疑われます[2]。

　「ポケット」は、中のエアが線状または点状の高輝度として描出されます。また、ポケット

内に液体（滲出液や洗浄に用いた水）が貯留している場合には無エコー域として描出されます（図11）。

　「壊死組織」に覆われた褥瘡では、カラードプラを使用することで、壊死組織の周囲の血流を評価することが可能です。壊死組織の除去は、創治癒を促すために重要ですが、シャープデブリードマンには出血のリスクが伴います。デブリードマンの前にカラードプラで血流を確認することで、血管の損傷を予防できます[3]。壊死組織の中に動脈が残存していることもあるため、シャープデブリードマンの際にはエコー

で「血管評価」をすることが重要です。

多職種での記録の共有

　褥瘡のエコー画像と所見は、褥瘡部の写真、DESIGN-R®2020 の得点、処置内容などと合わせて経時的に記録し、褥瘡回診チームなど多職種で共有することで、治療やケア、リハビリテーションなど包括的な褥瘡管理に活用できます。エコー画像の撮影の順番（縦断像、横断像）や方向（頭側から、左から、等）について、チームメンバーで共通のルールをもっておくと経時的な評価がしやすくなります（図12）。

参考文献

1. Aoi N, Yoshimura K, Kadono T, et al：Ultrasound assessment of deep tissue injury in pressure ulcers: possible prediction of pressure ulcer progression. Plastic and Reconstructive Surgery 2009；124（2）：540-550.
2. Matsumoto M, Nakagami G, Kitamura A, et al：Ultrasound assessment of deep tissue on the wound bed and periwound skin: A classification system using ultrasound images. Journal of Tissue Viability 2021；30（1）：28-35.
3. 仲上豪二朗，麦田裕子，藤田英樹，他：症例からみる褥瘡・創傷のエコー画像② ドプラエコーによるデブリードマンの可否の判断．真田弘美，藪中幸一，西村元一編，看護に役立つ！エコーの読み方活かし方．照林社，東京，2013：72-74.

図12　褥瘡の経過観察の例

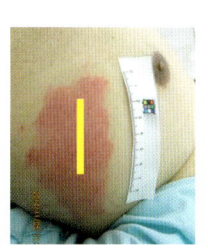
1日目

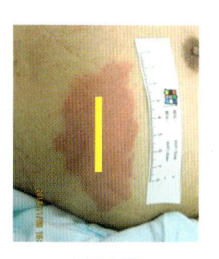
2日目

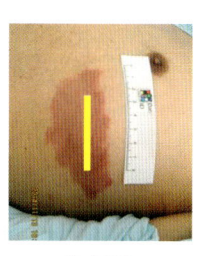
5日目

9日目

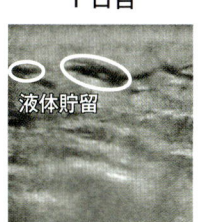
液体貯留

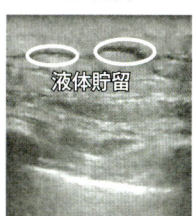
液体貯留

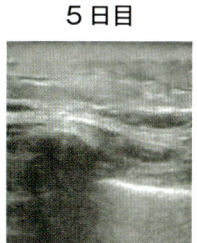

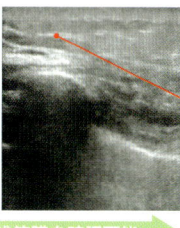
浅筋膜が
不明瞭
ながら
認められる

浅筋膜の消失　　　　浅筋膜を確認可能

液体貯留の改善

● 手術中のパークベンチ体位後に発生した褥瘡（DESIGN-R®2020：d1-e0s6i0g0n0p0=6点）
● DTI を疑ったが、経過観察で創の変化は認めず、エコー画像に現れていた液体貯留は改善した

嚥下の評価

三浦由佳　須釜淳子

Point

● 嚥下機能の評価は VF（嚥下造影検査）や VE（嚥下内視鏡検査）で行うことが多いが、エコーでは、非侵襲的に誤嚥や咽頭残留を観察できる。

● エコーでの観察は食事を摂っている際に行い、咽頭残留の観察は嚥下の前後に、誤嚥の観察は嚥下中に行う。

● 梨状窩・喉頭蓋谷に咽頭残留がある場合は、低エコー域の中に高エコー域が観察され、誤嚥は気管内部に高エコー域が観察された場合に疑われる。

摂食嚥下障害とは

　摂食嚥下障害とは、食べる過程のいずれかに、生活上において問題となる障害が生じている状態です。ここで言う生活上の問題とは、肺炎や窒息だけでなく、低栄養や脱水、食べる楽しみの喪失も含まれます。「好きなものを再び口から食べられるようになりたい」「家族や友人と食事を楽しみたい」という想いは、生きる希望となります。

　摂食嚥下障害を抱える患者へのケアでは、安全に摂食できる方法を選択することで生命の危険を回避します。そして、生活上の問題を解決し、食べる喜びを再び取り戻すことを目標とします。

エコーで判断できること

❶ エコーでできる評価とケア選択

1）従来の検査の流れ

　安全な食事摂取の方法を選択するための、評価からケア選択までの流れを**図1**に示します。まず、問診、視診、聴診といったフィジカルアセスメントや食事場面の観察などで摂食嚥下障害を疑う症状の把握を行います。そして、スクリーニング検査では、摂食嚥下障害のリスクが高い患者の同定を行います。ここでは、食物や液体が声帯を超えて気管へと流入する、誤嚥や咽頭内に貯留する咽頭残留、口腔内に貯留する口腔残留などを評価し、摂食嚥下障害のリスクを推定します。

　スクリーニング検査で誤嚥や咽頭残留が疑われた場合や判断に迷う場合は、画像による評価を用いて「専門的な検査による病態の把握」を行います。「嚥下造影検査（VF[*1]）」（**図2**）と「嚥下内視鏡検査（VE[*2]）」（**図3**）はともに誤嚥や咽頭残留を画像から直接確認できる、大変有用な検査です。むせなどの徴候を生じない不顕性誤嚥も、これらの検査によってはじめて正確な評価が可能となります。

＊1　VF：Videofluorography
＊2　VE：Videoendscopy

図1 評価からケア選択を行うまでの流れ

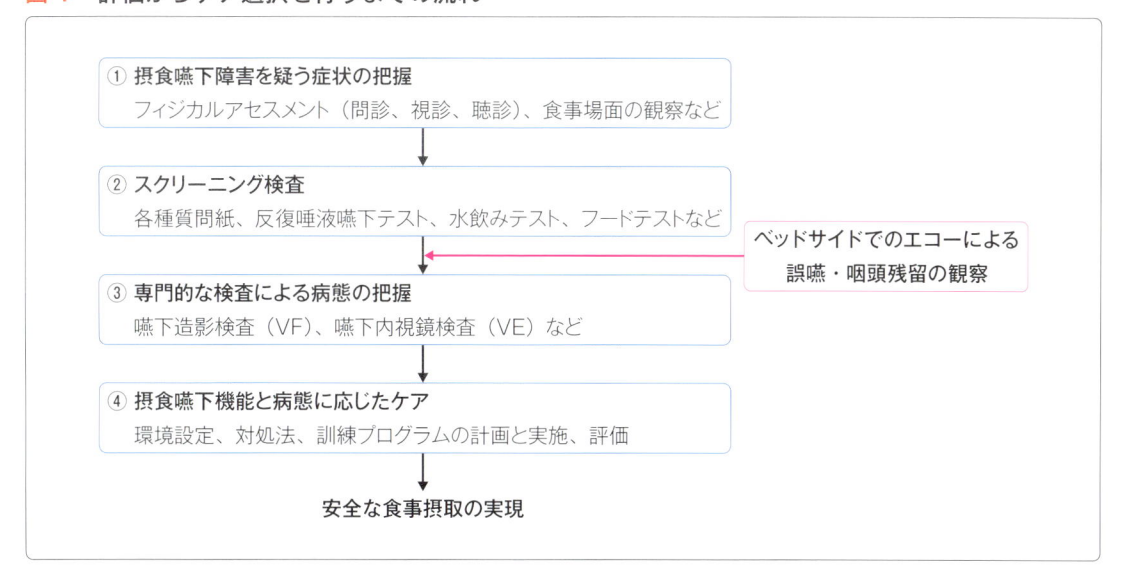

① **摂食嚥下障害を疑う症状の把握**
フィジカルアセスメント（問診、視診、聴診）、食事場面の観察など

② **スクリーニング検査**
各種質問紙、反復唾液嚥下テスト、水飲みテスト、フードテストなど

→ ベッドサイドでのエコーによる
誤嚥・咽頭残留の観察

③ **専門的な検査による病態の把握**
嚥下造影検査（VF）、嚥下内視鏡検査（VE）など

④ **摂食嚥下機能と病態に応じたケア**
環境設定、対処法、訓練プログラムの計画と実施、評価

安全な食事摂取の実現

Part
2

療養生活援助技術としてのエコー

図2 嚥下造影検査（VF）の画像（誤嚥例）

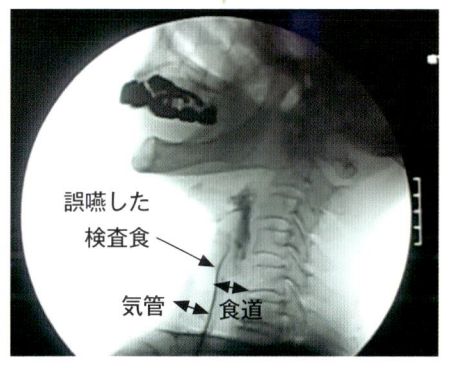

X線透視下で嚥下機能をみる

誤嚥した
検査食

気管　食道

- 嚥下造影検査（VF）ではX線透視下で造影剤を含んだ検査食を嚥下させる
- 口腔・咽頭・食道の動き、形態や構造を評価することができる
- 検査食は陰影として観察される

図3 嚥下内視鏡検査（VE）の画像（咽頭残留例）

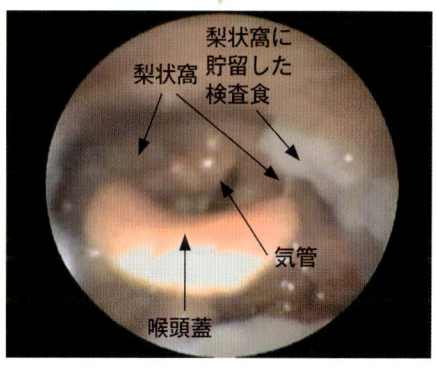

ファイバースコープで咽頭を直視する

梨状窩

梨状窩に
貯留した
検査食

気管

喉頭蓋

- 嚥下内視鏡検査（VE）では鼻腔からファイバースコープを挿入し咽頭を直視する
- 咽頭の動き、形態や構造を評価することができる
- 造影剤を使用せず患者が通常食べている食事を用いて検査することができる

2）エコーによるベッドサイドでの観察

VFやVEは直接誤嚥や咽頭残留を評価できる有用な検査ですが、患者の状態や置かれている環境によっては、これらの専門的な検査をすぐに実施できないこともあります。その場合、摂食嚥下ケアの方針に悩むことがあるかもしれません。また、誤嚥を見過ごしてしまうこともあるかもしれません。

超音波検査（エコー）では、咽頭や喉頭、気管の内部を非侵襲的に観察することが可能で

す。エコーを用いて、ふだんから食事中の誤嚥や咽頭残留を観察することができれば、早期から摂食嚥下機能と病態に応じた食形態の調整、液体の粘度調整、食事姿勢の調整や吸引による残留物の除去などをより確実に行うことができるでしょう。

エコーでの観察のポイント

❶ エコーで嚥下を観察するための基礎知識

エコーで嚥下の観察を行う際は、嚥下運動に関する器官の位置関係とそれぞれの働きを理解しておくことが必要です。

摂食嚥下のメカニズムを理解するために臨床で一般的に用いられているモデルが、先行期（認知期）、準備期（咀嚼期）、口腔期、咽頭期、食道期からなる「5期モデル」です。エコーでの嚥下の観察で評価する誤嚥・咽頭残留は咽頭期の障害に当たります。ここでは、食物が口腔に取り込まれ食道へと流れていくまでの「口腔期〜食道期」を説明します（図4）。

1）口腔期

咀嚼によって噛み砕かれ、唾液と混ざり合い飲み込める状態になった食物の塊（食塊）を口腔から咽頭に送り込む時期です。舌の動作で食塊を形作り、舌の辺縁を硬口蓋に押し付けて食塊を咽頭方向へ随意的に送り込みます。

2）咽頭期

食塊が咽頭腔から食道へ流れ込む時期です。まず舌骨が挙上され、喉頭が上前方向に引き上げられます。舌骨まで到達すると、喉頭蓋が倒れ込み、喉頭口を閉鎖します。こうして、喉頭が閉鎖空間になるとともに上方から下方への嚥下圧が形成されます。

3）食道期

食塊が食道入口部から胃へと到達するまでの時期です。食塊が下方に押し出され、上部食道括約筋部が弛緩して食道入口部が開き、食塊は食道から胃へと送り込まれていきます。

ここで、口腔期から咽頭期までの食塊の流れ

図4　摂食嚥下のメカニズム（5期モデル）

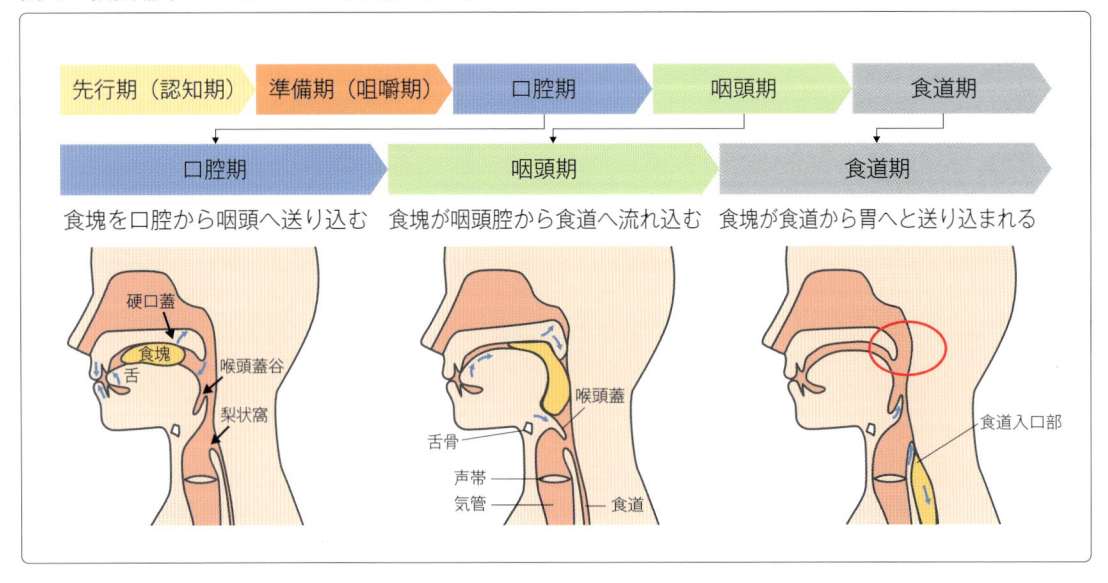

図5 舌から食道に向かう食塊の流れ

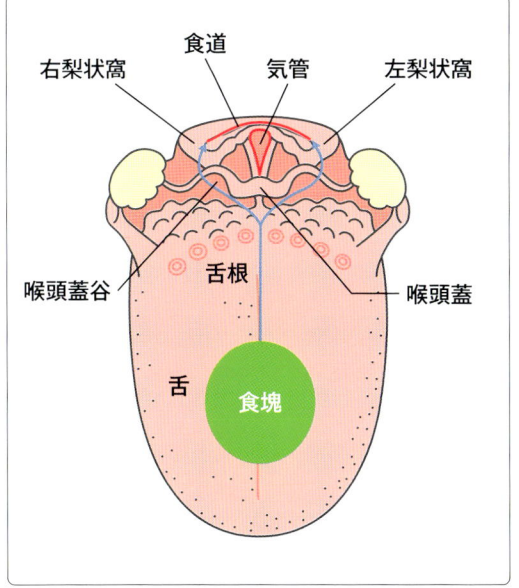

鎌倉やよい：摂食・嚥下機能のフィジカル・アセスメント. 馬場元毅, 鎌倉やよい, 深く深く知る 脳からわかる摂食・嚥下障害. Gakken, 東京, 2013：70. を参照に許可を得て作成

を、舌から食道にかけて上から見てみましょう（図5）。食塊は舌の随意運動によって咽頭方向へと送り込まれ、喉頭蓋付近で左右に分かれ、左右の梨状窩を通ってから食道へと流れていきます。摂食嚥下障害により送り込みの力が低下すると、舌と喉頭蓋の間の喉頭蓋谷や、食道の入り口上方に位置する梨状窩に食塊が残留しやすくなります。これを、咽頭残留といいます。

❷ 梨状窩・喉頭蓋谷・気管の観察方法

ここでは、摂食嚥下障害の中でも誤嚥と咽頭残留の観察にポイントを絞り、エコーでの観察方法を説明します。

エコーで誤嚥と咽頭残留の観察を行う際は、気管と梨状窩や喉頭蓋谷を観察します。観察には体の浅い部分の観察に適した 10～15MHz のリニアプローブを用います。

気管は甲状軟骨の背側に位置します（図6）。梨状窩は、甲状軟骨の背側かつ甲状軟骨の最も隆起が高くなっている部分（喉頭隆起）の高さに存在します。また、総頸動脈が近くを走行しています。喉頭蓋谷は舌骨の背側に位置します。エコーで誤嚥や咽頭残留の観察を行うときは、これらの位置関係を覚えておくと、観察に適した部位にプローブを当てることができます。

1）エコーで嚥下を観察するときの注意点

観察は患者が通常食事を食べている姿勢で行います。ベッド上座位でも観察は可能ですが、誤嚥を防ぐために 30 度以上頭部を挙上した状態で行うことが望ましいです。プローブに塗布するエコーゼリーは、座位での観察でも垂れに

図6 気管・梨状窩・喉頭蓋谷の位置関係

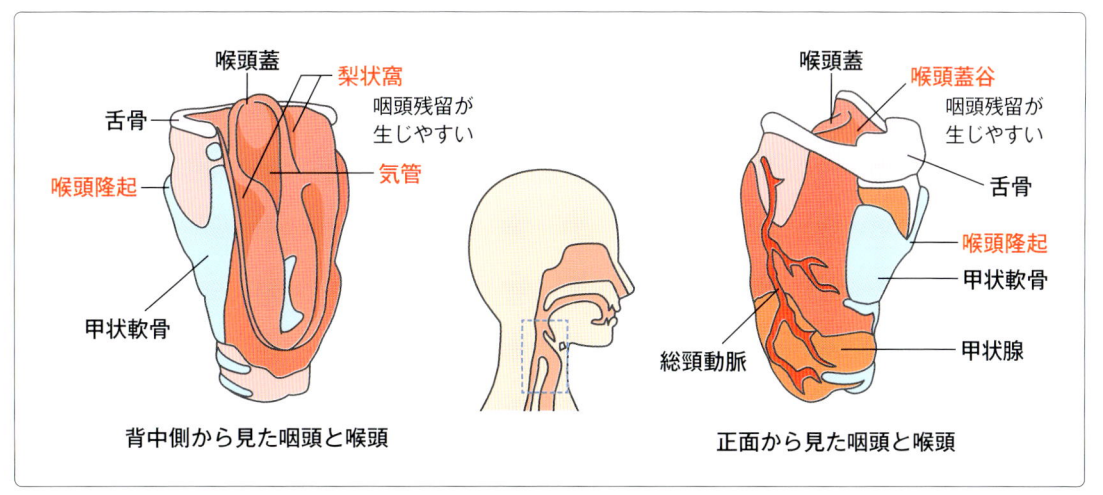

背中側から見た咽頭と喉頭 / 正面から見た咽頭と喉頭

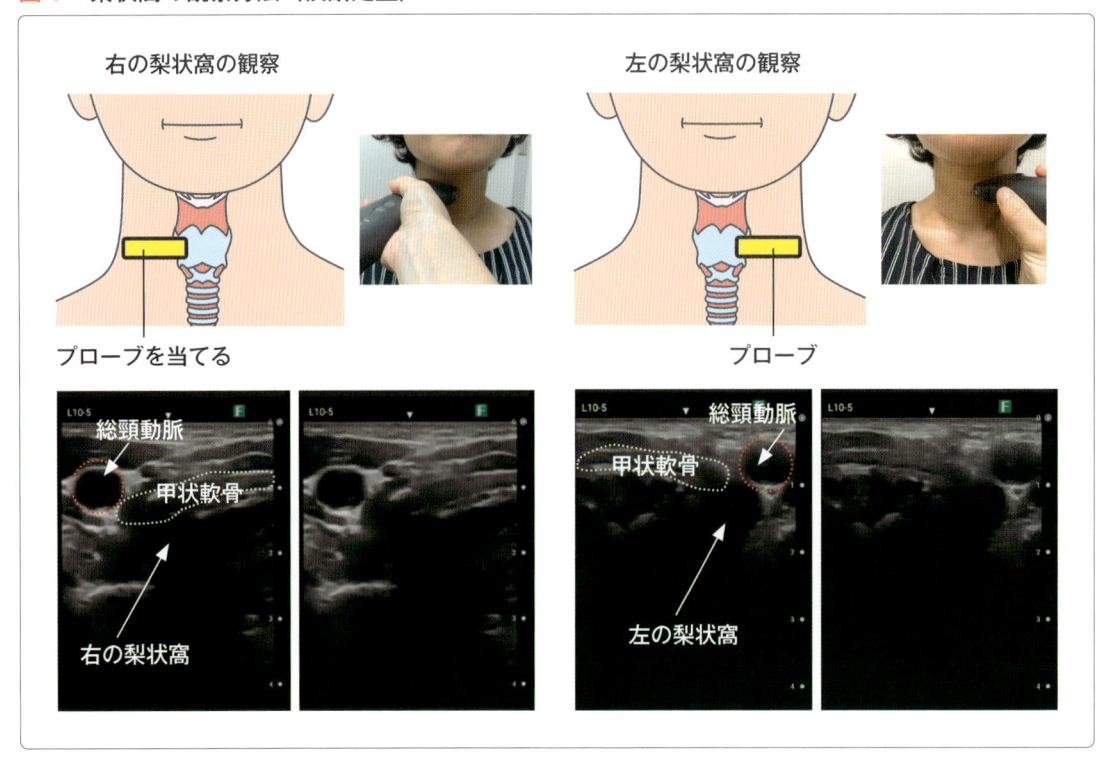

図7　梨状窩の観察方法（横断走査）

右の梨状窩の観察　　　　　　　左の梨状窩の観察

プローブを当てる　　　　　　　プローブ

くいよう固め（ハードタイプ）を使うとよいでしょう。

　咽頭残留の観察は嚥下の前や後に、誤嚥の観察は嚥下の最中に行います。特に誤嚥の観察中はプローブを押し当てる力に注意し、患者の嚥下を妨げないように気をつけます。エコー画像が表示されるモニタの画面が患者の顔の近くに来るようにして、ふだん通りの嚥下ができているか注意しながら観察を行います。

2）梨状窩の観察方法（横断走査）

　観察は横断走査で行います。プローブは皮膚表面に対して垂直となるように当てます。右の梨状窩を観察する場合は、喉頭隆起の右側から、左の梨状窩を観察する場合は喉頭隆起の左側から当てます。甲状軟骨は高エコーの輪郭に囲まれた低エコー域（灰色）として、総頸動脈は円形の無エコー域（黒色）として観察されます（図7）。残留物のない梨状窩は甲状軟骨と総頸動脈の背側に位置する低エコー域として観

察されます。

3）喉頭蓋谷の観察（横断走査）

　観察は横断走査で行います。プローブは舌骨の真上から、舌骨がプローブの中心となるように当てます。舌根は高エコー域（白色）として、喉頭蓋は白い連続した、または断続的な線状の高エコーとして観察できます（図8）。残留物のない喉頭蓋谷は舌根と喉頭蓋の間に挟まれた低エコー域として観察されます。

4）気管の観察（縦断走査）

　プローブは甲状軟骨の上から縦断方向に当てます。プローブの中心は喉頭隆起の高さになるようにして、喉頭隆起の中心から左右どちらかに1cm程度外側にずらした位置に当てます。甲状軟骨は黒い低エコー域として、気管の前壁は白い高エコー域として観察できます（図9）。誤嚥が生じていない、正常の状態であれば気管内は低エコー域として観察されます。

図8 喉頭蓋谷の観察方法（横断走査）

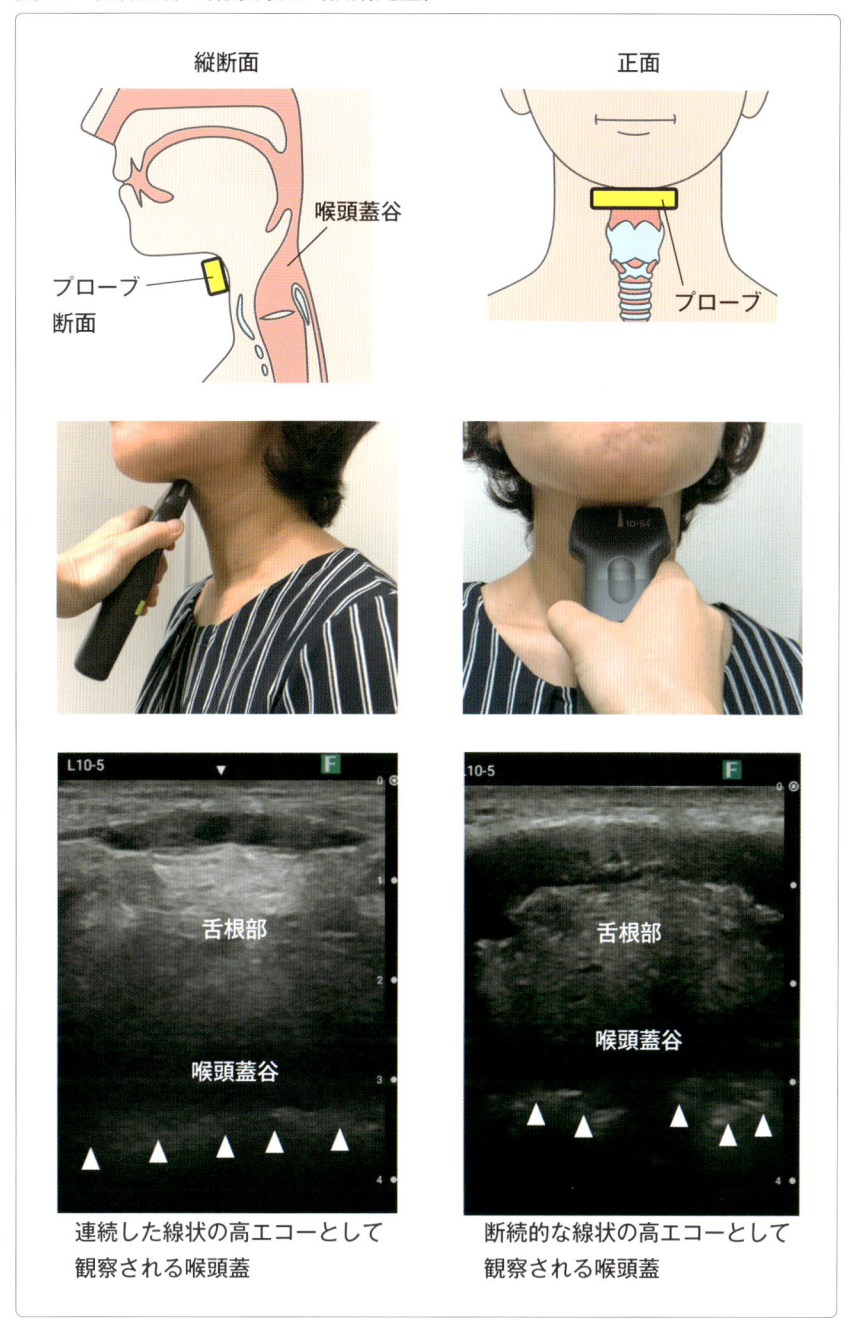

縦断面

正面

喉頭蓋谷

プローブ断面

プローブ

L10-5

舌根部

喉頭蓋谷

連続した線状の高エコーとして
観察される喉頭蓋

L10-5

舌根部

喉頭蓋谷

断続的な線状の高エコーとして
観察される喉頭蓋

図9　気管の観察方法（縦断像）

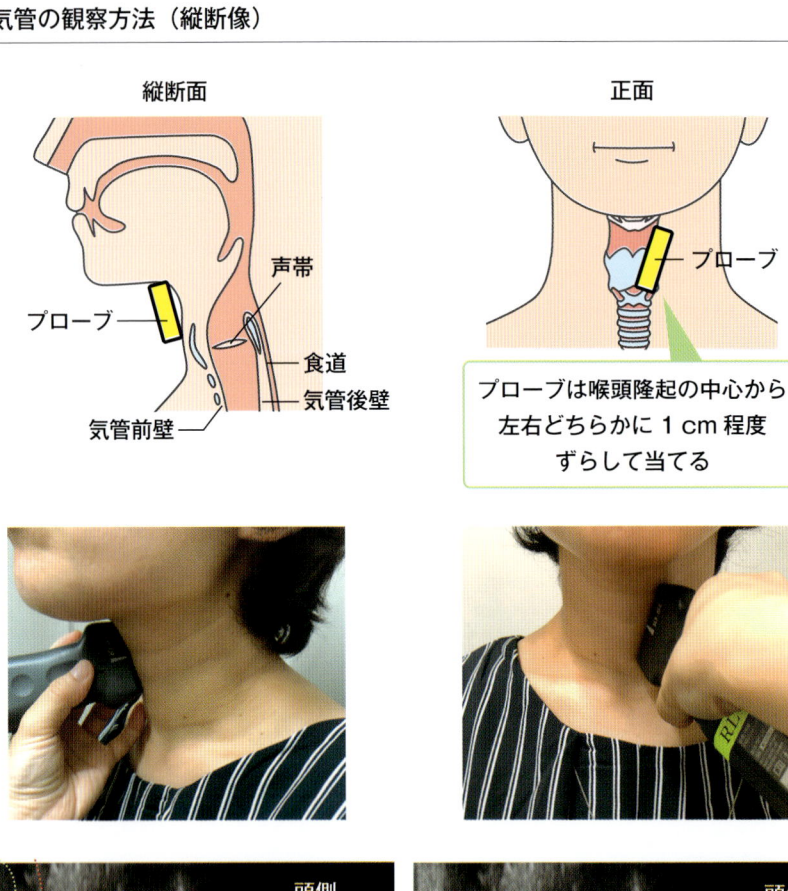

エコーでの評価・判断の方法

❶ 梨状窩・喉頭蓋谷の咽頭残留の有無の観察

低エコー域の中に高エコー域が観察された場合は、貯留した食塊の内部の気泡に超音波が反射している可能性があります。つまり、咽頭残留が疑われます（図10）[2]。

❷ 誤嚥の有無の観察

気管内部は通常何も通過するものがなければ、低エコー域として観察されます。気管内部を流れる高エコー域が嚥下中に観察された場合、誤嚥が疑われます（図11）[3]。

図 10　梨状窩・喉頭蓋谷の咽頭残留の観察と対処法の例

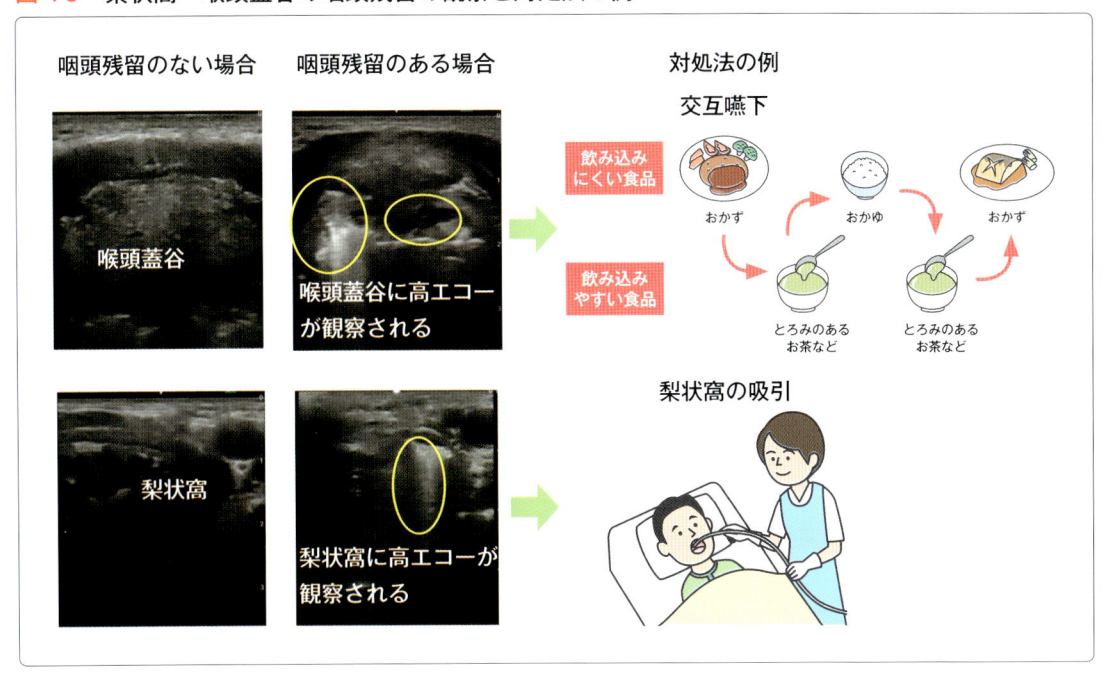

図 11　誤嚥の観察と対処法の例

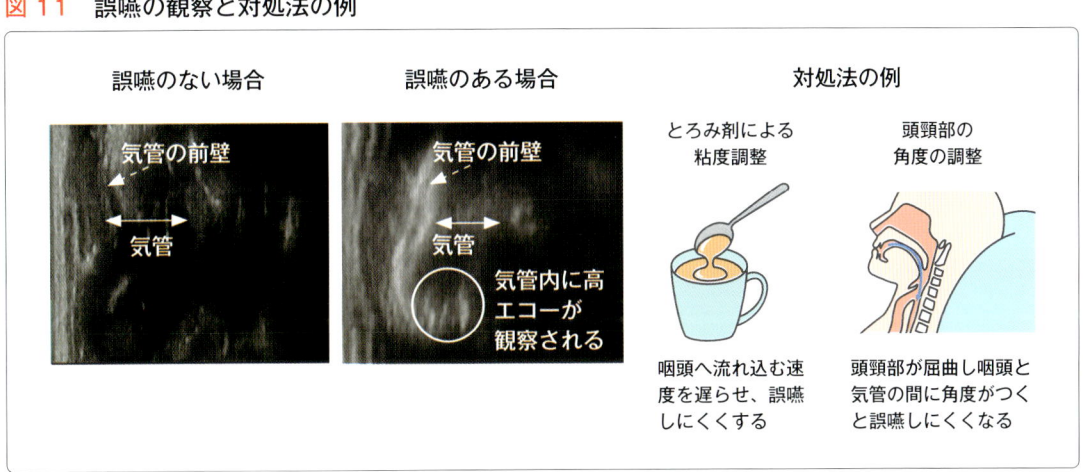

③ 観察所見への対応

1）咽頭残留が見られたときの対処法

　吸引や交互嚥下、複数回嚥下などが残留物の除去に有効です。交互嚥下とは、とろみのついた液体やゼリー等の誤嚥しにくく貯留しづらい食塊を食事と交互に送り込み、残留物を除去する方法です。複数回嚥下とは、一口分の食物につき何回か嚥下を繰り返し、残留物を除去する方法です。吸引やこれらの残留物除去方法を

行った後は、残留物である高エコー域が減少しているか再度確認するとよいでしょう。また、残留をしにくくするために一口量を少なくすることも有効です。

2）誤嚥が見られたときの対処法

　食形態や液体の粘性を調整することで誤嚥のリスクを減らすことができます。体幹のリクライニングの角度、頭頸部の屈曲角度を調整する

ことも誤嚥のリスクを減らすのに有効です。

　こうした対処法で咽頭残留や誤嚥が減少しない場合は、さらに専門的な検査が必要となる場合もあります。主治医に報告・相談するようにしましょう。

＊

　エコーでの嚥下観察は、ふだんの食事を用いて非侵襲的に誤嚥や咽頭残留を評価できるという利点があります。看護師がエコーでの嚥下観察をベッドサイドで実践できるようになることで、多くの患者が安全に食べる喜びを再び取り戻すことができるようになることを願っています。

引用文献

1. 鎌倉やよい：摂食・嚥下機能のフィジカル・アセスメント. 馬場元毅, 鎌倉やよい, 深く深く知る 脳からわかる摂食・嚥下障害. Gakken, 東京, 2013：70.
2. Miura Y, Yabunaka K, Karube M, et al：Establishing a methodology for ultrasound evaluation of pharyngeal residue in the pyriform sinus and epiglottic vallecula. Respir Care 2020；65（3）：304-313.
3. Miura Y, Nakagami G, Yabunaka K, et al：Method for detection of aspiration based on B-mode video ultrasonography. Radiol Phys Technol 2014；7（2）：290-295.

参考文献

1. 真田弘美, 藪中幸一, 野村岳志：役立つ！ 使える！ 看護のエコー. 照林社, 東京, 2019.
2. 日本看護科学学会監修, 看護ケア開発・標準化委員会編：看護ケアのための摂食嚥下時の誤嚥・咽頭残留アセスメントに関する診療ガイドライン. 南江堂, 東京, 2021.

リンパ浮腫・慢性浮腫の評価

臺美佐子　山野洋子

Point

- 上肢リンパ浮腫では患肢の上腕と前腕の2点、下肢リンパ浮腫では両側の大腿と下腿の4点は、基本的な観察部位とする。

- リンパ浮腫のエコー画像の特徴は、皮下組織浅筋膜の消失または非連続性と敷石様像、真皮の低エコー像である。

- 在宅も含めたさまざまな療養環境でエコーによるリンパ浮腫の真皮・皮下組織評価はより適切なケア選択につながる。

　浮腫を有する人はさまざまな診療場面にいます。小児期・青年期の原発性リンパ浮腫、成人・老年期の続発性リンパ浮腫、老年期の慢性的な浮腫、終末期のさまざまな要因が混在した浮腫など、多岐にわたる病態とそれに伴う症状がみられます。

　本稿では、特にがん治療後に生じる続発性リンパ浮腫に焦点を当てて、ポケットエコーを用いた実践例もまじえて、エコーを使ったアセスメントについて解説します。

リンパ浮腫の特徴とリンパ浮腫管理の基本

❶ リンパ浮腫とは

　がん治療関連のリンパ浮腫（続発性リンパ浮腫）は、がんに対するリンパ節郭清術を伴う手術や放射線治療を行うことで、リンパ循環が停滞し、真皮や皮下組織にリンパを含む組織間液が溜まる慢性的な浮腫です（**図1**）。

　乳がん治療後の上肢リンパ浮腫や、子宮がん等への治療後の下肢リンパ浮腫などが該当し、発症率は約20～50%です。リンパ浮腫は、生涯にわたり慢性的な浮腫とともに暮らしていく必要がある疾患であり、多岐にわたる療養・ケア環境（例えば、がん治療の施設、リンパ浮腫の専門外来、リハビリテーション室、在宅な

ど）のなかで、看護師がリンパ浮腫に気づき、アセスメントし、適切なケア・セルフケア指導を行うことが必要です。

❷ リンパ浮腫管理の目標

　リンパ浮腫管理の主な目標は、浮腫の増悪防止と蜂窩織炎の再発予防です。リンパ浮腫の診断後、問診・視診・触診・身体計測によって、患肢の重症度や病期、理解度、生活様式、そして患者の意思をアセスメントします。これらの情報を統合して、複合的治療（スキンケア・リンパドレナージ・圧迫療法・運動療法・セルフケア指導）や外科治療が選択されます[1]。

図1 正常肢とリンパ浮腫肢

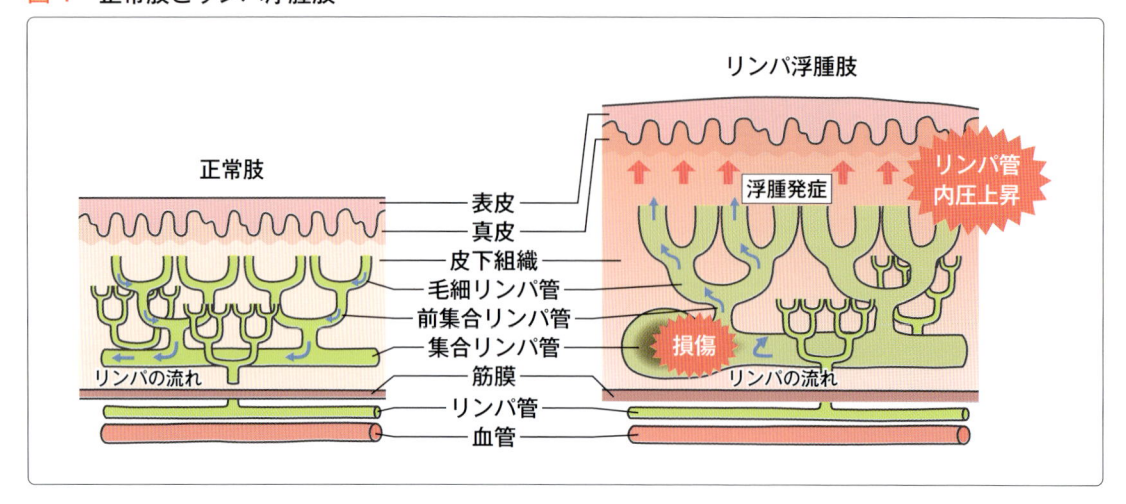

リンパ浮腫管理へのエコー導入のメリット

　リンパ浮腫管理へのエコー導入のメリットは、視診・触診では判断が難しかった患肢を、内部評価により明確にアセスメントできるようになり、複合的治療の検討に役立つことです。エコーは、①非侵襲的で何度でも画像を撮影できること、②リアルタイムでその場でケアを選択できること、③多職種が使用できること、④患者の病識理解やセルフケアのモチベーション向上につながること、⑤ランニングコストが比較的安いこと、などから、リンパ浮腫アセスメントに導入しやすい方法として注目されています。特に、ポケットエコーは、リンパ浮腫管理を行うことが想定される外来、病棟、リハビリテーション室、在宅など広く活用できることが期待されます。

エコーを用いたリンパ浮腫の観察方法

　真皮・皮下組織などの表在を観察するため、リニア型プローブを選択し、周波数は10～18MHz の設定を選択します。本稿では、リンパ浮腫の多くを占める上肢リンパ浮腫と下肢リンパ浮腫の観察方法を述べます。

① 上肢リンパ浮腫（図2a）

①**体位**：座位でテーブルの上に上肢を乗せた状態、あるいは仰臥位で上肢を伸展させた状態とします。

②**部位**：撮影する部位を決めておきましょう。例えば、肘窩部を中心に、10cm 近位（上腕）と10cm 遠位（前腕）の外側は必ず撮る、など決めておくとよいでしょう。必要に応じて外側・内側どちらも撮ることもあります。片側性であれば、患肢と健肢を比較できます。

② 下肢リンパ浮腫（図2b）

①**体位**：仰臥位で脚を伸展させた状態あるいは、膝を曲げた状態とします。

②**部位**：両下肢に浮腫が出現する可能性があります。両側の大腿と下腿の2点を観察します。例えば、腓骨頭を中心に、15cm 近位（大腿）と15cm 遠位（下腿）の外側は必ず撮る、など決めておくとよいでしょう。動画で外側、内側の足首から大腿まで撮影して、下肢全体の観察をすることもできます。

図2　上肢リンパ浮腫・下肢リンパ浮腫の測定部位の例

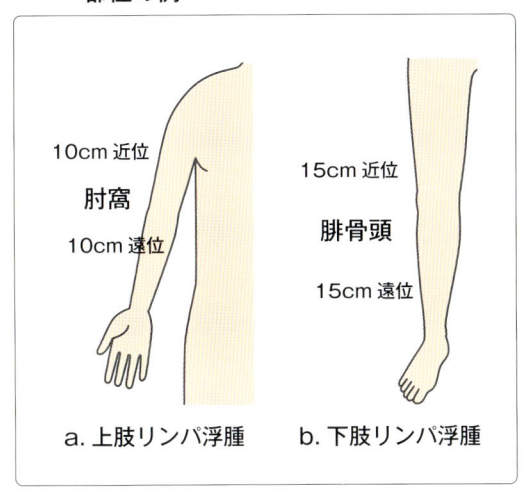

10cm 近位
肘窩
10cm 遠位

15cm 近位
腓骨頭
15cm 遠位

a. 上肢リンパ浮腫　　b. 下肢リンパ浮腫

図3　プローブの皮膚への当て方

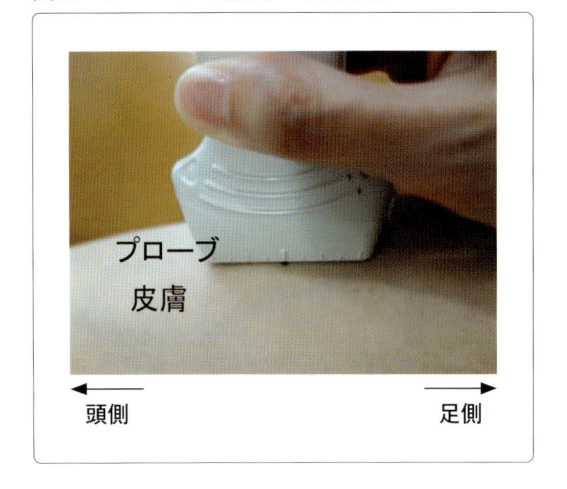

プローブ
皮膚

頭側　　　　　　　　　足側

プローブの皮膚への当て方

　皮膚に垂直にプローブが当たるようにすることが基本です。たっぷりのゼリーを付けたプローブで皮膚を圧迫しすぎないようにして垂直になるようにしながら、長軸に当てます（図3）。

エコー画像評価の方法

　図4は、前腕内側部の皮膚にプローブを長軸に当てて観察した、健常な皮下組織のエコー画像です。皮下組織とは、真皮下端と深筋膜に挟まれた部分です。深筋膜の同定は、患者に筋肉を動かしてもらったときに、動いている部分が「筋肉」、それより上部が「皮下組織」です。

その境にある高輝度所見（白い）の連続した線が「深筋膜」です。この画像の皮下組織内は、「浅筋膜」が明瞭に観察でき、かつ浅筋膜が連続性を保っていることがわかります。
　リンパ浮腫の特徴的なエコー画像をA～Cにまとめました[2,3]（図5）。

図4　健康成人の前腕内側のエコー所見

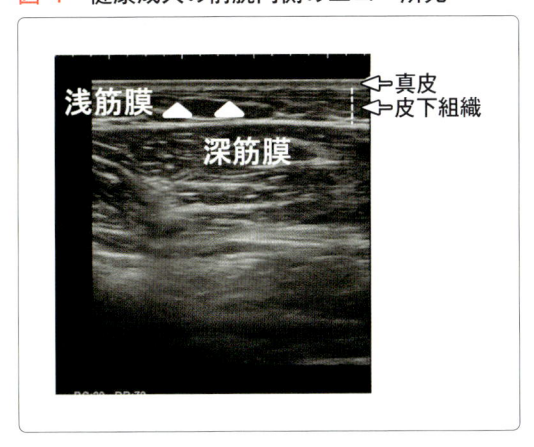

浅筋膜　　　　　　真皮
　　　　　　　　　皮下組織
深筋膜

図5A　層構造の不明瞭化

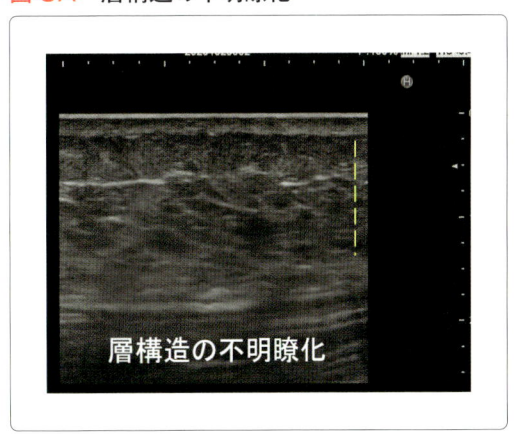

層構造の不明瞭化

図5B　敷石様像の所見

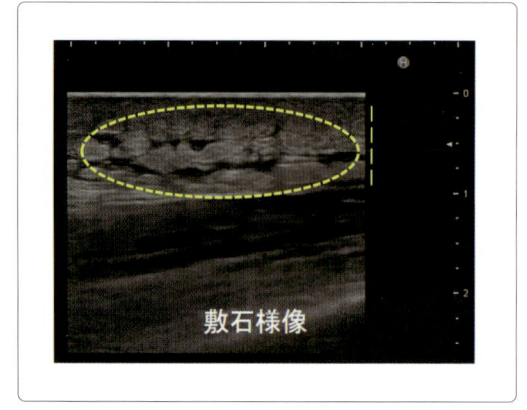

敷石様像

図5C　真皮の低エコー所見

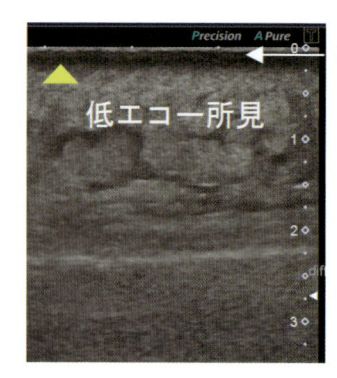

真皮

低エコー所見

[A]　浅筋膜がうっすらと観察でき、連続性や非連続性の所見が見られますが、敷石様像は見られません（図5A）。不明瞭さは、より組織間液が貯留した状態を意味します。

→弾性着衣の圧力やリンパドレナージの追加を検討します。

[B]　浅筋膜が消失している場合、敷石様像の有無を確認します。敷石様像とは、敷石のように高輝度所見に見える脂肪の周囲を低エコーに見える組織間液が取り囲んでいる状態です（図5B）。

→さらに、弾性着衣の圧力やリンパドレナージの追加のほか、リンパ循環促進の治療やケアを検討します。炎症や肥満をアセスメントし、日常生活様式に応じたケアを検討することが必要です。

[C]　真皮の低エコー所見が見られ、真皮への組織間液貯留を示します。蜂窩織炎既往歴のある患肢に、この所見が見られることがあります（図5C）。

→蜂窩織炎の予防行動について指導します。

ポケットエコーによるリンパ浮腫症例のエコー所見

　ここまで、リンパ浮腫の患肢がポータブルエコー（比較的、高機能な機器）でどのように見えるかについて説明しました。ここでは、リンパ浮腫外来で看護師がポケットエコーを用いてリンパ浮腫患肢を観察した例を紹介します。使用しているポケットエコーは、iViz Air（富士フイルムメディカル株式会社）でリニア型プローブを用いています（図6）。

　リンパ浮腫の基本的なアセスメント（視診・触診・周囲径等）を行ったうえで、看護師が実施しています。トレーニングを受けた看護師が、患肢と健肢の外側・内側を各2点ずつエコー撮影し、時間は10分以内で終了します。

図6　エコーで患肢を観察している様子

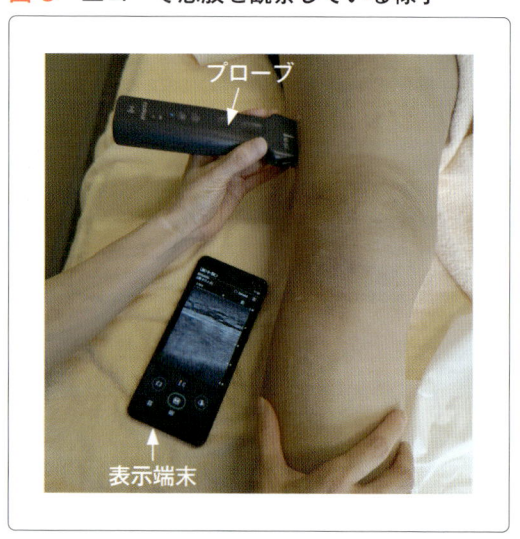

プローブ

表示端末

症例の紹介

　70歳代、女性、3年前に子宮体癌に対して外科的治療を受け、その後タキサン系薬剤の投与を受けています。約1年前に浮腫を自覚し受診し、続発性の両下肢リンパ浮腫と診断されました。リンパ浮腫病期はⅡ期（国際リンパ学会分類）で、リンパドレナージや圧迫療法の保存療法を行っています。

■エコー所見の特徴（図7）

●皮下組織

　図7のa,c,d,e,f,gでは、敷石様所見が観察できます。他の所見は、bは敷石様像に至りませんが浅筋膜が非連続的に観察できます。また、hは浅筋膜が断続的ですが敷石様像は見られません。ただし、筋膜の上に低エコー所見が見られており、この所見はタキサン系薬剤投与中の皮下組織に特徴的に見られる所見です。リンパ浮腫で必ずしも見られる所見ではありませんが、ポケットエコーで、リンパ浮腫に代表的な所見に加え、タキサン系薬剤投与中に見られる代表的な所見の観察も可能です。

●真皮

　どの画像も真皮下端が不明瞭ですが、その中でも、bでは低エコー所見が明瞭に観察できます。

＊

　さまざまな療養環境において、エコーによるリンパ浮腫の真皮・皮下組織評価は、より適切なケア選択につなげることが可能となります。エコーによる観察がリンパ浮腫管理に取り入れられ、ケアの質向上につながることを期待しています。

引用文献

1. Lymphoedema Framework Best Practice for the Management of Lymphoedema. International Consensus, MEP Ltd, London, 2006；真田弘美，北村薫，松井典子監修，リンパ浮腫管理のベストプラクティス，Smith & Nephew，東京，2007.

2. Dai M, Katayama M, Sugama J, et al：Imaging of interstitial fluid in the skin and subcutaneous tissue using dual-frequency ultrasonography before and immediately after lymph drainage in breast cancer-related lymphedema patients. Tsuruma 2014：37（2）：13-21.

3. Dai M, Minematsu T, Ogawa Y, et al：Association of Dermal Hypoechogenicity and Cellulitis History in Patients with Lower Extremity Lymphedema: A Cross-Sectional Observational Study. Lymphatic research and biology 2022：20（4）：376-381.

図7　下肢の外観と大腿・下腿の外側と内側のエコー所見

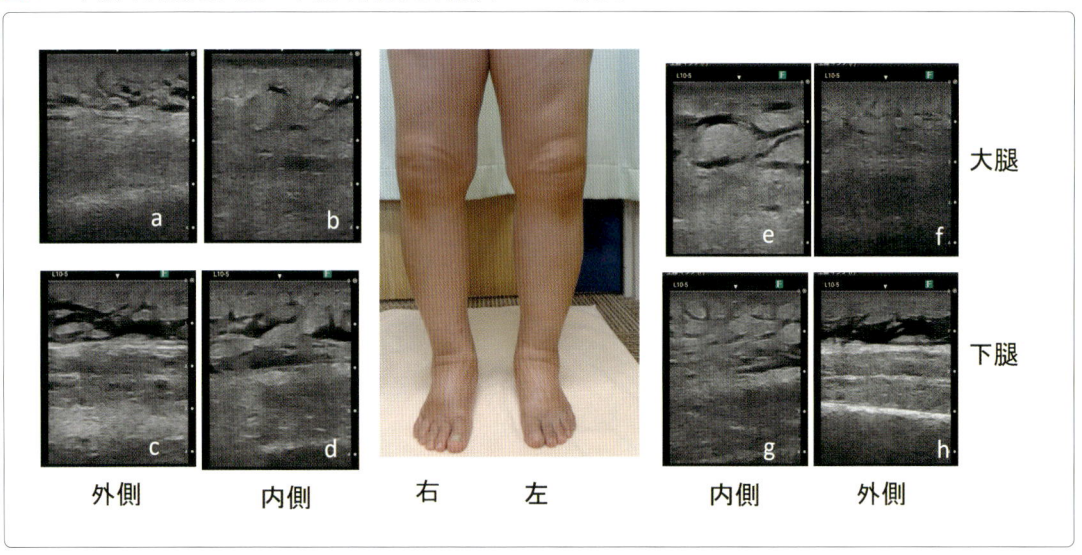

外側　　　内側　　　右　　　左　　　内側　　　外側

大腿

下腿

圧迫療法の弾性包帯を脱着直後

診療の補助行為と
してのエコー

末梢静脈カテーテルによる点滴時の評価

阿部麻里　村山陵子

Point
- エコーを使うと血管径の大きさや深さの正確な情報が得られるだけではなく、肉眼では見えない皮下組織の変化や血栓、軽度の浮腫を観察することができる。
- 患者のカテーテル留置部の変化をエコーで観察することで、血管外漏出や静脈炎などの合併症の予防が可能になる。

末梢静脈カテーテルの留置・管理でエコーができること

末梢静脈カテーテル（peripheral intravenous catheter：PIVC）の留置は、看護師が行うことのできる侵襲のある診療の補助行為です。

PIVCを留置する際には、穿刺による苦痛があること、末梢静脈周囲に動脈や神経が走行している場合があり、動脈穿刺、神経損傷のリスクを伴うことなどから、高い技術力が求められます。

また、PIVCを留置したのち、静脈炎や薬剤の血管外漏出による有害事象が生じることも稀ではありません。有害事象のいくつかは血管への機械的刺激が要因であることがわかっています。つまり、PIVC留置の技術をどのようにするかによって、有害事象発症が予防できる可能

性もあるのです。

そのため、苦痛を最小にしつつ、安全にPIVCの穿刺・留置を行い、留置後に生じる静脈炎や血管外漏出発症の予防につながるような看護スキルが求められます。

そのような看護スキルをサポートしてくれるのがエコーです。エコーでできることは「可視化」です。肉眼的には見えないような皮下に存在する血管が画像として見え、その血管の周囲に動脈や神経があるのかないのかを視認できるとしたら、どうでしょう。

本稿では、PIVC留置のために、どの場面で、どのようにエコーを活用することができるのかを解説します。

PIVC留置場面でのエコー観察ポイント

PIVC留置の一連の流れのなかで、エコーによる観察が活かせる場面を3つに分けて述べていきます。

❶ 血管選定：PIVC留置に適した部位を選定する場面

PIVC留置に適している血管は、以下の3つの条件をクリアする血管です。
①神経損傷・動脈損傷のリスクが少ない部位
②関節から離れており留置後に関節を動かすこ

とにより血管内に留置されたカテーテル先端が血管壁を刺激することがない部位

③十分な血管径があり、血管内に血栓や周囲の皮下組織に浮腫のない健康な部位

①②については[注1]、エコーを使わない従来の末梢静脈カテーテル留置でも同じであるため、ここでは特に③について解説します。

エコーを用いて穿刺が成功しやすく、留置後の有害事象も起きにくい十分な血管径をもつ部位を選定しましょう。臨床でよく使用されるカテーテル22G（外径0.9mm）の場合は、直径3mm以上の血管径がある部位が望ましいです（図1）[1]。エコー画像がうつるディスプレイに

は、深度を示す目盛りがついていますので、慣れれば血管径のだいたいの大きさも瞬時に判断できるようになります。近年、エコーで静脈を描出すると自動で血管径が算出されるアプリケーション搭載のポケットエコー（iViz air：富士フイルムメディカル株式会社）も販売されています（図2、動画1）。エコー画像を見慣れないうちは、そのようなツールを使って血管を選定することもお勧めです[2]。

通常、臨床で看護師が使用しているカテーテルの長さは2～3cm程度のため、血管内に確実に留置するには、深さ（皮膚表面から血管上壁までの距離）は5mm未満の血管を選定することが勧められます。5mm以上の場合は、刺入角度によって2～3cmの長さのカテーテルでは到達できない可能性がありますし、血管内に留置できる長さが短く、留置後に血管外に逸脱しやすくなります。

エコーを使うと血管径の情報が得られるだけではなく、肉眼では見えない血栓や軽度の浮腫を観察することが可能です（図3、図4）。そ

図1　穿刺血管選択

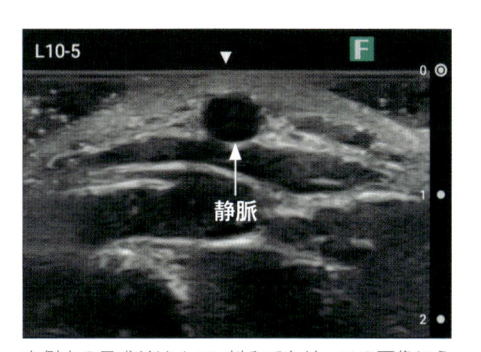

右側方の目盛りは1cm刻みであり、この画像にうつる血管の直径は約5mmである。
カテーテル22G（外径0.9mm）の場合は、直径3mm以上の血管径がある部位が望ましい。

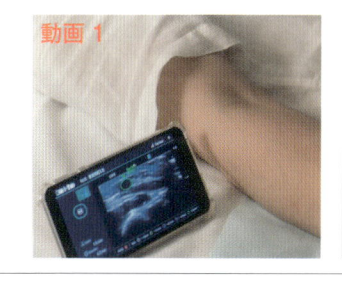

動画1

図2　自動血管認識アプリケーションの有無

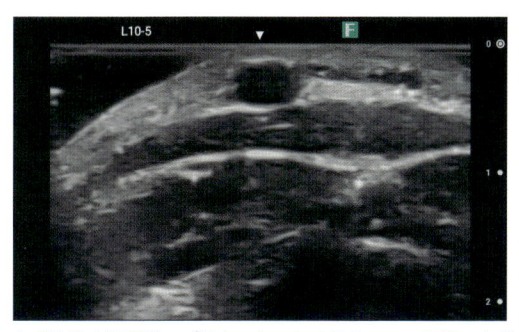
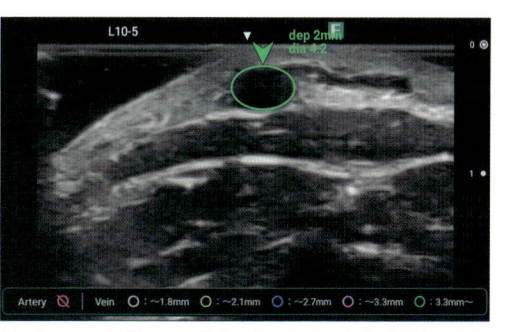

左が自動血管認識アプリケーションオフのエコー画像、右がオンのエコー画像。アプリケーションをオンにすると、自動で血管が囲まれ、血管の径や深さが示される。

図3　血栓の描出

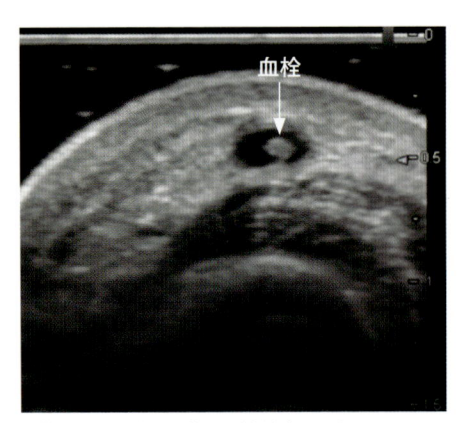

血管内に高輝度で不均一の塊が確認できる。

図4　血管周囲に見られる浮腫像
（破線で囲まれた部分）

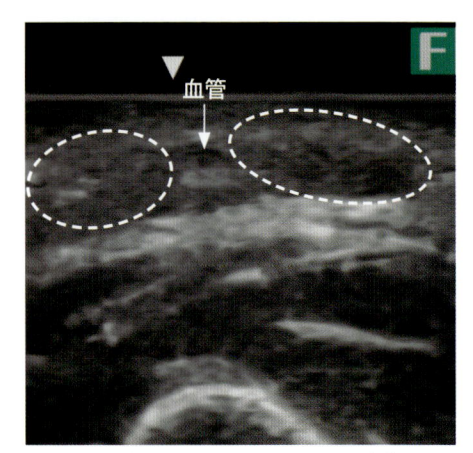

通常なら明瞭に確認できる皮下脂肪層の浅筋膜が不明瞭である。
血管の輪郭も明瞭に描出できていない。

のような部位は血管壁が脆弱であり、穿刺が難しいことや、留置後の有害事象につながる部位と考えられるため避け、血管だけでなく短軸・長軸方向（図5）で観察し、周囲の組織も健常な血管を選定しましょう。

❷ 視診・触診が不可能な血管に穿刺する場面：エコー下穿刺

　ここでは、視診・触診ができない血管にどのように穿刺するか、エコーゼリーで刺入部が汚染されないように、エコーガイド下穿刺用フィルムドレッシングを使った方法を解説します。

【穿刺方法】

①前述のように、静脈で最も径が大きい部位を穿刺点（針を刺す点）として選びます。

②穿刺する点が決まったら、観察に使用していたエコーゼリーを皮膚からきれいにティッシュで拭き取り、エコーのディスプレイにセンターラインが出るようにしておきます。片手で穿刺できるように針も準備（開封・キャップを緩めるなど）しておきましょう。

③穿刺部位を消毒します。消毒後、エコーガイド下穿刺用に開発されたフィルムドレッシング（カテリープラス ™ エコー：ニチバン株式会社）を貼ります[注2]。そのフィルムドレッシングの上にゼリーを塗ったプローブを置き、穿刺対象部位をエコーで観察します。このフィルムはエコービームを通しやすい工夫がされているため、フィルム越しでも穿刺に十分な画像を描出することが可能です[3]。針

注1　①、②について

①神経損傷のリスクが少ないのは、前腕橈側皮静脈といわれています。ただし、手関節近傍の前腕橈側皮静脈は、橈骨神経が近くを走行しているため避けましょう。前腕の皮神経は細く、エコーで確認するのは難しいため、解剖学的知識に基づいて安全な部位を選定するしかありませんが、動脈については、エコーで確認することができます。プローブで血管に圧をかけるとすぐに潰れる静脈と、容易には潰れない動脈を判別しましょう。
②関節から離れた部位を選定する、ということは、当然、実施されているかと思います。留意していただきたいことは、固定のテープを貼る位置まで考えて穿刺部位を選定していただきたいということです。ハブやカテーテル先端が、関節からは距離があるとしても、固定用ドレッシングフィルムやテープ、延長チューブが関節にかかってしまった場合、それらが動くと、結局カテーテルも動いてしまうからです。

図5　短軸像と長軸像

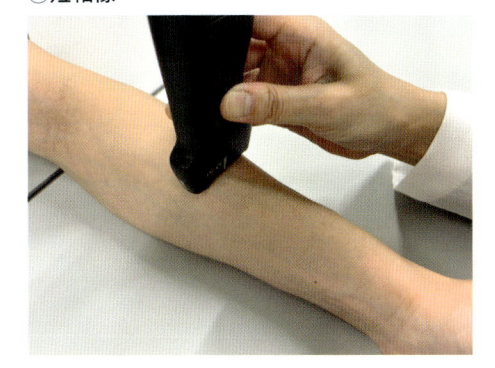

①短軸像

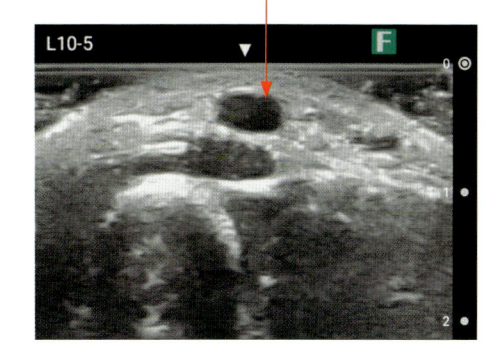

短軸で観察した静脈

L10-5 ▼ F

①長軸像

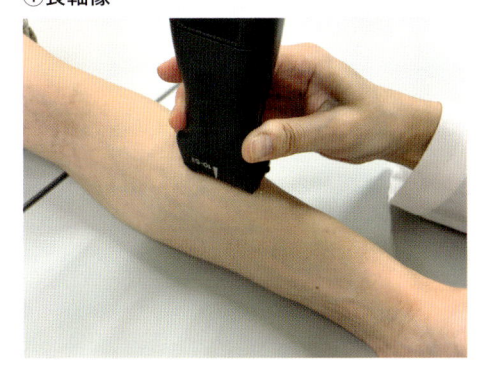

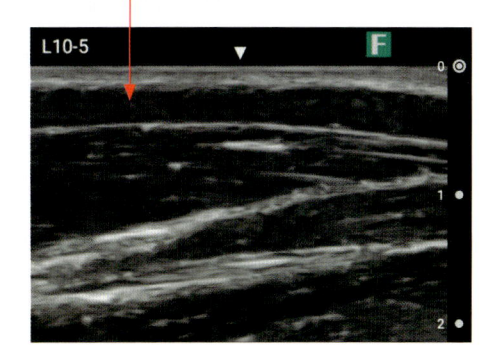

長軸で観察した静脈

L10-5 ▼ F

とプローブの間に滅菌されたフィルムが存在するため、穿刺部の清潔野が確保され針とプローブが触れて針を不潔にする心配もありません（図6）。

④駆血して穿刺点にプローブを短軸で垂直に当てます。センターラインが短軸で描出された血管の楕円または円の中央を12時6時方向で結ぶ線が通るように合わせます（図7）。プローブについている中央の目印（図8）の延長線上にセンターラインは伸びていると考えてください。

図6　エコーガイド下穿刺用に作られたフィルムドレッシングを用いての穿刺

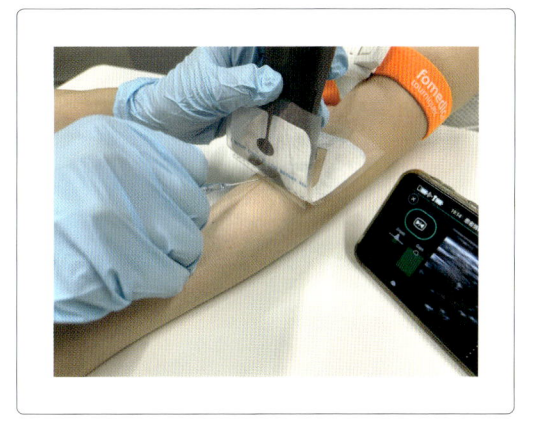

注2　エコーガイド下穿刺用ドレッシングフィルムがない場合

消毒液の水分を穿刺時ゼリーの代用とします。アルコールで消毒すると揮発が早くエコー画像の描出が難しいことがあります。クロルヘキシジンで消毒すれば揮発に時間がかかるため、エコー画像の描出もしやすくお勧めです。ただし、この方法は、プローブと針がすぐ近くにあるため、針とプローブが触れて、針を不潔にしないよう注意が必要です。

図7　穿刺点にプローブを短軸で垂直に当てる

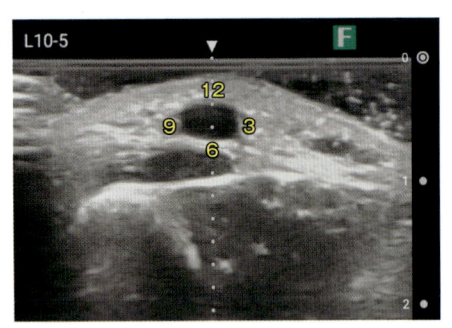

血管を時計に見立てたとき、12時と6時を通るようにセンターラインを合わせる。

図8　センターラインの目安

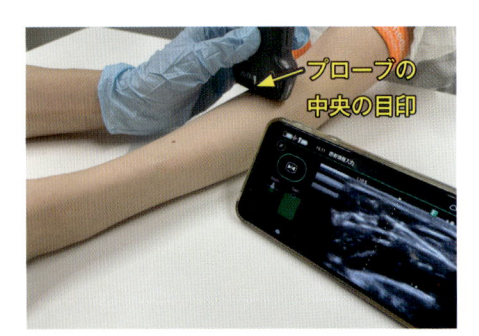

プローブについている中央の目印の延長線上にセンターラインは伸びている。

⑤短軸で描出されている血管の中央をめがけて穿刺します。その際、皮膚表面から血管上壁までの距離によって穿刺の角度も変わるため、その距離によって穿刺角度を変えましょう。血管の深さが3mm以上の場合は、目視が困難であると報告されています[4]。

触診できる限界が3mm程度と考えると、3mm以上の深さがある場合は、エコーなしで穿刺している際の穿刺の角度より大きくする必要があると考えます。その理由は、エコーなしで穿刺するときの刺入角度で穿刺すると、血管まで届かない、もしくは血管内に留置できるカテーテルの距離が短くなり、留置後の逸脱につながるためです。

血管壁を貫き、血管内に針先が（無エコーの血管内に高輝度の点として）確認でき（図9）、十分な逆血があればカテーテル外筒を進め、カテーテルを留置します。逆血が一瞬見えたが止まってしまった場合などは、次に述べる血管内カテーテル確認の手順で確認し、必要があれば調整します。適切な位置にカテーテルが留置できていることが確認できたら、ゼリーを載せた上層部のフィルムはゼリーとともに剥がし、そのまま固定用フィルムとしてしっかりと貼付します。

図9　穿刺の針が血管の中に入った瞬間

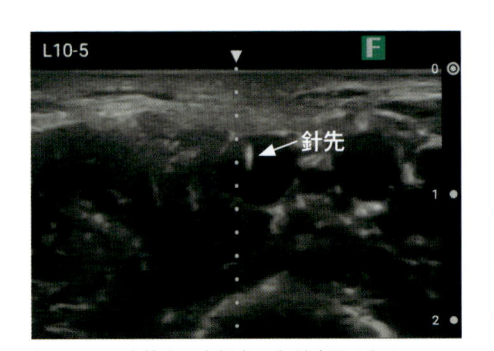

針先

無エコーの血管内に高輝度の点が確認できる。

❸ カテーテル留置が確実か、固定後に確認したい場面

1）血管内のカテーテルの確認

（1）末梢静脈カテーテルが血管内に留置されているか

カテーテルが血管内に確実に留置されているか、血管外に逸脱してしまっていないかの確認は、エコーがあれば数秒でできます。「逆血を確認すればいい」と思われるかもしれませんが、逆血がとてもゆっくりで少量しかルート内に戻ってこない、あるいは一瞬逆血が確認できたが持続しない、といった経験があると思います。そういうときは、カテーテル先端がしっかりと血管内に入っていない、もしくは血管壁の

一部は刺しながらも、先端は血管外に出てしまったなどのことが考えられます。そうした様子はエコーで観察できます。

〈観察方法〉

皮膚刺入部位よりも中枢側1cm程度の部位にプローブを短軸方向に当てて血管を描出します。血管内に高輝度の点状のものがあれば、それがカテーテルです（図10）。カテーテルに垂直に超音波が当たらないと描出されないので、慌てずに扇動走査や平行走査をします。カテーテルが描出できたら、そのまま中枢方向に平行走査していくと、ある時点で高輝度の点が映らなくなります。そこがカテーテルの先端位置です。

短軸方向で観察した場合に、カテーテルと考えられる高輝度の点が、血管内ではなく血管外にあれば「逸脱」です。次に述べる長軸方向で確認した場合は、逸脱しているにもかかわらず、カテーテルが血管内に入っているかのように見える場合があります。したがって、血管内に留置されているかどうかの確認は、短軸方向で行うようにします。

（2）カテーテルが血管壁を強く刺激する可能性はないか

カテーテルが血管内に留置されていることが観察できたら、次にカテーテル先端位置を中心として、プローブを90度回転させて長軸画像にします。垂直にカテーテルの真上にプローブが当てられれば、チューブ状のカテーテルが描出されます（図11）。カテーテルがどのように血管壁に接しているか、また、静脈弁が近くにあったりカテーテルの先の血管が急に細くなっているなど、さまざまなことが観察できます。

血管内に留置されたカテーテルの先端が血管壁に強く接触している場合（図12）、留置後に浮腫が多く観察されることがわかっています[5]。つまり、留置後にカテーテルの先端が血管の中にあることはもちろん、さらに先端が血

図10　カテーテルの描出

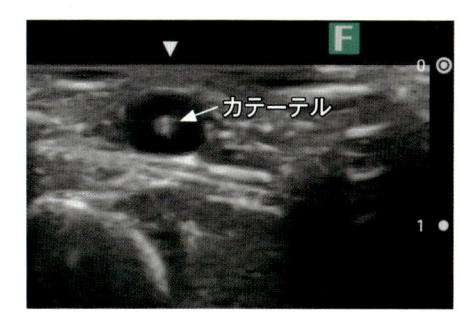

血管の中の高輝度の2つのスポットが留置されたカテーテル（短軸像）。

図11　血管内に留置されたカテーテル（長軸像）

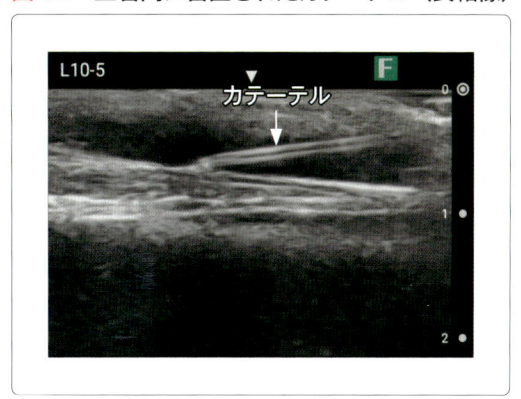

図12　カテーテル先端が血管壁を刺激している様子

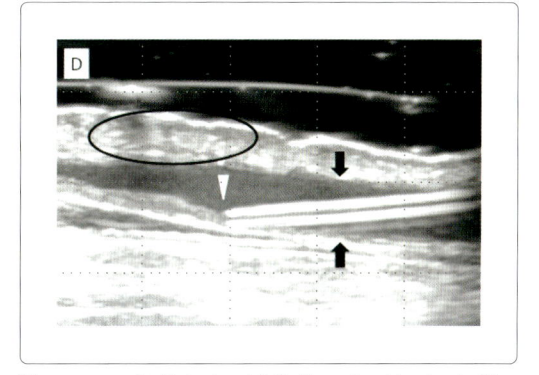

Murayama R, Takahashi T, Tanabe H, et al：The relationship between the tip position of an indwelling venous catheter and the subcutaneous edema. BioScience Trends 2015；9（6）：414-419. より引用

図13　抗がん剤投与後数時間で血栓や浮腫が形成されている様子

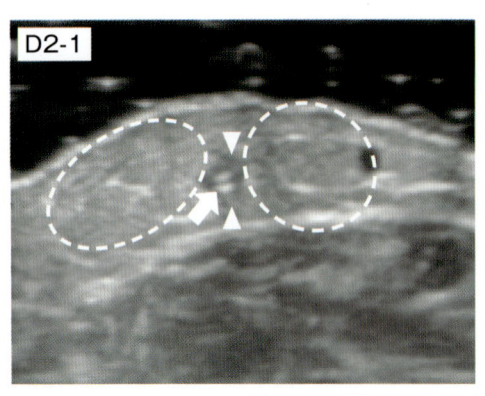
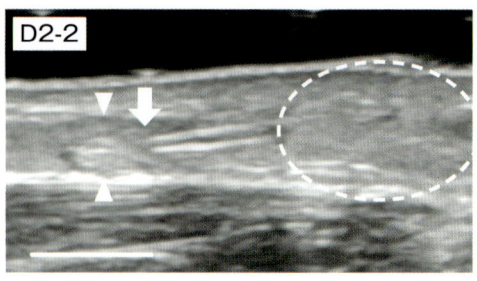
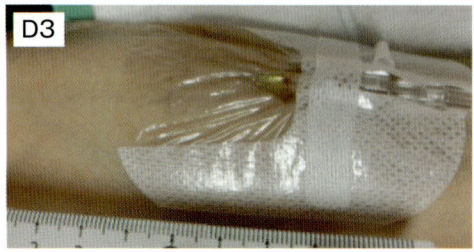

D3：抜去直前の留置部位の写真、D2-1、2-2：D3の際に皮下をエコーで観察。

Murayama R, Oya M, Abe-Doi M, et al : Characteristics of subcutaneous tissues at the site of insertion of peripheral infusion in patients undergoing paclitaxel and carboplatin chemotherapy. Drug Discov Ther 2019 : 13 (5) : 288-293. より引用

管壁を強く刺激しているように固定されていないことをエコーで確認すると、留置後の有害事象発症を防ぐことにつながります。

2）留置後のカテーテル留置中の皮下の観察

　カテーテル留置が成功し、輸液による治療を開始したにもかかわらず、治療途中で腫脹・発赤・痛み・滴下不良などの症状や徴候があり、カテーテルを抜去せざるを得ないことがあります。これらは、末梢静脈カテーテルの中途抜去（catheter failure：CF）といわれます。CFが起こったときは、皮下に浮腫や血管内に血栓が形成されていることが多いことがわかっています[6]。しかも、視診・触診や自覚症状に異常がなくても、抗がん剤を投与した数時間後には浮腫や血栓が形成されている症例があることが報告されています（図13）[7]。つまり、目視観察では発見できなかった皮下組織の変化（浮腫）

やその経過をエコーで検知することができるということです。

　また、自ら訴えることができない患者のカテーテル留置部の変化をエコーで観察することで、血管外漏出や静脈炎などの合併症の予防につながる可能性もあるといえます。

　"せっかく留置できたカテーテルだから、使用を継続したい"と考えた際に、血管を含む皮下組織を観察し、CFに至る可能性がないか推察することも使用継続を判断する情報の一つになると考えます。

　ただし、フィルムに補強用のテープが付いている場合、そのテープの下には超音波は届かないため、その部分の皮下を観察したいときはその部分を剥がさなくてはなりません。

おわりに

エコーを活かすことのよさは「非侵襲的」で「リアルタイム」であること、つまり、患者に負荷を与えることなく、見えないところが見える、ということです。前述した通り、静脈は圧迫すると容易に潰れてしまいますので、観察のために皮膚を強く圧迫したりすることはなく、エコーによる観察は患者にとって負荷はないといえます。しかも、触診だけではわからない血管の大きさ、深さ、カテーテルの存在が可視化されることは大きな強みです。

また、観察したことでフィルムが剥がれる、カテーテルが抜けそうになる、エコーの観察が原因と思われる局所の感染徴候がみられる、という事象は経験していません。つまり、安全・安楽の面で問題はないと考えられます。

引用文献

1. Tanabe H, Takahashi T, Murayama R, et al：Using ultrasonography for vessel diameter assessment to prevent infiltration. J Infus Nurs 2016；39（2）：105-111.
2. Abe-Doi M, Murayama R, Takahashi T, et al：Effects of ultrasound with an automatic vessel detection system using artificial intelligence on the selection of puncture points among ultrasound beginner clinical nurses. J Vasc Access 2023, Mar 9：11297298231156489. Doi: 10.1177/11297298231156489. Online ahead of print.
3. Abe M, Takahashi T, Kawamoto A, et al：Preliminary evaluation of ultrasound image quality obtained through film dressing for ultrasound-guided peripheral venous catheter placement. Journal of Nursing Science and Engineering 2024；11：208-214.
4. 木森佳子, 須釜淳子, 中谷壽男, 他：末梢静脈カテーテル留置において目視困難な静脈を確実・安全に穿刺するための基礎研究—血管径・深さ・皮膚色の非侵襲的計測—. 日本看護技術学会誌 2011；10（1）：103-110.
5. Murayama R, Takahashi T, Tanabe H, et al：The relationship between the tip position of an indwelling venous catheter and the subcutaneous edema. BioSci Trends 2015；9（6）：414-419.
6. Takahashi T, Murayama R, Oe M, et al：Is thrombus with subcutaneous edema detected by ultrasonography related to short peripheral catheter failure? A Prospective Observational Study. J Infus Nurs 2017；40（5）：313-322.
7. Murayama R, Oya M, Abe-Doi M, et al：Characteristics of subcutaneous tissues at the site of insertion of peripheral infusion in patients undergoing paclitaxel and carboplatin chemotherapy. Drug Discov Ther 2019；13（5）：288-293.

参考文献

1. 村山陵子, 田邊秀憲, 阿部麻里, 他：カテーテルの留置・確認のためのエコー 1 末梢静脈カテーテル穿刺・留置確認. 真田弘美, 藪中幸一, 野村岳志編, 役立つ！使える！看護のエコー. 照林社, 東京, 2019：74-80.

経鼻胃管の留置確認（胃瘻も含む）

伊東祐美

Point

- 頸部食道と食道胃接合部をエコーで描出することで、胃管が適切な部位に留置されているか、あるいは通過しているかを確認できる。
- 頸部食道を観察し、横断走査で胃管が高エコーで描出されるのを確認し、その後縦断走査により長軸像で胃管を確認する。
- 複数の方法での胃内留置が推奨されており、エコーだけを過信せずに必ず聴診法や吸引法を併用する。

経鼻胃管留置においてエコーで判断できること

① 経鼻胃管留置上の問題

1）胃管留置について

　胃管は栄養剤投与、減圧、洗浄などを目的として、カテーテルを胃内に留置します。誤挿入の頻度は 2〜20％と報告されており、最も多いのは気管への挿入で、稀に消化管や気管を穿破し、腹腔内や胸腔内に挿入されてしまう場合もあります。

2）胃管留置におけるリスク要因

　胃管挿入は通常、嚥下反射や咳嗽反射を確認

しながら行われますが、高齢者や脳神経系疾患がある患者では、嚥下に伴う反射が減弱していることがしばしばあり、誤挿入のリスクとなります。また、気管切開チューブの使用や、脊椎の変形等も誤挿入につながることがあるので注意が必要です（**表 1**）。

3）胃管留置部位の確認方法

　胃管の位置確認には、X 線、胃内容物の吸引・pH 測定、胃の気泡音を聴取する方法などがあります（**表 2**）。いずれか 1 つの方法で確

表 1　誤挿入のリスク要因

患者側の要因	・嚥下機能低下
	・咳嗽反射がない、もしくは弱い
	・意思疎通困難（意識障害・認知症・鎮静薬の使用等）
	・気管切開、気管挿管中（カフによる食道の圧迫がある）
	・身体変形（円背・頸部後屈等による食道の弯曲がある）
	・誤嚥性肺炎の既往がある
その他	・挿入困難歴（複数回の手技を要した、挿入途中でつかえた・抵抗があった等）
	・スタイレット付き胃管を使用

（文献 1 より改変して引用）

表2　胃管挿入後の位置確認方法別メリット・デメリット

位置確認の方法	エコー	胸部X線撮影法	胃内容物吸引によるpH測定	気泡音の聴取
メリット	・その場で簡便に実施できる ・胃内まで挿入されていることが視覚で確認できる	・胃管の先端位置が確認できる	・その場で簡便に実施できる	・その場で簡便に実施できる
デメリット	・体型によっては見えにくい ・頸部と腹部の2か所の確認が必要	・誤読の可能性がある ・被曝する ・在宅では難しい ・看護師のみでは行えない	・先端位置を直接確認することはできない ・胃内容物が吸引できない場合は確認できない ・制酸薬投与中は胃内容物が酸性にならない可能性がある	・先端位置を直接確認することはできない ・胃に挿入されていなくても胃に挿入されているような音が聞こえる

必ず複数の方法を組み合わせて留置確認をする。
（文献1より改変して引用）

認を行うのではなく、複数の方法を組み合わせて、確実に胃内に胃管が留置されていることを確認することが推奨されています。病院ではX線を行うことが多く、胃管の留置部位が視覚化されるという点では大きなメリットがありますが、病院外ではX線を撮像することが難しく使用が限られてしまいます。

❷ エコーなら経鼻胃管の留置確認でこんなことができる

　エコーの特徴として、リアルタイムで可視化できるということがあります。胃管の場合は頸部食道と食道胃接合部をエコーで描出することで、胃管が適切な部位に留置されている、または通過していることを確認することができます（図1）。エコーによる胃管の確認は、留置部位を視覚化するという点でX線と同じであり、また非侵襲性、簡便性という点で汎用性の高い手技といえます。頸部もしくは腹部のいずれかで、ほとんどの人がエコーで胃管を描出することができ、また8Frから12Frといった比較

図1　経鼻胃管の留置とエコーによる確認部位

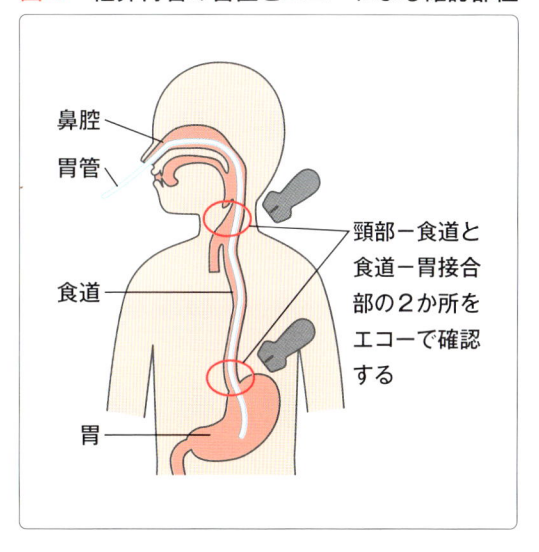

鼻腔
胃管
食道
胃

頸部−食道と食道−胃接合部の2か所をエコーで確認する

的細径の胃管でも描出可能と報告されています[2]。

　一方で、男性や肥満、胃下垂などの体型的特徴や、胃内が空気で満たされている場合などはエコーでの描出が難しくなるというピットフォールがあります。

エコーでの観察ポイント

❶ 頸部食道をエコーで観察するための基礎知識

1）頸部食道周辺の解剖

　頸部正中には気道があり、喉頭の尾側で気管をまたぐように甲状腺があります。頸部食道はほとんどの場合、気管輪の下から左側を走行しています。周囲には気管・甲状腺の他に、総頸動脈があります（図2）。

2）頸部食道の観察方法

　観察にはリニア型プローブを使用します。食道は頸部左側を走行していることが多いため、左鎖骨切痕部にプローブを当て、頭側に動かしていき、甲状腺の見えるところが食道を描出しやすいです（図3）。ほとんどの症例で、気管輪の下から左側で、ドーナツ状（低輝度の筋層と内膜の多層構造）の頸部食道が描出されます（図4）。気管の真下を食道が走行している場合は、気管内の空気が障害となってエコーでは観察が難しいですが、プローブで軽く圧迫すると気管の左側に描出されてくることがあります。左側で確認できない場合は右側を探してみましょう。嚥下ができる方であれば嚥下してもらうと唾液が通過するので確認しやすくなります。

3）エコー時の注意

　プローブを強く当てすぎると患者の呼吸困難感や咳嗽反射の誘発を招くため、圧迫しすぎず、総頸動脈が押し潰されない程度の強さでプローブを当てましょう。気管切開されている場合は、気管切開チューブと近いところでの操作となるため、チューブの抜去に注意します。

❷ 食道胃接合部をエコーで観察するための基礎知識

1）食道胃接合部周囲の解剖

　食道胃接合部は食道の最下端であり、正中よりやや左側を走行しています。食道胃接合部の前方には肝臓、後方には腹部大動脈があり、そ

図2　頸部食道周辺の解剖

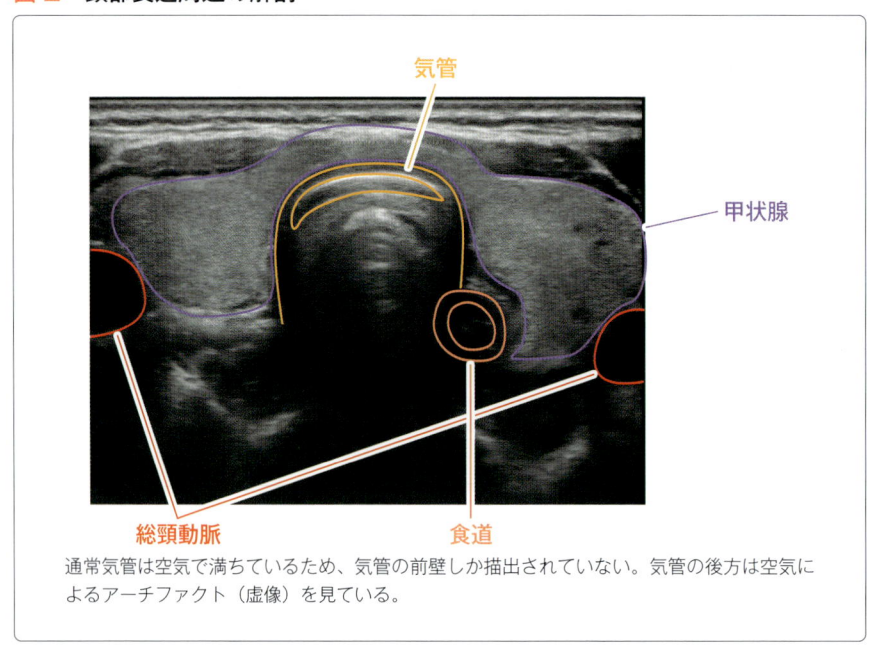

気管
甲状腺
総頸動脈
食道

通常気管は空気で満ちているため、気管の前壁しか描出されていない。気管の後方は空気によるアーチファクト（虚像）を見ている。

図3　頸部食道のエコー観察手順

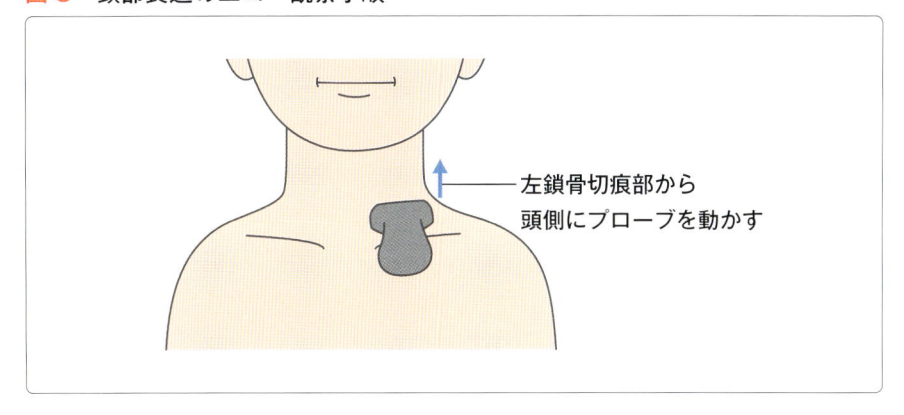

左鎖骨切痕部から
頭側にプローブを動かす

図4　頸部食道周辺の解剖（嚥下時）

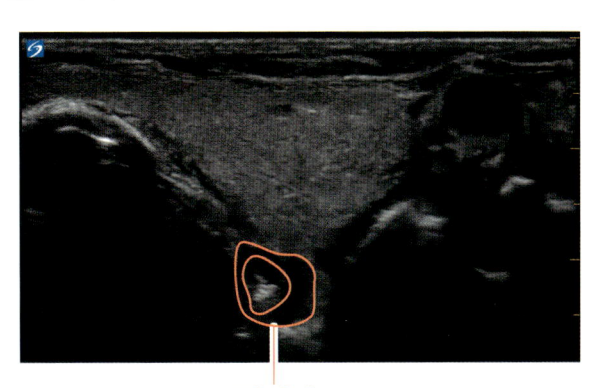

頸部食道

ほとんどの場合、頸部左側、甲状腺の背側に頸部食道がある。低輝度の筋層と内膜の多層により、ドーナツ状に見える。嚥下時には、食道が動き、唾液が通過する様子が高輝度でモザイク状に観察できる。

れらがランドマークとなります。

2）食道胃接合部の観察方法

　プローブはコンベックス型を使用します。心窩部での体幹正中部位の縦走断面の観察から始めます。肝臓の左葉を描出して、その深部に下行大動脈を確認します。下行大動脈から分岐して尾側に向かう上腸間膜動脈が見える位置で、プローブ尾側を反時計回りに45度回転させま

す（**図5**）。肝臓左葉下端の深部に胃食道接合部が低輝度の構造物として確認できます。

3）エコー時の注意

　体格によってはプローブが肌に密着しません。しかし、プローブを強く当てすぎると、嘔気・嘔吐を誘発する恐れがあるので気をつけましょう。うまくゼリーを活用しましょう。

図5 食道胃接合部のエコー観察手順

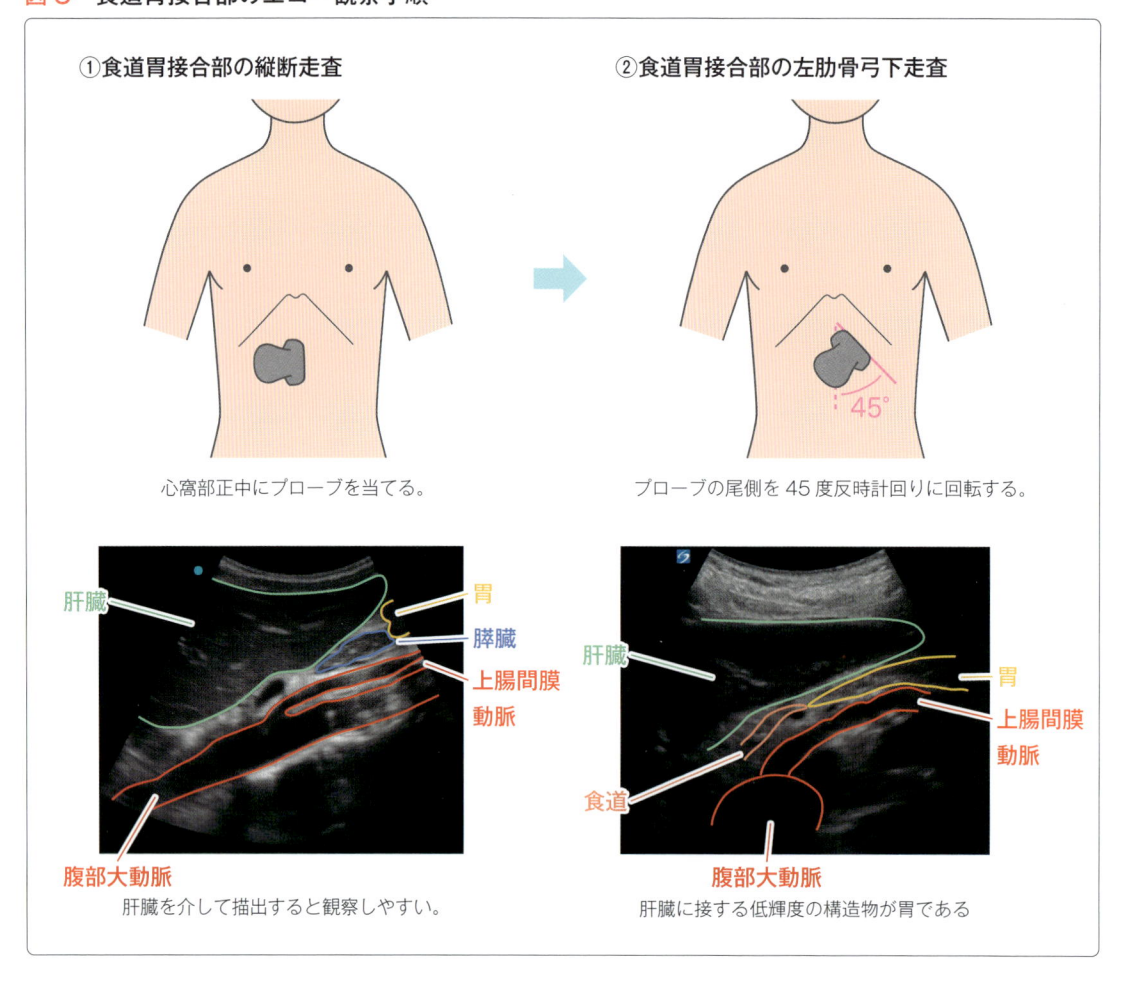

①食道胃接合部の縦断走査

心窩部正中にプローブを当てる。

肝臓 / 胃 / 膵臓 / 上腸間膜動脈 / 腹部大動脈

肝臓を介して描出すると観察しやすい。

②食道胃接合部の左肋骨弓下走査

プローブの尾側を45度反時計回りに回転する。

肝臓 / 胃 / 上腸間膜動脈 / 食道 / 腹部大動脈

肝臓に接する低輝度の構造物が胃である

エコーでの評価・判断の手技

① 頸部食道で経鼻胃管の留置を確認

　頸部食道を観察し、まず横断走査で胃管が高エコーで描出されるのを確認します。その後、縦断走査を行い、長軸像で胃管を確認します（図6）。もしわかりにくい場合は、胃内容物の吸引を行うことでチューブ内に不均一なエコーが描出されるのをリアルタイムで確認しましょう（図7）。

② 食道胃接合部で経鼻胃管の留置を確認

　次に、食道胃接合部で経鼻胃管の留置を確認します（図8）。胃管が見えない場合には、患者を左側臥位にすると肝臓をエコーウィンドウとして胃が描出されやすくなります。また、胃内容物の吸引をすると胃内で不均一な泡状のエコーが描出され、胃管自体も高エコーとなり描出しやすくなります。

　金属製のスタイレット付きの胃管を使用する場合は、金属が高輝度で描出されるため、より描出されやすくなります。しかし、スタイレットを抜いたときに胃管が一緒に抜けてしまうこともあるため、スタイレット抜去後にも胃管の位置を確認するほうが安全です。また、複数の方法での胃内留置が推奨されており、エコーだけを過信せずに必ず聴診法や吸引法を併用し、安全に行いましょう。

図6　経鼻胃管の留置確認：頸部食道での観察

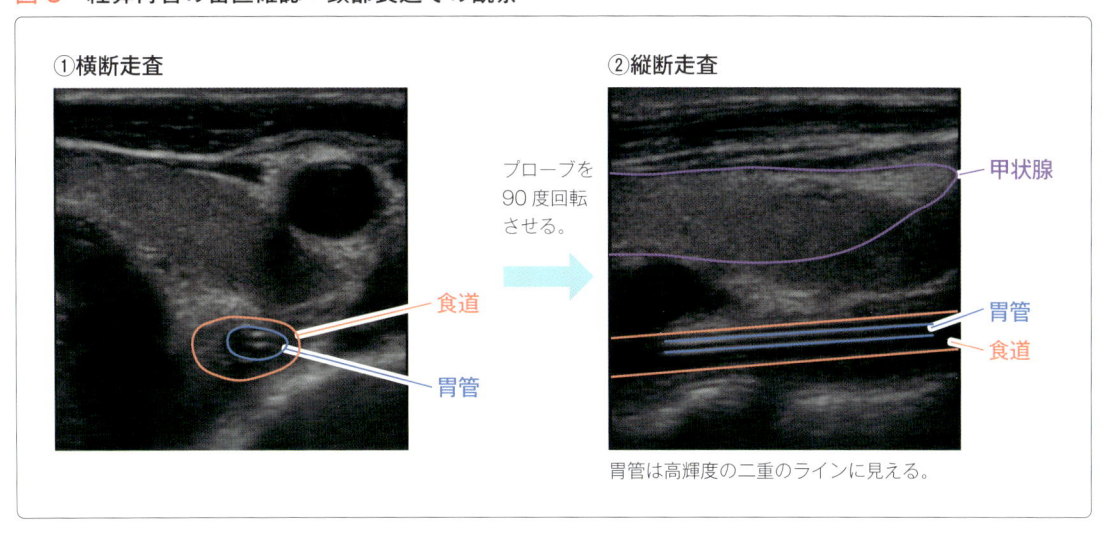

①横断走査

②縦断走査

プローブを
90度回転
させる。

甲状腺

食道

胃管

胃管

食道

胃管は高輝度の二重のラインに見える。

図7　経鼻胃管の留置確認：頸部食道での観察（吸引後）

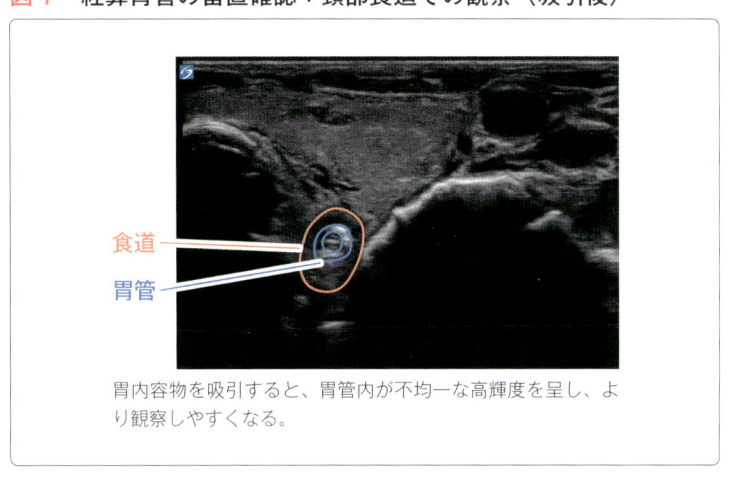

食道

胃管

胃内容物を吸引すると、胃管内が不均一な高輝度を呈し、より観察しやすくなる。

図8　経鼻胃管の留置確認：食道胃接合部での観察

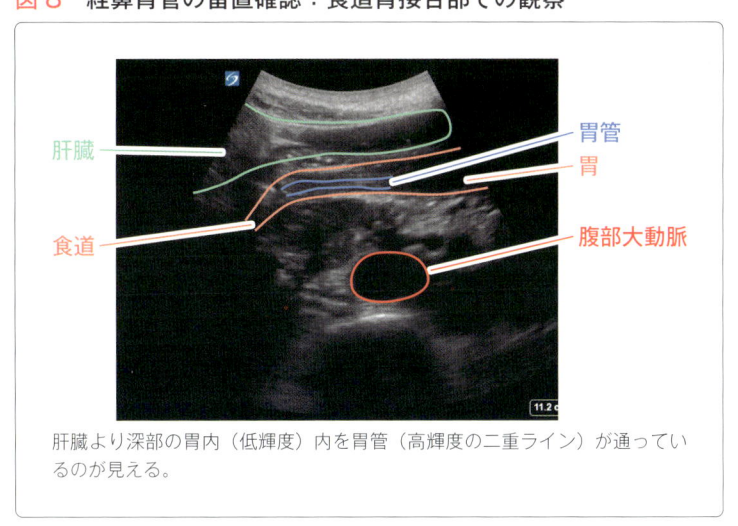

肝臓

胃管

胃

食道

腹部大動脈

肝臓より深部の胃内（低輝度）内を胃管（高輝度の二重ライン）が通っているのが見える。

COLUMN

胃瘻のエコー

　胃瘻は腹壁と胃壁を貫通させ、瘻孔化することで安全に長期に栄養ルートもしくは減圧ルートとして使用することができます。胃瘻交換後の確認方法としては、直接観察法や色素を用いた間接確認法が一般的[3]ですが、エコーも活用することができます[4]。

　胃瘻の観察には、プローブはリニア型を用います。胃瘻カテーテルの直近にプローブを置くと、カテーテルが腹壁・胃壁を貫通し、胃内に膨らんだバルーンを観察することができます（図）。胃瘻の交換前後でエコー画像を比較し、変化がないことを確認しましょう。

　胃瘻には胃内のストッパーの種類でバルーン型とバンパー型があります。バルーン型は胃内のバルーンに滅菌蒸留水を入れて固定するため、エコーでの観察が容易です。一方、バンパー型はシリコーン製のお椀型のストッパーとなっているため、エコーで観察することはバルーン型に比べて難しいです。

図　胃瘻のエコー観察

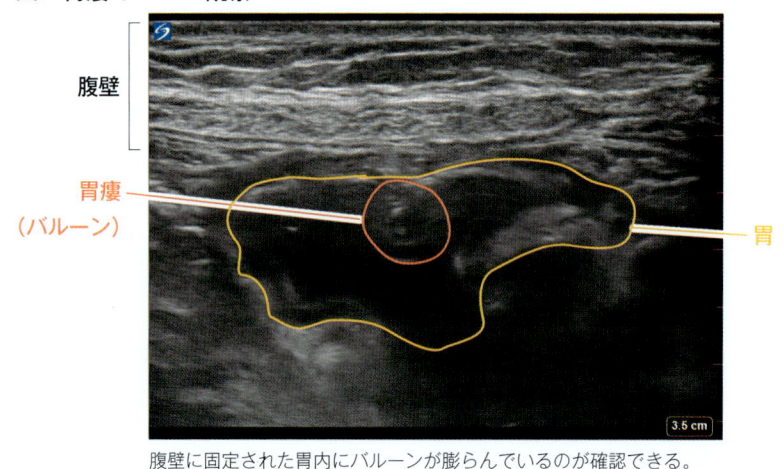

腹壁に固定された胃内にバルーンが膨らんでいるのが確認できる。

引用文献

1. 医療事故の再発防止に向けた提言第6号，栄養剤投与目的に行われた胃管挿入に係る死亡事例の分析．医療事故調査・支援センター，一般社団法人日本医療安全調査機構，2018年9月．

2. Komagata K, Yabunaka K, Nakagami G, et al：Confirming the placement of nasogastric tubes by hand-carried ultrasonography device. Journal of Nursing Science and Engineering 2018；5（1）：52-57.

3. 医療事故の再発防止に向けた提言第13号，胃瘻造設・カテーテル交換に係る死亡事例の分析．医療事故調査・支援センター，一般社団法人日本医療安全調査機構，2021年3月．

4. 寺島健，合志聡：胃瘻カテーテル交換における半固形水を用いた超音波画像による胃内確認法の有用性．超音波検査技術 2016；41（1）：11-16.

胸水・腹水の確認・FAST エコー

河本敦夫　松本勝

Point

- 胸腔では肺底部横隔膜上が最も低く、腹腔ではダグラス窩、横隔膜下、モリソン窩が低いため胸水・腹水が溜まりやすい。

- 心窩部、両側肋間、下腹部（恥骨上部）に限定して、短時間に液体貯留の有無を観察する「FAST」が可能になる。

- 在宅医療では、触診、打診、聴診しかないため、ベットサイドでエコー画像を確認できるのはポケットエコーのメリットである。

胸水・腹水エコーの役割とは

1 胸水・腹水とは

1）体腔内の水の過剰な貯留

　胸腔や腹腔には、肺や消化管がスムーズに動くよう少量の水が存在しています。この水が何らかの原因で、生理的な量を超えて貯留する場合があります。これが胸腔内であれば「胸水」、腹腔内であれば「腹水」といい、通常、病的な状態とされています。特に、臨床所見で呼吸苦あるいは腹部膨満感をみたときには、まず念頭におく必要があります。

2）病態は滲出性と漏出性の2種類

　胸水の原因として多いのが、うっ血性心不全、次いで肺および胸膜の感染とされます[1]。胸水はその蛋白量およびLDH（lactate dehydrogenase）濃度によって滲出性と漏出性に大別されます。腹水で最も多いのが悪性腫瘍に伴ったもの、次いで肝硬変症に伴ったものです。前者はがん性腹膜炎により滲出性、後者は門脈圧亢進による漏出性の液体貯留となります[2]。

2 エコーを何のために用いるか

1）第一選択はX線やCTによる画像検査

　胸水・腹水を疑われた場合、画像検査での確認が必要です。胸水の評価に用いられるのは立位胸部単純X線で、150mL以上の液体貯留があれば検出可能です（図1）[3]。腹水ではCTが第一選択で、特に造影CTは強いコントラストにより、少量の胸水・腹水を感度よく検出可能です。

2）病院外での検査はエコーが便利

　ただし、いずれも据置型の大型機器による検査で、在宅時に施行するのは困難です。一方、エコーは装置の小型化が進み、ノートブックベースのものは手で持ち運びが可能で、在宅医療に応用可能です。さらに、タブレットやスマートフォンサイズのものは、文字通り携帯エコーという名に相応しいデバイスとなった感があります。在宅医療では、触診、打診、聴診しかないため、ベットサイドでエコー画像を確認できるのは大きな利点です。

図1　胸水所見（立位胸部単純X線による）

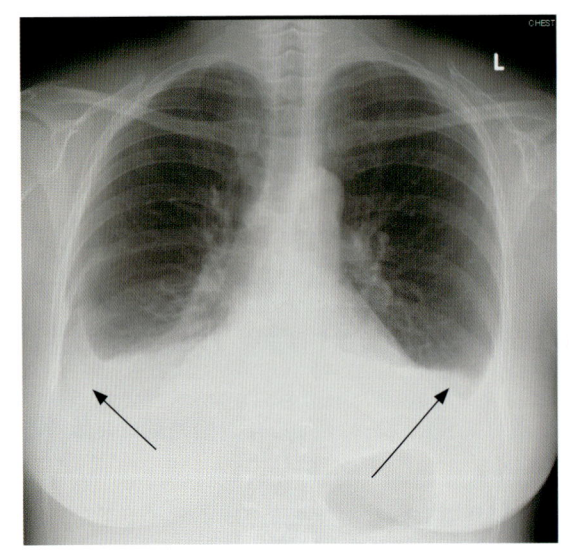

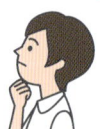

これをエコーでも観察するには…？

肋骨横隔膜角の鈍化を認める（矢印）。

エコーでの観察（アプローチ）のポイント

❶ エコーでアプローチする部位の基礎知識

1）胸腔・腹腔の構造

　胸腔は、肺表面を覆う臓側胸膜と、胸郭内側を覆う壁側胸膜に囲まれた空間です。胸水は少量では肺底部背側に広がり、徐々に肺を取り囲むように貯留します（図2）[4]。量が増大すると肺は含気を失い無気肺となり、ときに胸水中で浮遊する像が観察されます（図3）。

　腹腔は、実質臓器や消化管の表面を覆う臓側腹膜と腹壁内側を覆う壁側腹膜に囲まれた空間です。腹腔は連続した一つの体腔ですが、臓器により入り組んだ構造を呈します（図4）[5]。液体が貯留しやすい場所にはそれぞれ名称がつけられています（左右横隔膜下腔、モリソン窩、網嚢、左右傍結腸溝、ダグラス窩）。

2）仰臥位における貯留部位

　仰臥位にしたとき、液体は各部位で最も低い場所（背側）に溜まります（図5）[6]。胸腔では肺底部横隔膜上が最も低い場所です。腹腔では、ダグラス窩、横隔膜下、モリソン窩が低い場所になります。

❷ エコーでの観察の準備と手技

1）装置

　胸水・腹水では、大量の液体が貯留すると視野深度は20cm以上必要な場合もあります。プローブは中心周波数3〜5MHzのコンベックス型が標準です。低周波なので深い部位まで観察できます。液体は通常無エコー域として描出されるので、その有無を検索します（図3、図6）。また少量の液体を疑う低エコー域が疑われるときは、より高分解能な中心周波数5〜9MHzのリニア型も有用です。

2）患者の体位とプローブの当て方

　胸水・腹水のエコーでの観察は、基本的に仰

図2　胸水の溜まる部位

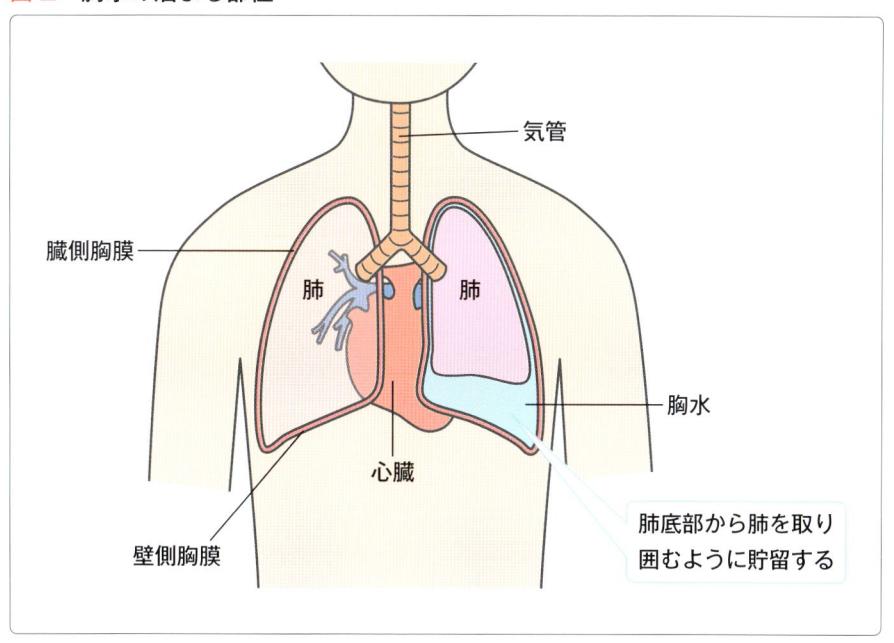

気管

臓側胸膜

肺

肺

胸水

心臓

壁側胸膜

肺底部から肺を取り囲むように貯留する

図3　胸水の描出（右肋間からの右胸水の像）

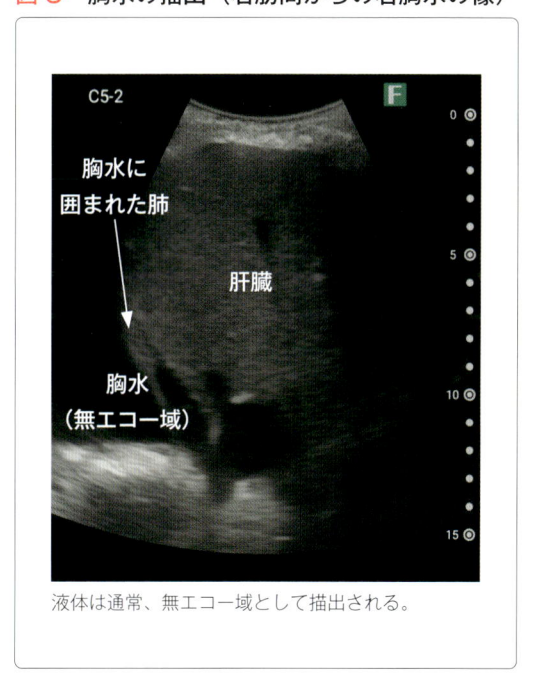

C5-2　F

胸水に囲まれた肺

肝臓

胸水
（無エコー域）

液体は通常、無エコー域として描出される。

図4　腹水の貯留の描出

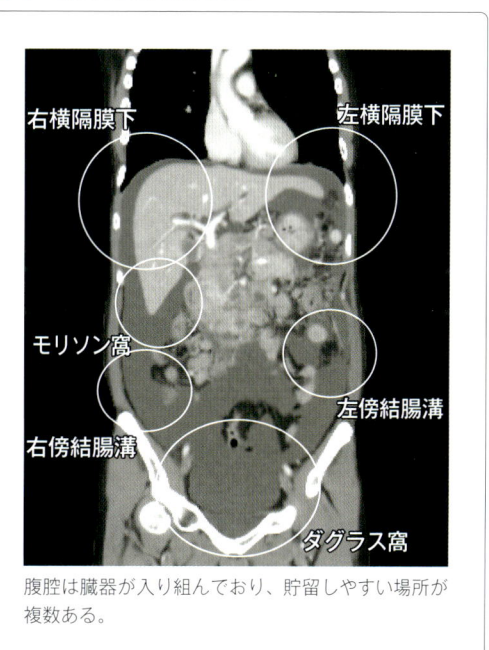

右横隔膜下

左横隔膜下

モリソン窩

左傍結腸溝

右傍結腸溝

ダグラス窩

腹腔は臓器が入り組んでおり、貯留しやすい場所が複数ある。

図5　胸水・腹水が貯留しやすい部位（仰臥位で低い場所）

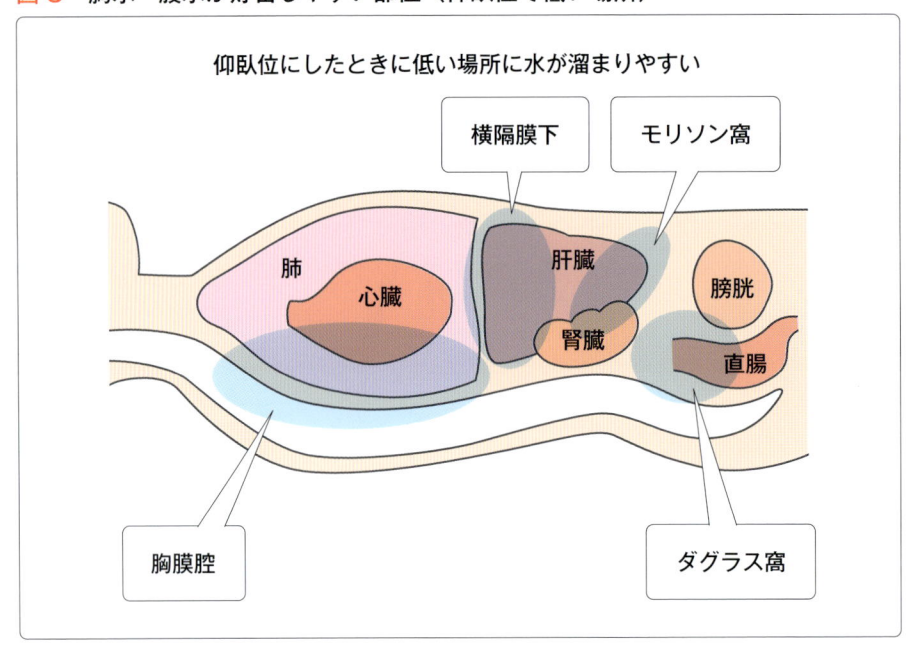

仰臥位にしたときに低い場所に水が溜まりやすい

横隔膜下　モリソン窩　肺　心臓　肝臓　膀胱　腎臓　直腸　胸膜腔　ダグラス窩

臥位で液体が溜まりやすい部位にプローブを当てるだけです。貯留するのは背側なので、後腋窩線レベルを意識して背側からアプローチします。このときプローブを握る手はベッドについた状態です（図7）。また、肋骨〜肋軟骨は胸椎から斜めに走行し胸郭を形成しています。この肋骨と肋骨の間からプローブを当て、音を入射します。これを「肋間走査」といいます。

図6　腹水の描出（恥骨上部正中縦断像）

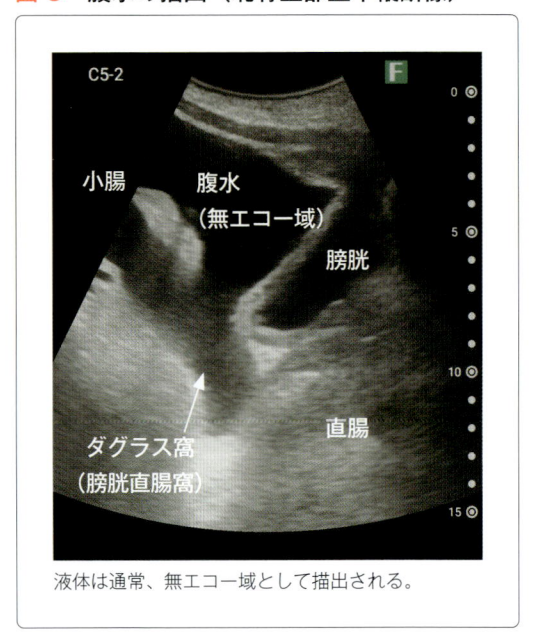

液体は通常、無エコー域として描出される。

図7　エコーでの背側から胸水へのアプローチ

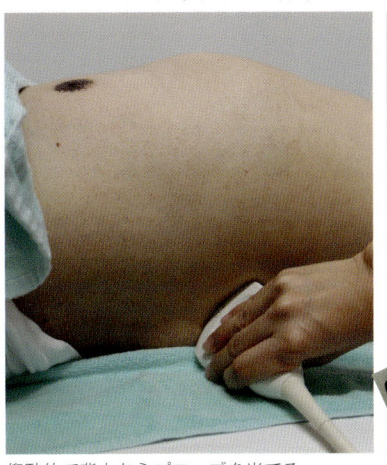
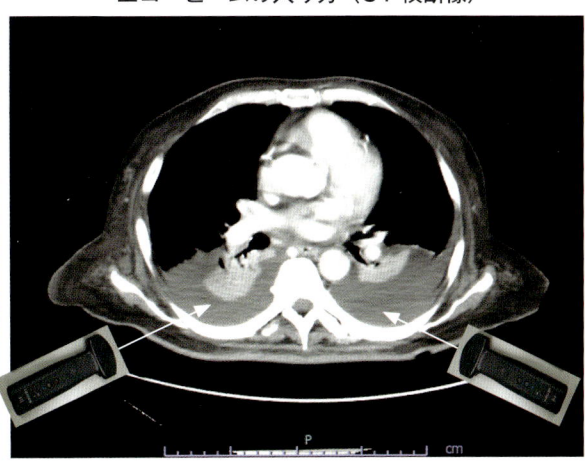

プローブを当てている様子　　　　エコービームの入り方（CT横断像）

仰臥位で背中からプローブを当てる。

エコーでの評価・判断の手技

❶ エコーによる観察の進め方

1）まずは横隔膜を中心にみていく

　先述した肋間走査を、両側に行います。右側は肝右葉、左側は脾臓を目標に走査します。横隔膜を境界として、貯留液が頭側にあれば胸水、尾側にあれば腹水となります（図8）。右肋間走査では、やや尾側にずらし、モリソン窩も観察しておきます。

　次に、下腹部正中縦断走査でダグラス窩をみます。上腹部正中縦断走査で肝左葉周囲を観察し、心膜液の有無もみます。さらに両側の傍結腸溝を検索します。図9に各部位における胸水および腹水貯留像を示します。

2）短時間で異常をみる「FAST」

　以上のうち、心窩部、両側肋間、下腹部（恥骨上部）に限定して、短時間に液体貯留の有無を観察することを「FAST」（focused assessment with sonography for trauma）と呼びます[7]。現在、外傷初療時における体幹部出血の評価に用いられます（図10）。

図8　肋間走査での胸水・腹水の判断

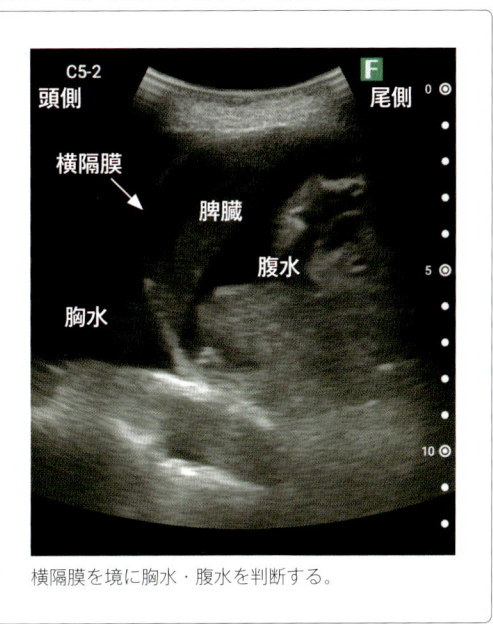

横隔膜を境に胸水・腹水を判断する。

　FASTでは、液体貯留および腹腔内出血の有無を短時間で検索するため、各部位を無エコー域の有無でテンポよく検索していく必要があります。また、必要であれば時間をおいて繰

図9　各部位における胸水・腹水貯留像

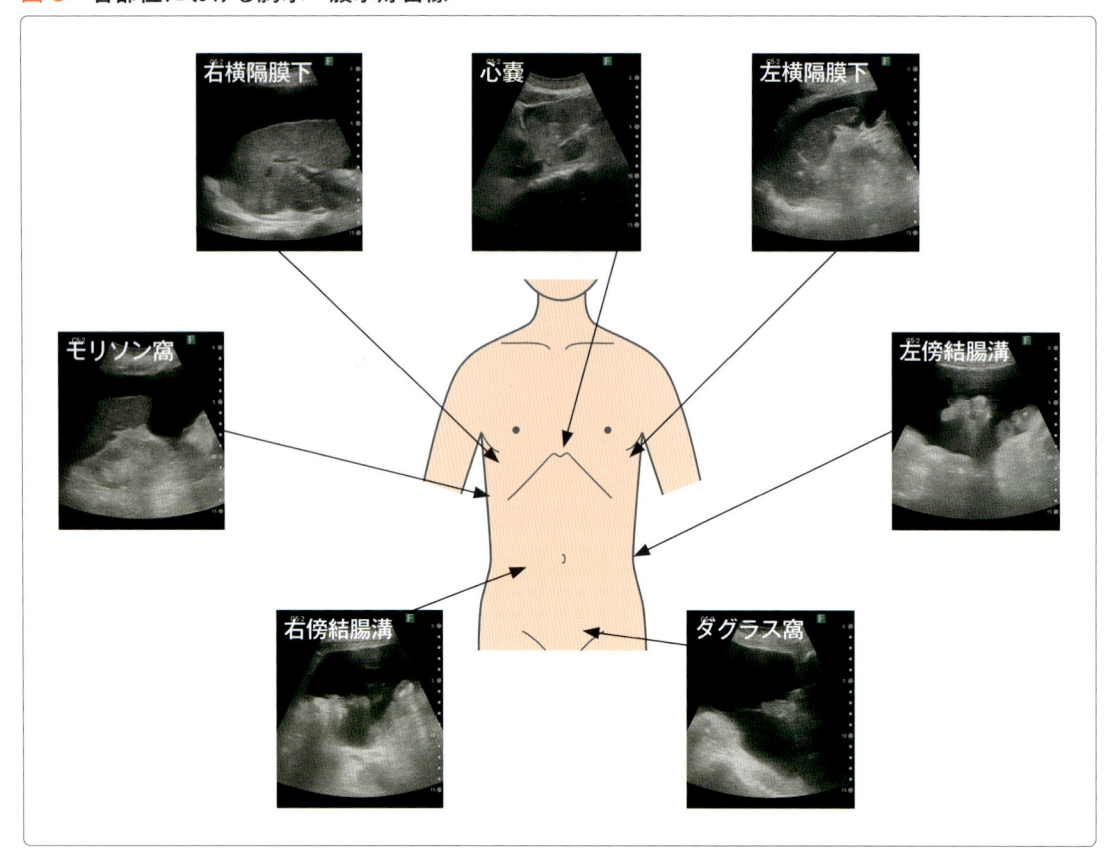

図10　FAST（focused assessment with sonography for trauma）で検索する部位

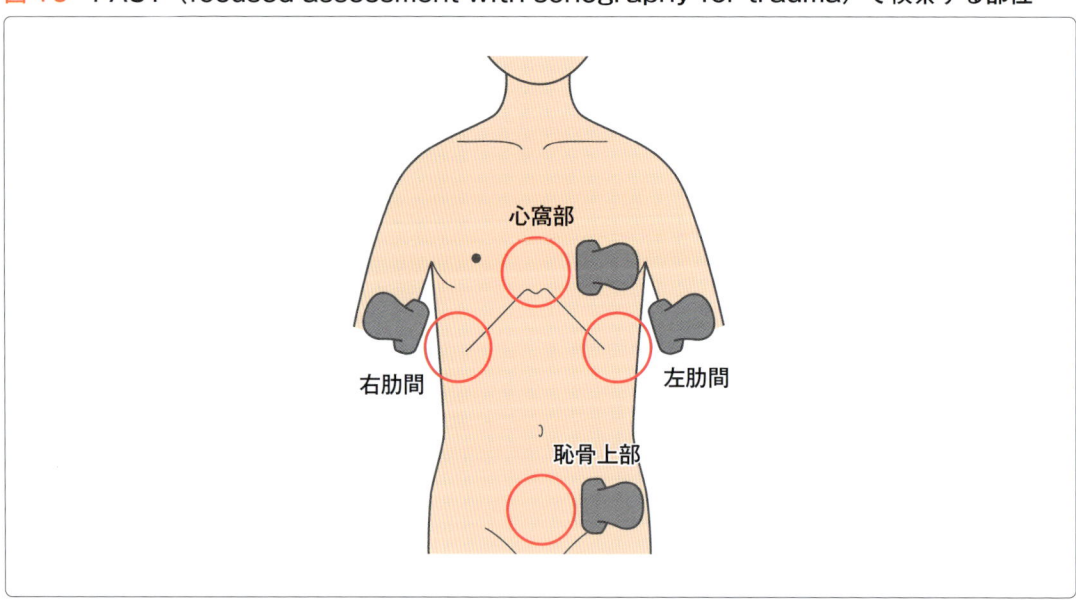

「無エコー域があるかどうか」すばやくみていく。

り返し施行します。

各部位での具体的内容を表1に示します。具体的には、①心窩部走査で心タンポナーデの有無、②両側肋間で左右血胸の有無、左右横隔膜下やモリソン窩の液体貯留の有無、③恥骨上部でダグラス窩の液体貯留の有無を検索します。外傷時に1か所でもFAST陽性の場合、早急に処置しないと生命にかかわる事態となります。そのためFASTは、外傷の初療時は必須の検査となっています。

❷ 胸水・腹水の評価

1）腹水量

腹水がどの程度貯留しているのか、エコーを用いた簡便な推定法が考案されています。これは腹水の分布とその厚みによる腹水量の推定法です（表2）[8]。

2）貯留液の性状

胸水・腹水は基本的に漿液性で、通常は無エコー域として描出されます。ただし、出血、感染、がん性胸膜／腹膜炎などでは、内部エコーが浮遊した混濁した液状を示します（図11）。

体腔液の有無は臨床的に重要です。外傷患者に液体を認めれば「出血」、担癌患者に胸水を認めれば「がん性胸膜炎」、腹水を認めれば「がん性腹膜炎」の可能性が高まるからです。エコーは液体（無エコー域）を検出するのは容易で、装置の優劣がそれほど現れません。きちんと液体が貯留しやすい部位にプローブを当てるだけです。その場であわてないよう、日頃より観察手順を頭に入れておくことをお勧めします。

表1　FASTの検索部位・内容

部位	検索内容
心窩部	心膜液の有無
両側肋間	左右胸水の有無，左右横隔膜下やモリソン窩の液体貯留の有無
恥骨上部	ダグラス窩の液体貯留の有無

表2　エコーを用いた腹水の簡便な推定法

	腹水所見のある部位	推定量（mL）
1	モリソン窩　and/or　脾腎境界	150
2	①＋ダグラス窩または膀胱上窩のみ	400
3	②＋左横隔膜下のみ	600
4	③＋両側傍結腸溝	800
5	④＋右横隔膜下（腹水の厚み　0.5cm）	1,000
6	④＋右横隔膜下（腹水の厚み　1.0cm）	1,500
7	④＋右横隔膜下（腹水の厚み　1.5cm）	2,000
8	④＋右横隔膜下（腹水の厚み　2.0cm）	3,000

＊仰臥位、50kg成人を標準とする（文献8より引用）

図11 浮遊し混濁した液状を示すエコー

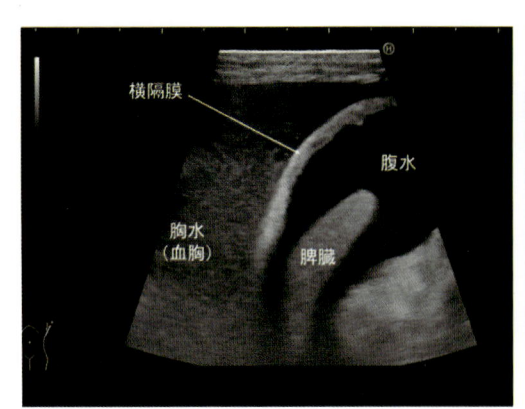

①外傷による左肋間の血胸

出血などで混濁した胸水が見られる。

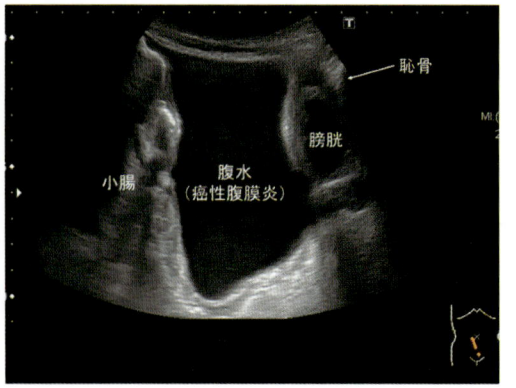

②進行胃がんによるがん性腹膜炎におけるダグラス窩腹水

感染・炎症などで混濁した腹水が見られる。

引用文献

1. 市田和香子, 西川正則：III胸部　胸水貯留. 特集　小児緊急で求められる単純X線写真. 小児科診療 2016：79（8）：1057-1062.
2. 岡庭豊編：Year note 2019 内科・外科編. メディックメディア, 東京, 2018.
3. 関谷充晃, 岩神真一郎, 檀原高, 他. 私の推奨する呼吸器診断法　胸部超音波検査（1）胸水. 呼吸 2014：33（11）：1170-1172.
4. 日本呼吸器学会ホームページ：呼吸器Q&A Q22. https://www.jrs.or.jp/citizen/faq/q22.html（2024/5/20アクセス）
5. 山崎道夫編：レジデントのための腹部画像教室. 日本医事新報社, 東京, 2017：28.
6. 野坂俊介監修：京都科学ホームページ 胸腔及び胸腔内の出血／急性病変部位　https://www.kyotokagaku.com/jp/products_data/us-8/（2024/4/2アクセス）
7. Richards JR, McGahan JP. Focused assessment with sonography in trauma（FAST）in 2017：What radiologists can learn. Radiology 2017：283（1）：30-48.
8. 松本廣嗣, 真栄城優夫, 当山勝徳, 他：腹部外傷の超音波診断：脾臓外傷. 臨床外科 1983：38（3）：325-333.

ストーマサイトマーキング部位の確認：腹直筋のエコー

紺家千津子　西澤祐吏

Point

- エコーを使用すると、患者の安楽性を担保して、正確な腹直筋外縁の位置を確認することができる。
- 正確な腹直筋位置の確認は、ストーマ合併症の予防につながる。
- エコーを使いこなすことで、正確で適切なストーマサイトマーキングが可能になる。

エコーで判断できること

❶ ストーマサイトマーキング

　ストーマサイトマーキングとは、術前にストーマを造るべき位置を体表上に選定して同部位に印をつけることです[1]。ストーマサイトマーキングをしないで、ストーマ造設術を行う場合、医師は腸管の挙上しやすい部位に適当に人工肛門を造ることになります。このストーマサイトマーキングを術前に行うか否かによって、ストーマ造設後の装具の安定性、セルフケアのしやすさ、合併症の頻度、生活の質（QOL）に大きな差が出るといわれています[2-5]。

　わが国では2012年度より、5年以上の急性期看護に従事しストーマに関する適切な研修を修了した常勤の看護師と、ストーマに関する十分な経験を有する常勤の医師が術前にマーキングを行うと「人工肛門・人工膀胱造設術前処置加算」の算定ができるようになっています。つまり、適切なストーマサイトマーキングの実施が求められているといえます。

　ストーマサイトマーキングの手順は、クリーブランドクリニックの原則（**表 1**）の5項目[6]に従いながら、マーキングディスクを腹壁に置き平面が得られる位置を決めていきます（**図 1**）。

表 1　クリーブランドクリニックの原則

> 1）臍より低い位置
> 2）腹部脂肪層の頂点
> 3）腹直筋を貫く位置
> 4）皮膚のくぼみ、しわ、瘢痕、前上腸骨棘の　近くを避けた位置
> 5）本人が見ることができ、セルフケアしやすい位置

図 1　ストーマサイトマーキング

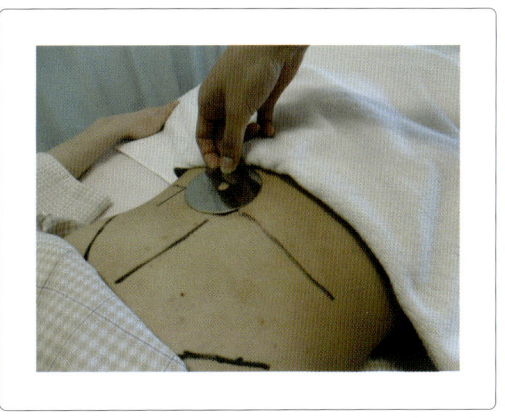

マーキングディスクを腹壁に置き平面が得られる位置を確認する。

図2　触診による腹直筋の確認方法

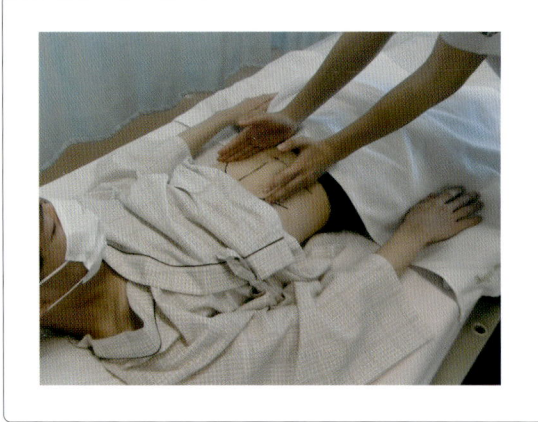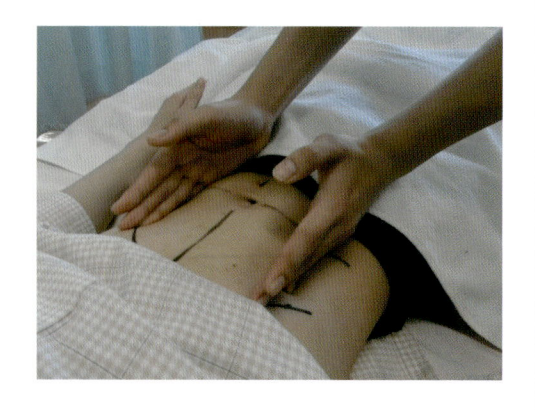

腹部を緊張させるために頭を持ち上げて確認する。

❷　従来の腹直筋の確認方法

　ストーマサイトマーキング手技の腹直筋を貫く位置の確認は、仰臥位の患者に頭を軽く挙げてもらい腹直筋を緊張させてから、医療者が腹壁を触診して腹直筋外縁を見極めます（図2）。腹部が緊満している、あるいは触診をすると腹痛がある場合には、触診での確認が困難となるため、腹部CT画像から腹直筋の幅を測定してストーマサイトマーキングを行うことがあります。

❸　「腹直筋外縁の確認」の重要性

　腹直筋外にストーマが造設されると、術後に傍ストーマヘルニアやストーマ脱出という合併症を起こす頻度が高くなります。一方で、腹直筋の幅を実際より狭く確認すると、ストーマ装具の貼付範囲が、平坦ではない術創部や臍部と重なります。このような場合には、ストーマ装具より排泄物が漏れやすくなり、皮膚障害発生につながります。

❹　エコーで「腹直筋外縁の確認」を行うメリット

1）正確な腹直筋外縁の確認

　腹直筋外縁を触診で確認した場合は、外縁が

触れた腹壁の位置を水性サインペンでマークしていきます。しかし、腹部脂肪層が厚く硬い場合にはわかりづらいこともあります。

　一方、エコーでは、画像を見ながらマークしていくことができます。そのため、初めてエコー操作を行った看護学生であっても、腹直筋幅の計測は触診より信頼性が高いことが報告されています[7]。

2）安楽に確認できる

　一般的な触診による腹直筋外縁の確認方法では、腹膜炎で緊急手術においてストーマを造設する患者や、腸閉塞を伴い腹部膨満がある患者では腹直筋を緊張させる体位や、触診によって腹痛が増強する可能性があります。さらに、認知機能の低下している患者や体力が低下している患者は、医療者の指示で腹直筋を緊張しがたいこともあります。このような場合にポケットエコーを用いると、ベッドサイドで苦痛を増強させることなく安楽に確認できます。

エコーでの観察のポイント

1 腹直筋外縁観察のための基礎知識

腹壁の前面は、外表から皮膚、皮下組織、筋、腹膜で構成されています。筋は、前面では腹直筋が、側面では3層の外腹斜筋、内腹斜筋、腹横筋で構成されています（図3A）。

腹直筋は、前葉と後葉の腹直筋鞘という腱膜で覆われています。この腹直筋鞘は、側腹筋である外腹斜筋・内腹斜筋・腹横筋の腱膜が癒合してつくられたものです。腹直筋鞘は、腹直筋の上部から下部まで腹直筋を包んではいません。臍より下部の弓状線というラインを境に腹直筋鞘の後葉がなくなります（図3B）[8]。

2 エコーでの観察手順

1）プローブの選択と当て方

エコーの観察では腹直筋の同定が重要となります。腹直筋は、表在臓器を観察できるリニア型で、周波数は5〜10MHzのプローブを選択します。

3 エコーでの観察準備

1）患者の体位・セッティング

患者の体位は、仰臥位とします。腹直筋外縁の位置を腹壁にマークするために水性サインペンを準備します。

2）プローブの当て方

プローブは、体幹に対して横向きの短軸で、腹壁に対して垂直に当てます（図4）。

臍部で腹直筋を確認したら、プローブを左にスライドさせて紡錘形の腹直筋の末端部が腹直筋外縁です（図5）。

エコーでの評価・判断の手技

1 腹直筋の判断

左側の腹直筋は、プローブの左を臍部に合わせると描出されます。

腹直筋と皮下組織の判別がしがたい場合には、プローブを強く押し当てると筋の厚みはほとんど変形しませんが、皮下組織は薄く変形するため判断しやすくなります（図6）。

図3 腹筋群と腹部の断面図

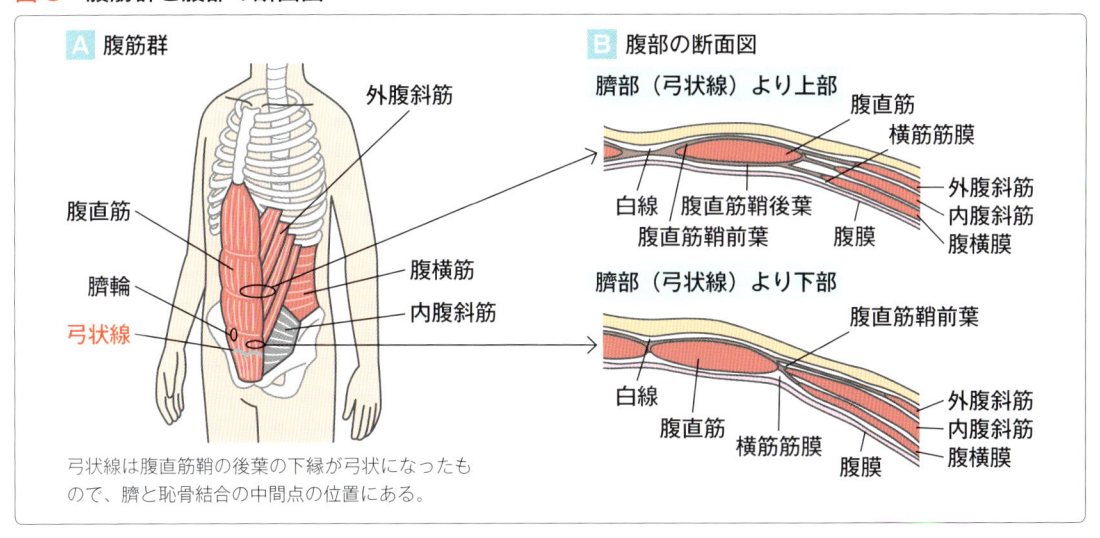

A 腹筋群：外腹斜筋、腹直筋、臍輪、弓状線、腹横筋、内腹斜筋

B 腹部の断面図：
臍部（弓状線）より上部：腹直筋、横筋筋膜、外腹斜筋、内腹斜筋、腹横膜、白線、腹直筋鞘後葉、腹直筋鞘前葉、腹膜
臍部（弓状線）より下部：腹直筋鞘前葉、外腹斜筋、内腹斜筋、腹横膜、白線、腹直筋、横筋筋膜、腹膜

弓状線は腹直筋鞘の後葉の下縁が弓状になったもので、臍と恥骨結合の中間点の位置にある。

図4　プローブの当て方

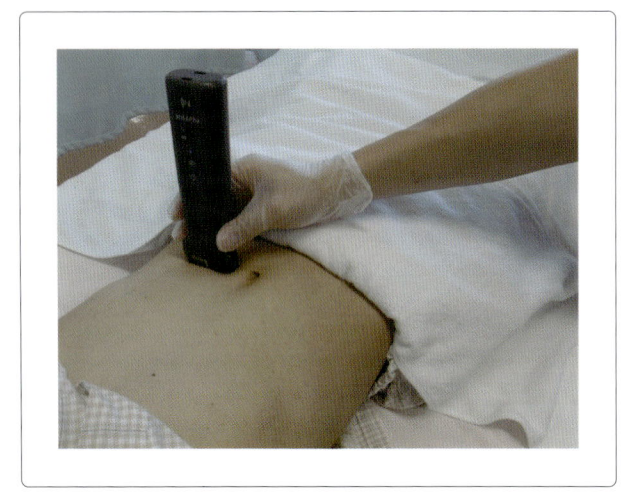

体幹に対して横向きの短軸で、腹壁に対して垂直にする。

図5　左側の腹直筋外縁のエコー画像

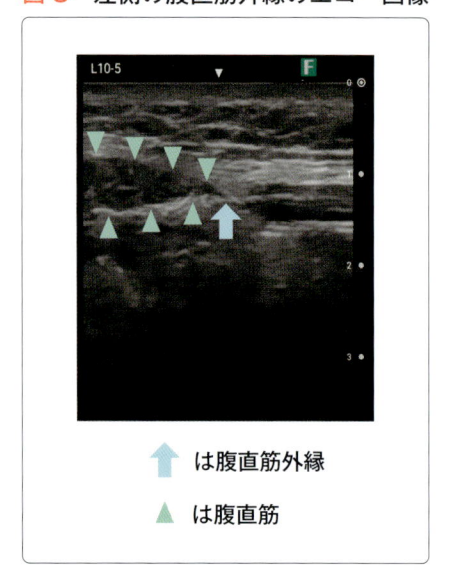

⬆ は腹直筋外縁

▲ は腹直筋

図6　腹直筋と皮下組織の判別

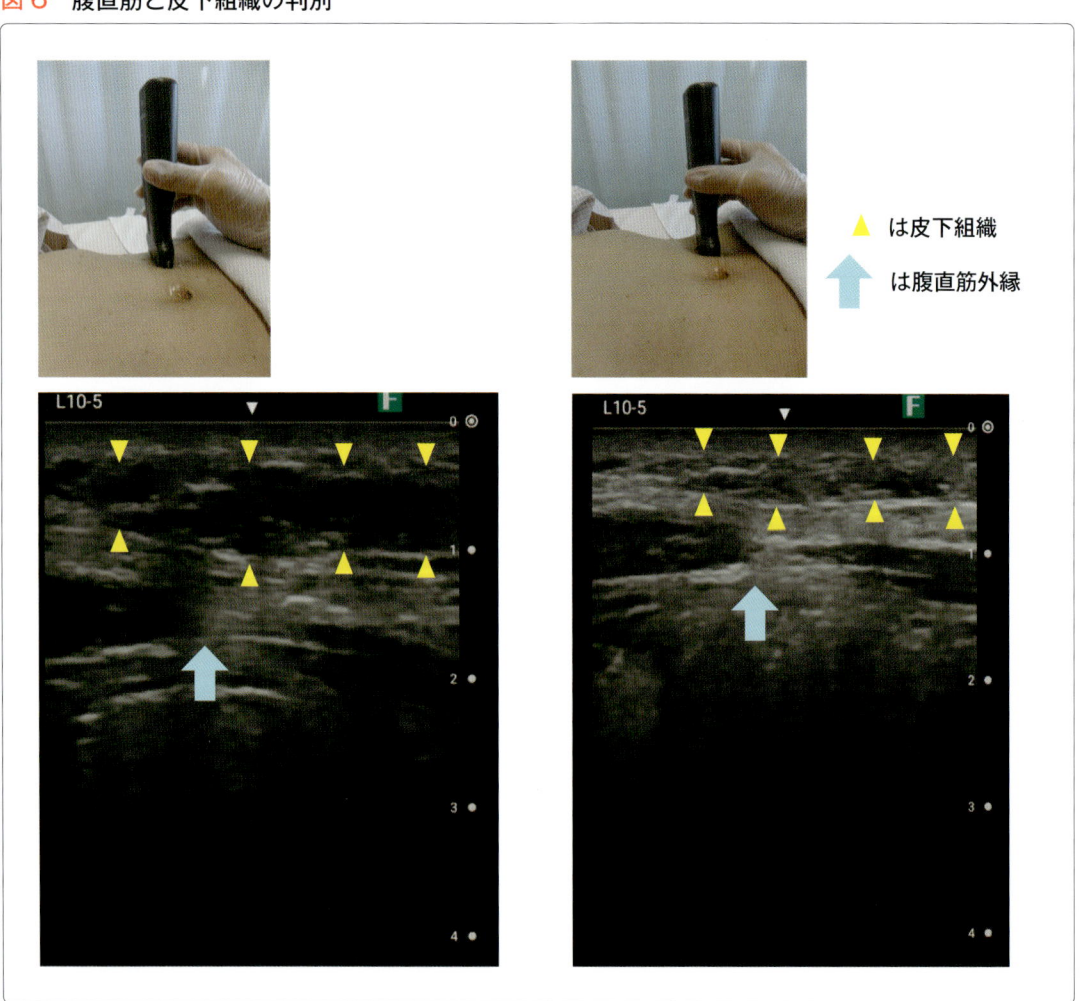

▲ は皮下組織

⬆ は腹直筋外縁

腹直筋が皮下組織と判断しがたい場合にはプローブを強く当てると皮下組織が薄くなるため判断しやすい。

❷ 腹直筋外縁の判断

　手技は、プローブを臍上から左にスライドさせ、腹直筋外縁を確認できたら、水性サインペンでマークします。次に、頭側方向に移動させながら、さらに尾側方向に移動させながら水性サインペンでマークしていきます。これを右腹部でも同様に行います（**図7**）。

　その際、側腹筋である外腹斜筋、内腹斜筋、腹横筋も描出し、腹直筋外縁部であることを確認します（**図8**）。

図7　腹直筋外縁の確認手技

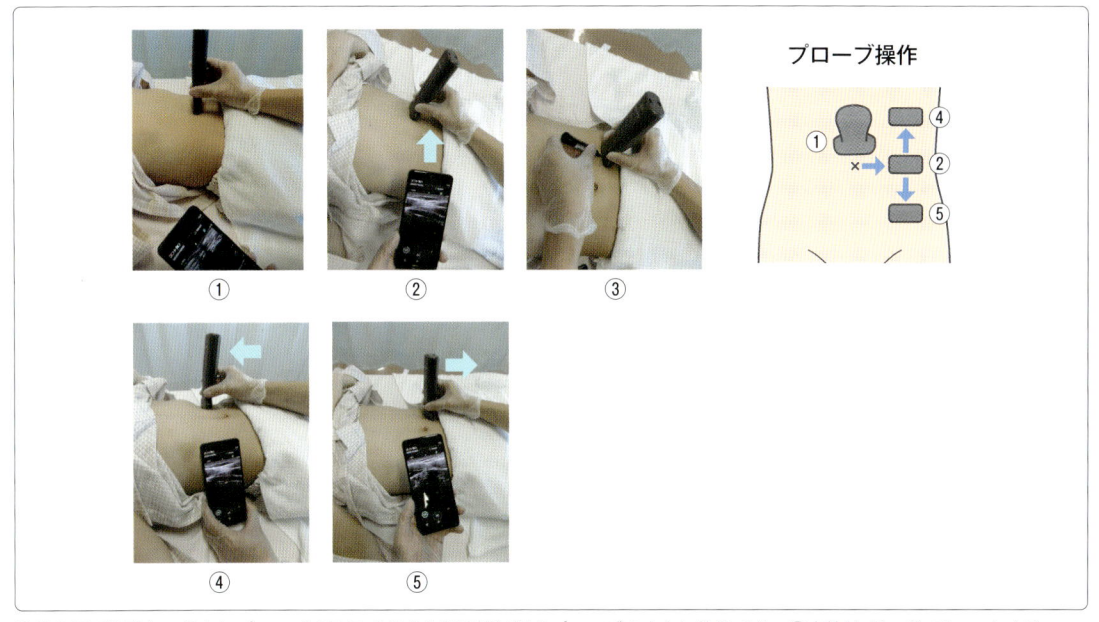

①臍上部で観察し、②左にプローブをスライドさせ腹直筋外縁をプローブの中央に位置させ、③水性サインペンでマークする。その後、腹直筋外縁は④プローブを頭側方向に移動させながらマークし、⑤尾側方向へスライドさせながらマークしていく。

図8　左側の腹筋群のエコー画像

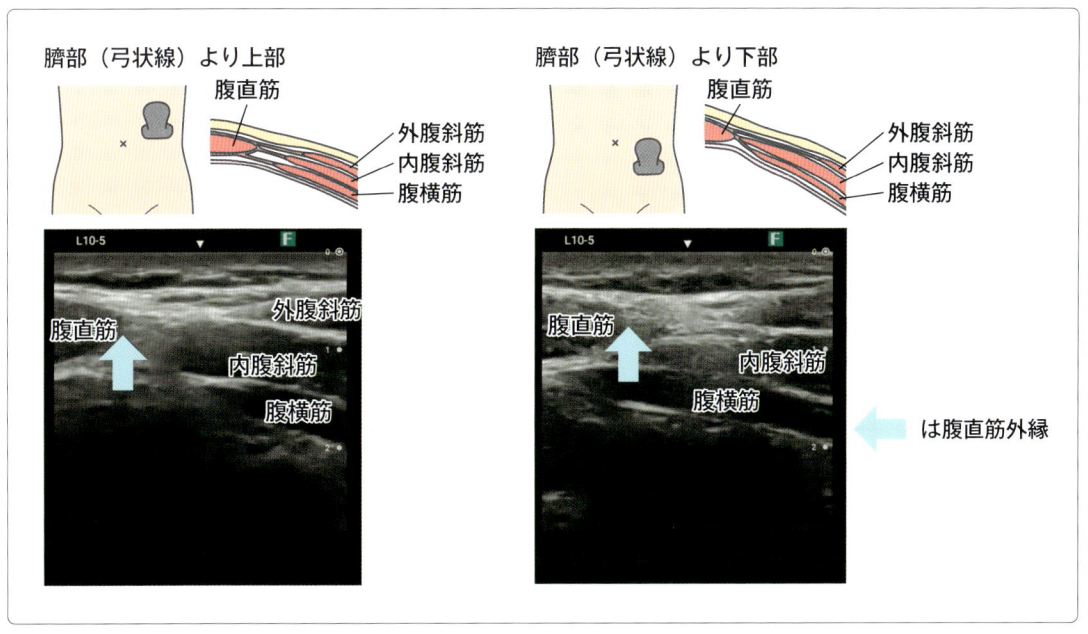

引用文献

1. ストーマリハビリテーション講習会実行委員会編：ストーマリハビリテーション学術用語集，金原出版，東京，1997：36.
2. Person B, Ifargan R, Lachter J, et al: The impact of preoperative stoma site marking on the incidence of complications, quality of life, and patient's independence. Dis Colon Rectum 2012：55（7）：783-787.
3. Baykara ZG, Demir SG, Karadag A, et al: A multicenter, retrospective study to evaluate the effect of preoperative stoma site marking on stomal and peristomal complications. Ostomy Wound Manage 2014：60（5）：16-26.
4. McKenna LS, Taggart E, Stoelting J, et al: The Impact of Preoperative Stoma Marking on Health-Related Quality of Life: A Comparison Cohort Study. J Wound Ostomy Continence Nurs 2016；43（1）：57-61.
5. 尾崎麻依子，野澤慶次郎：ストーマサイトマーキングの効果と問題点．日本ストーマ・排泄リハビリテーション学会誌 2012；28（3）：116-122.
6. Erwin-Toth P, Barrett, P: Stoma site marking: A primer. Ostomy Wound Management. 1997；43（4）：18-22, 24-5.
7. 紺家千津子，木下幸子，松井優子，他：看護学生のストーマサイトマーキングにおける超音波画像診断装置を用いた腹直筋確認技術の信頼性．日本創傷・オストミー・失禁管理学会誌 2020；24（3）：281-288.
8. 佐藤達夫，坂本裕和：目で見るシリーズ 臨床解剖 胸腹壁の解剖 前腹筋と後腹筋．Journal of Clinical Rehabilitation 2002；11（4）：272-275.

心機能の観察

木森佳子　名村正伸

Point

- 心エコーの Point-of-Care は、在宅医療や外来診療、救急医療など地域のプライマリ・ケアを見据えて「FoCUS」を使用する。

- FoCUS では、最初に下大静脈、次に心膜液、右室拡大、そして左室収縮能を評価することが推奨されている。

- 心臓ポンプ機能の低下（心不全、左室収縮不全と右心系負荷所見、左心不全による呼吸困難・息切れの原因探索など）、ショックの鑑別が可能になる。

変化してきたエコーの役割

❶ 理解してほしい、心エコーの Point-of-Care

　心エコーの Point-of-Care は、在宅医療や外来診療、救急医療といった地域のプライマリ・ケアを見据えて「FoCUS」（Focused Cardiac Ultrasound）を使用します。FoCUS は、専門医や検査技師が病院の検査室で、据置型の高機能超音波診断装置を用いて実施している「系統的心臓超音波検査」とは異なります。身体所見からの臨床推論に基づき、時にはベッドサイドや居宅に持参できるポケットエコーを使い、評価項目を絞って観察します。エコーの初学者である看護師でも短時間で実施でき、重要なリスクアセスメント、臨床判断、実践につなげることができます（**表1**）[1]。

　また、フィジカルアセスメントが容易でない場合に FoCUS を役立てることができます。患者に自覚症状はないが客観的には症状がある、

表1　FoCUS と系統的心臓超音波検査の比較

FoCUS	系統的超音波検査
ベッドサイドで看護師や臨床医が施行	超音波の専門家が施行
臨床推論に基づいて	臨床医からの依頼内容に沿って
関心部分に焦点を絞って	系統的・包括的に
目視中心で簡便な計測を含む	詳細な計測による定量的評価を重視
1日に何回も施行	1日に1回が限度
一定の教育で習得可能、日常的な観察で使用しスキルを維持	習得に相当な修練を要する

亀田徹：内科救急で使える！Point-of-Care 超音波ベーシックス. 医学書院，東京，2019：4. より引用

さらに独居の患者では情報を提供してくれる家族がいないといった状況は、臨床判断を難しくさせます。心配している間に患者の状態は変化していく可能性があり、医師の診察が遅くなれば、その心配は高まることでしょう。そんなときに FoCUS が役に立つかもしれません。症状の自覚がなくとも病態が見えてくるかもしれないのです。

❷ 日常のフィジカルアセスメントに

ポケットサイズになったエコーは使う場所を選びません。ベッドサイドだけでなく、僻地、外来、救急、災害現場、在宅などで看護師が使用し始めていますが、いざ自分自身が使うとなると見逃しが怖いと感じ、医師や検査技師と画像を共有することに不安を感じる人も多いと思います。しかし、看護師による FoCUS は、専門医や検査技師が実施する系統的心臓超音波検査と同等にできる必要はありません。血圧計、聴診器、体温計などと同じように日常的なフィジカルアセスメントに使う道具の 1 つなのです。

FoCUS は誰に、どんな場合に使える？

【例 1】外来の定期受診に来た心不全患者は徐々に元気がなくなり、息切れも悪化しているように見える。患者は「こんなもんや」「年のせいや」と話すが、心不全が徐々に悪化しているのか、呼吸器疾患が出現しているのか、アセスメントが難しい。

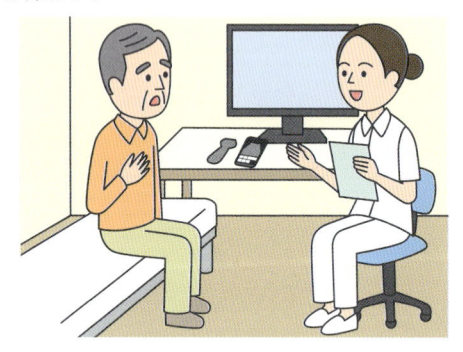

【例 2】通院しながら在宅で療養している心不全患者の訪問看護。定期的に心エコーを使い**心不全の急性増悪を初期段階で発見**し、救急外来受診や緊急入院を回避したい。

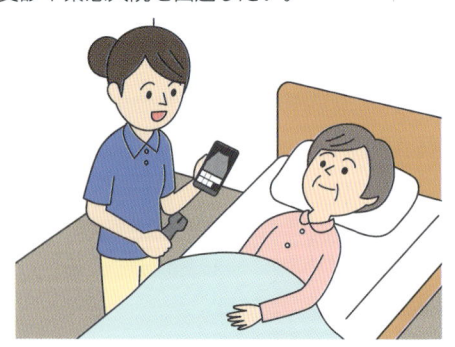

【例 3】夜間に救急センターで勤務中、病棟の看護師よりショック状態の入院患者がいるという連絡があった。時間外の RRS（Rapid Response System）を発動し、RRT（Rapid Response Team）の救急看護師として病棟に応援に行く。**ショックの鑑別をしながら病棟の看護師と対応**し、患者が迅速にショック状態から離脱できるよう援助したい。

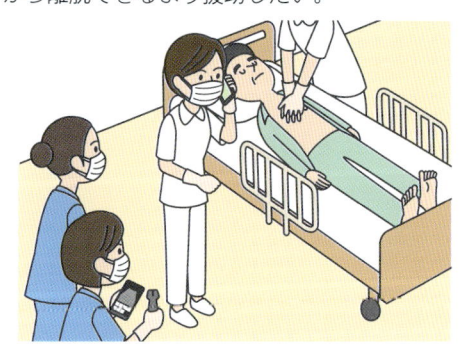

エコーでの観察（描出）手順とポイント

❶ エコーでの観察（描出）準備

①プローブの選択

　プローブは、周波数1〜5MHz程度のセクタ型を選択します。胸骨左縁第3、4肋間からの描出は、狭い肋間にプローブを当てるので、皮膚との接触面積が小さいセクタ型を選択します。心窩部の下大静脈の描出はコンベックス型も可能です。

②プローブの動かし方（図1）

　プローブの主な動かし方は、「回転」や「傾け」です。ゆっくり行い、プローブの動きとエコー画面上の動きとの対応を理解しましょう。

③患者の体位

　下大静脈を描出するには患者を仰臥位にします。左室を観察する場合は左側臥位、もしくは左半側臥位にします。

④観察者の位置

　基本的に患者の右側です。

❷ FoCUSの手順

　FoCUSでは最初に、下大静脈、次に心膜液、右室拡大、そして左室収縮能を評価することが推奨されています（図2）。これらをエコーで観察するためのアプローチは、①プローブを心窩部に当てて下大静脈を描出、②プローブを胸骨左縁に当てて左心室の心内膜腔を描出し、撮影します。

1）心窩部から下大静脈を描出する
　　アプローチ（図3）

【手順】

　仰臥位の患者に、視診と触診で胸骨の下縁を確認し、その直下の心窩部にプローブを置きます。次に、プローブマーカーが12時方向にあることを確認してください。コツはプローブを患者の左側に少し「傾け」ることです。腹部大動脈を下大静脈と間違えないよう注意しましょう。下大静脈の周辺器官である肝臓、下大静脈と合流する肝静脈、下大静脈と連結する右房の存在のいずれかを確認します。下大静脈は、右房と連結するため拍動の影響を受けますが、腹部大動脈に比べ弱い動きです。深呼吸や「鼻すすり」によって径が大小する変化があることも確認しましょう。鼻すすりは深呼吸の指示の代わりです。動脈であれば呼吸性の変動はありません。

図1　プローブの動かし方（角度を変える）

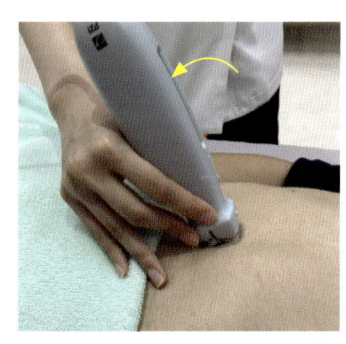
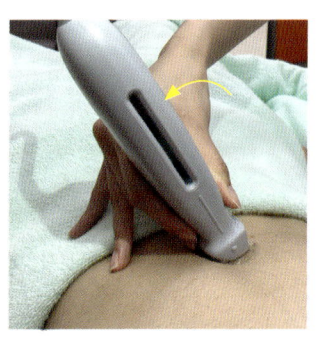
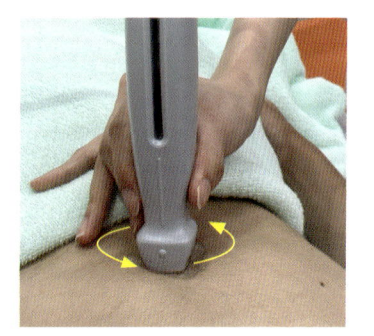

「傾け」
プローブの角度を変える

「回転」
プローブを回転させる

図2　FoCUS フローチャート

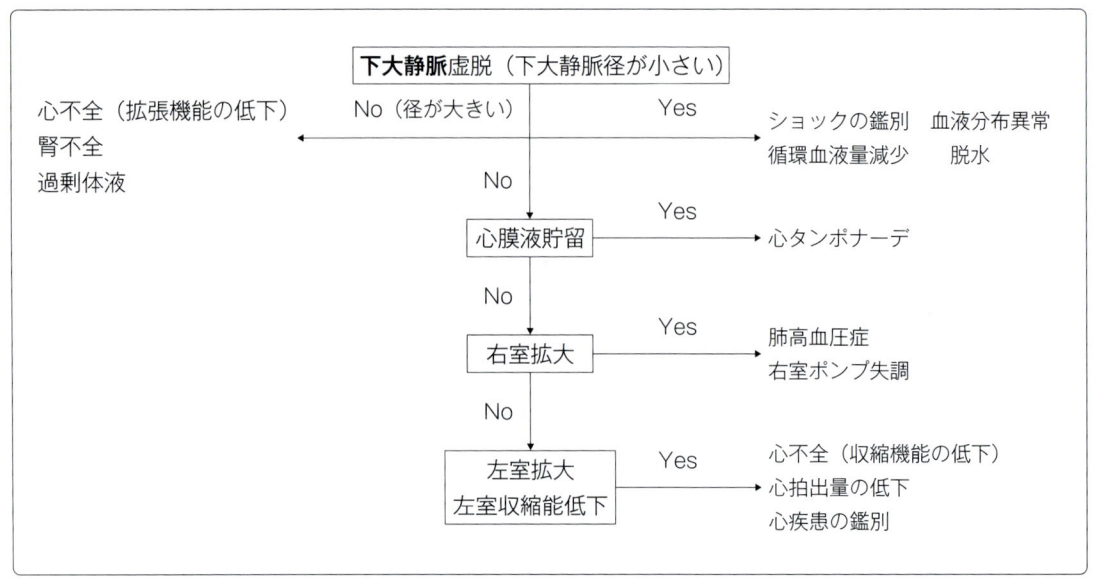

下大静脈虚脱（下大静脈径が小さい）

心不全（拡張機能の低下）　No（径が大きい）　　　　　Yes →　ショックの鑑別　血液分布異常
腎不全　　　　　　　　　　　　　　　　　　　　　　　　　　循環血液量減少　　脱水
過剰体液

No

心膜液貯留　　Yes →　心タンポナーデ

No

右室拡大　　Yes →　肺高血圧症
　　　　　　　　　　　　右室ポンプ失調

No

左室拡大　　Yes →　心不全（収縮機能の低下）
左室収縮能低下　　　　心拍出量の低下
　　　　　　　　　　　　心疾患の鑑別

文献2より改変

図3　心窩部から下大静脈を描出するアプローチ

プローブの位置	プローブマーカーの位置	エコー画像	計測、観察		評価
			下大静脈径	呼吸性変動率	
		肝静脈　右心房　肝静脈　右心房　下大静脈径	<10mm		脱水、循環血液量低下
			12〜21mm	50%以上	正常
			>21mm	50%以下	拡大　うっ血性心不全、腎不全
		下大静脈　腹部大動脈	血管の形		
			扁平		正常
			正円		うっ血
			極端な扁平		脱水、循環血液量低下

*呼吸性変動率（collapsibility index）＝（最大径－最小径）/（最大径）×100%

【計測と評価】

　計測項目は下大静脈径と呼吸性変動率です。縦断像による下大静脈径の計測位置は、一般的に右房入口部から末梢1〜2cm、もしくは右房より末梢側にある肝静脈流入部から1〜2cmです（図4）。測定者間で計測位置を決めておくとよいでしょう。下大静脈の呼吸性変動率は深呼吸や「鼻すすり」で変動する径（呼気で最大値、吸気で最小値）の動画を撮影し計

図4　下大静脈径の計測位置

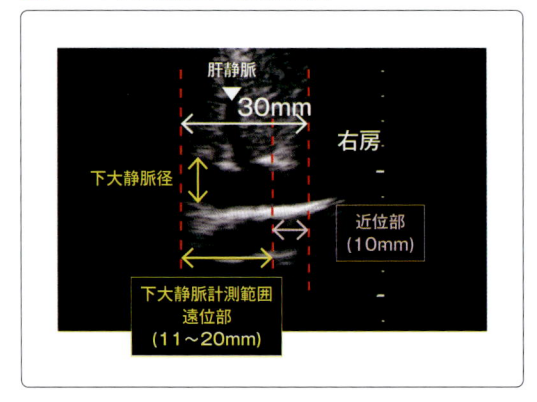

肝静脈　30mm　右房
下大静脈径
近位部（10mm）
下大静脈計測範囲　遠位部（11〜20mm）

測するとよいです。最大値が21mm以上で呼吸性変動率が50％未満に低下している場合は、循環血液量の増加や拡張機能の低下によるうっ血の可能性があり、10mm以下は脱水等による循環血液量減少の可能性があります（図3参照）。

　また、下大静脈の横断像で血管断面の形を観察することも重要です。通常は扁平な丸ですが、循環血液量が増加しうっ血すると、正円になり呼吸運動による径の変動が小さくなります。鼻すすりや深呼吸が難しい対象者もいます。下大静脈径が「小さい／大きい」、呼吸性変動が「小さい／大きい」などの変化は目視で判断してもよいでしょう。

　下大静脈の評価は、循環血液量が減少したショックや脱水のアセスメントに役立つだけでなく、うっ血性心不全等による循環血液量の増加を推測することが可能です。心エコー検査というと「左室駆出率：ＬＶＥＦ」（Ejection Fraction/EF）が着目されやすいですが、高齢者では心疾患に基づく左室駆出率低下による心不全（heart failure with reduced ejection fraction：HFrEF）だけでなく、その半数は収縮機能が保たれていても心不全症状がある「収縮機能が保たれた心不全」（heart failure with preserved ejection function：HFpEF）であることがわかってきました[2]。HFpEFにおいても心臓に血液が戻るための「拡張機能」が低くうっ血が起こるため、右房に血液を戻す下大静脈径が心不全評価の目安になるのです（図5）[注]。

2）胸骨左縁から左心室を描出するアプローチ（図6）（短軸像）

【手順】

　左側臥位、または左半側臥位の患者に、視診と触診で胸骨左縁第3、4肋間を確認し、その肋間にプローブマーカーを右肩約1時の方向にしてプローブを置きます。これで胸骨左縁左室の短軸像が大動脈弁レベルで観察できます。次

図5　拡張不全による下大静脈のうっ血

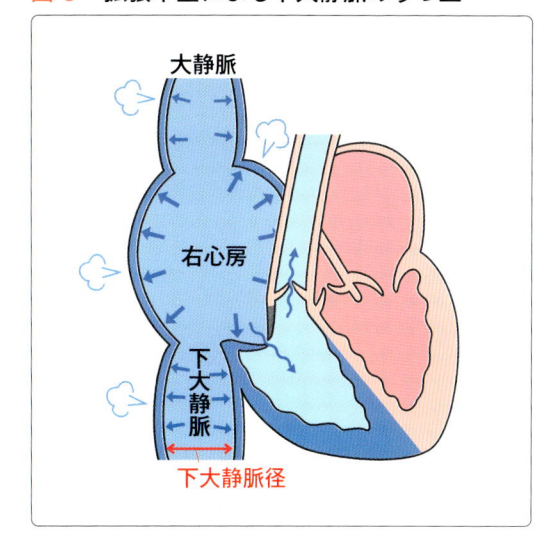

に、ゆっくりと患者の胸骨側（心尖部）にプローブを傾けると胸骨左縁左室の短軸像が乳頭筋レベルで観察できます。この乳頭筋レベルの左室短軸像で左室収縮能を観察することが推奨されています[1]。左室が正円になるよう心がけましょう。

【観察と評価】

　左室収縮能は、体循環に「左室」がどれだけの血液を送り出すことができるか、という心拍出量を決める因子の1つであり、ショックや脱水、貧血などの循環血液量の低下、心不全の増悪、呼吸困難・息切れの原因のアセスメントに役立ちます。

　観察は、乳頭筋レベルの傍胸骨左室短軸像による、①心内膜の左室中心への移動と、②心室壁厚の変化になります。心内膜の左室中心への移動は、心内膜が収縮期に左室の中心に対称的に移動するか、心室壁がどのくらい厚くなるか観察します。

　超音波診断装置に自動的にEFを算出する機能がついている場合もありますが、ポケットエコーではその機能がないこともあります。図5のように、拡張期末期の心室壁厚の距離と収縮期末期の心室壁厚の距離を計測して算出するのも参考になるでしょう（ビジュアルEF計算

注）下大静脈径だけの評価でなく、呼吸性変動の動的評価が必須である。また、身体診療所見との統合評価も必要である。

図6　胸骨左縁から左心室を描出するアプローチ

プローブの位置	プローブマーカーの位置	エコー画像	計測、観察	評価
			心内膜腔の中心への移動	
			心室壁が心内膜腔の中心に移動	正常
			心室壁の移動が偏る	心室壁運動異常
			Kissing	脱水、循環血液量低下
			心室壁厚の変化（ビジュアル EF）	
		心室壁厚径 / 心室壁厚径 収縮期末期　　拡張期末期	≧ 70%	貧血、循環血液量減少
			>50%	左室収縮能：正常
			30〜50%	低下
			<30%	重度低下

ビジュアル EF 計算式：収縮期末期の心室壁厚径－拡張期末期の心室壁厚径 / 収縮期末期の心室壁厚径×100

式）。計測が難しければ、心内膜腔が「小さい / 大きい」、心室壁厚の変化が「大きい / 小さい」など、目視で判断してもよいでしょう。

左室駆出能の評価分類は、過収縮（ビジュアル EF 70% 以上）－正常（ビジュアル EF 50% 以上）－低下（ビジュアル EF 30〜50%）－重度低下（ビジュアル EF 30% 未満）になります。

左室収縮能は計測をせず、目視で評価するだけでも有用です。動画を保存して、多職種と情報を共有し判断する機会が増えることで、ビジュアル EF が判断できるようになります。

文献

1. 亀田徹：内科救急で使える！Point-of-Care　超音波ベーシックス．医学書院，東京，2019：4.
2. 柴山謙太郎：POC 心エコー．谷口信之監修，領域横断チョイあてエコー活用術，メディカ出版，大阪，2019：23，37.
3. Owan TE, et al：Trends in prevalence and outcome of heart failure with preserved ejection fraction. The New England Journal of Medicine 2006；355（3）：251-259.

COLUMN

心エコーでは画像の見かたが違う？

　プローブの向きや画像の見かたは、検査部位領域によって決められており、横断面と縦断面の表示も日本超音波医学会で決められています。

　体幹の縦断走査では、画面の左側が"頭側"となり、四肢の縦断走査では、画面の左側が"近位側"となります（体幹や四肢における横断走査、縦断走査のエコー画像の見かたは、p38〜39 参照）。しかし、心エコーではこのルールが"逆"になっています（図）。

　この項で紹介している心エコーは縦断像がメインとなりますが、縦断像では画面の左側が"尾側"となっていることに注意しましょう。

図　体幹のエコーと心エコーにおける縦断走査の見え方の違い

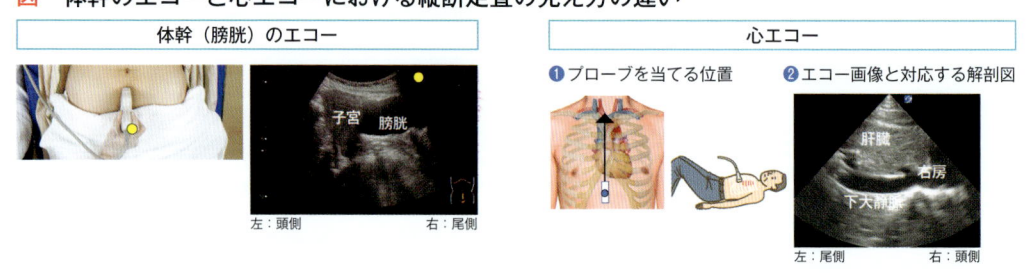

体幹（膀胱）のエコー　　　　　　　　　　心エコー

左：頭側　　　右：尾側　　　❶プローブを当てる位置　❷エコー画像と対応する解剖図　　左：尾側　　　右：頭側

換気等の確認：肺エコー（無気肺の評価を含む）

野村岳志

Point

- 換気の確認や胸水の確認は、エコーを使うと簡単に判断でき、すぐにできるようになる画像診断である。

- 胸水は、壁側胸膜と肺の間に液体の低エコーの間隙が描出される。慣れてくると画像のコントラストやモヤモヤ像により、胸水の性状がある程度診断できる。

- 無気肺は多くの場合、胸水の深部に実質臓器様に描出される。無気肺は通常肝臓と同様な実組織のような描出になり "Tissue-like sign" と称される。

換気の確認や胸水の確認などは、エコーを使うととても簡単に判断できます。すぐにできるようになる画像診断です。まずは、胸郭にポケットエコーを当ててみてください。

換気および無気肺の確認

① 使うプローブ

●リニアプローブ

胸膜ラインの確認：肺エコー観察は胸膜ラインの観察から始まります。そのため、深さ4cm以内（通常は2cmくらいのところに胸膜ラインが確認できます）の画像を明瞭に確認するためにリニアプローブを用います。

●コンベックスプローブ

横隔膜と肝臓、脾臓の動きの観察、胸水の量、無気肺の広がりを観察するためには、深さ15cm前後の深部まで観察する必要があるため、成人ではコンベックスプローブを用いて観察します。心臓用のセクタプローブを用いる場合もあります。

② 胸郭から観察する肺エコーの基本的画像と判断に必要なサイン

肺の動きを観察するために胸郭に超音波プローブを当てたときに、側胸膜の深部はすべてアーチファクトであることを理解してください。胸水貯留、胸水貯留＋無気肺などの場合を除いて胸膜の深部に空気が存在すると、超音波は100%反射され、その深部の画像を構築できません。そのため、肺実質表面深部はアーチファクトとなるため、アーチファクト画像を理解する必要があります。観察を始める際に必要な1つの基本像と2つの代表的アーチファクトを覚えておくとよいと思います。

1）基本像（図 1）

検査開始時にはリニアプローブを鎖骨中線上で乳頭の頭側（第3〜4肋間くらい）に体軸と水平（縦走）に当てます。そして、上下肋骨と肋間筋の深部に高輝度の胸膜ラインを確認します。上下肋骨が左右に位置するこの画像は、肋骨がコウモリの羽のように見えるということか

図1 肺エコーを始める基本画像

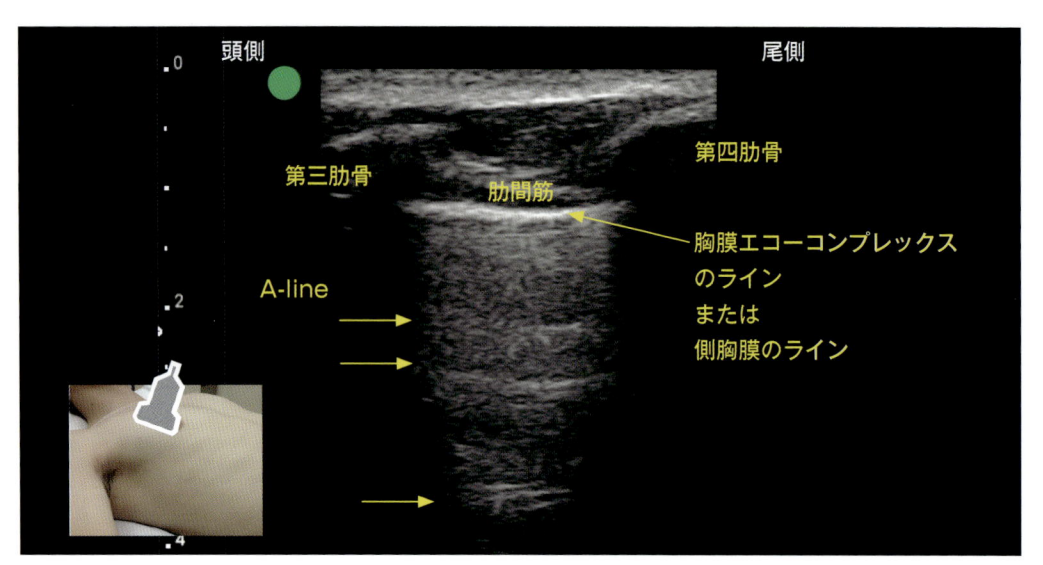

胸部鎖骨中線上で第3肋間隙の縦走画像で観察を始める。画像の両側に肋骨が描出される（bad sign）。両肋骨の間の肋間筋の深部に胸膜ライン（胸膜エコーコンプレックスまたは側胸膜）が描出され、その深部に多重反射（A-line）が観察できる。

ら、"bad sign" と呼びます。この画像で、肋骨間の肋間筋と深部の胸膜ラインを確認すると、胸膜ラインを誤認することなく判別できます。

2）A-line（図1参照）：胸膜ラインの深部は気相

皮膚、皮下組織、肋間筋の深部に描出される輝度の高いラインの多重反射です。

●正常肺の場合は、この輝度の高いラインは臓側胸膜、表在の肺実質、生理学的胸水、壁側胸膜から構成され"胸膜エコーコンプレックス"と称します。その深部に空気が満ちていると、超音波画像上に多重反射を構築して、その多重反射のアーチファクトが A-line となります。

●気胸の場合は、この輝度の高いラインは壁側胸膜です。壁側胸膜深部に空気が満ちていると、同様に壁側胸膜の多重反射の A-line が画像に描出されます。

3）B-line（図2）：肺実質の間質に炎症や水分が多い

臓側胸膜から構築される彗星状（コメットテイル）のアーチファクトです。表在する肺実質の組織の間質炎症または水が貯留しているなど、間質病変によって生じるアーチファクトです。

❸ 胸膜の動きによる換気の確認

●観察を始める場所

リニアプローブを鎖骨中線上で乳頭の頭側（第3〜4肋間くらい）に体軸と水平（縦走）に当て図1のような画像を描出します。

●観察を始める動画

Lung sliding（図3）：Lung sliding は肺に空気が出入りしている所見です。臓側胸膜が壁側胸膜に接して空気の流入排出に伴い動いている（動画矢印）所見でもあり、上気道からの空気が肺に届いている（換気されている）所見です。臓側胸膜が壁側胸膜に接地しているため観察できる画像で、この画像の観察ができれば、

図2　B-line

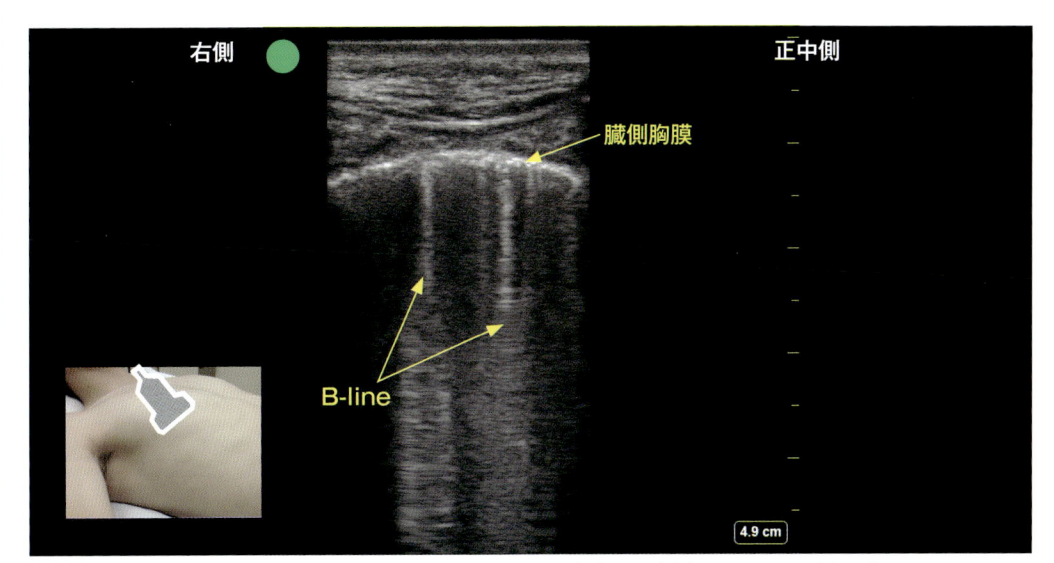

臓側胸膜から出ているコメットテイル画像で画像深部までA-lineを消して到達するアーチファクトである。

図3　Lung sliding（肺エコーを始める基本となる画像）

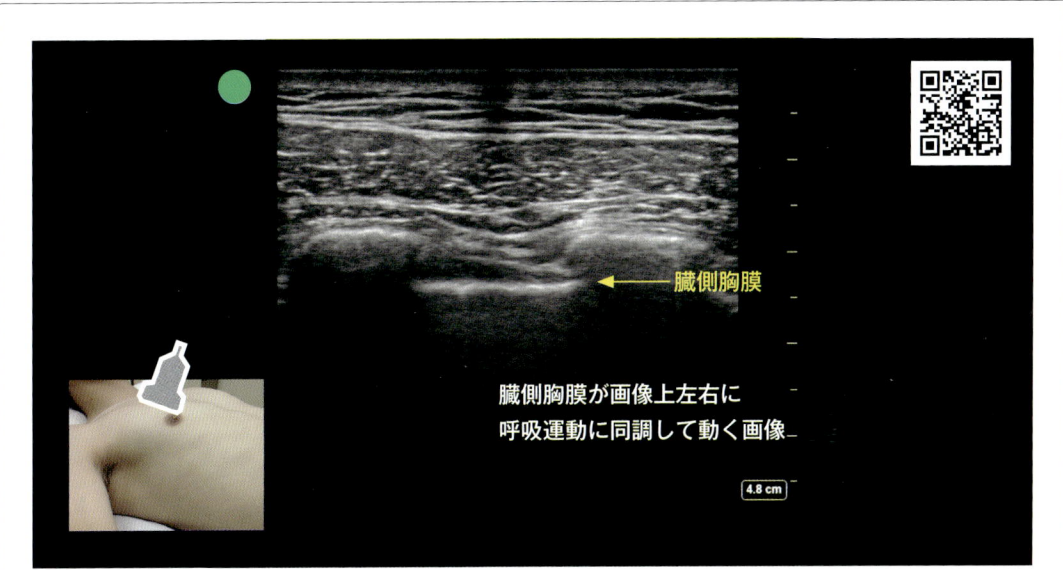

臓側胸膜が壁側胸膜に接地して呼吸とともに画像横方向にすべる画像である。この画像は描出されている肺が呼吸運動により空気が充満され、動いている画像である。
また、壁側胸膜と臓側胸膜が接地している証拠であり、気胸は否定される。

ちょっと**Q****A**

A1　どうして体軸に水平に当てる？

　水平に当てると胸膜ラインも肋骨ラインも画像上は同じカーブを描きますので、肋骨ラインを胸膜ラインと誤認する可能性があるからです（下図）。

図　肋骨と胸膜ライン

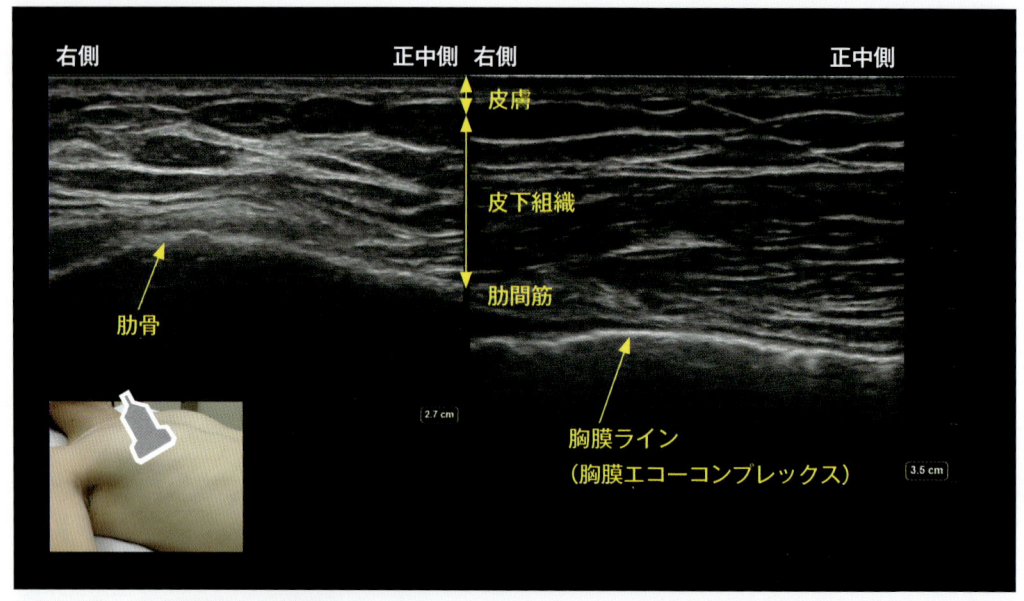

肋骨も胸膜ラインも同形なカーブを描く。
左画像：皮下組織の深部に肋骨が描出されている。
右画像：皮下組織と肋間筋の深部に胸膜ラインが描出されている。

A2　静止画での胸膜ラインはどんなもの？

　静止画で観察できる胸膜ライン（高輝度のライン）は「胸膜エコーコンプレックス」と呼ばれます。健常人の場合は、壁側胸膜、壁側胸膜と臓側胸膜間に存在する生理学的胸水、臓側胸膜、臓側胸膜下の表層の肺組織から構成されるラインになります。

気胸を否定して、空気が出入りしている（換気）所見となります。換気がされていない場合には、頭側尾側の動きがなくなり、次に示す臓側胸膜が心拍動を伝える Lung pulse（図4）という画像が観察できます。

④ 横隔膜の動きによる換気の確認
●観察を始める場所
　コンベックスプローブを前中腋窩線上に体軸に縦走に（観察窓が取れない場合は、肋間に方向を合わせて当てます。
●どんな画像を観察するか
　右側では肝臓の画像を描出して、呼吸運動と

図 4　Lung pulse

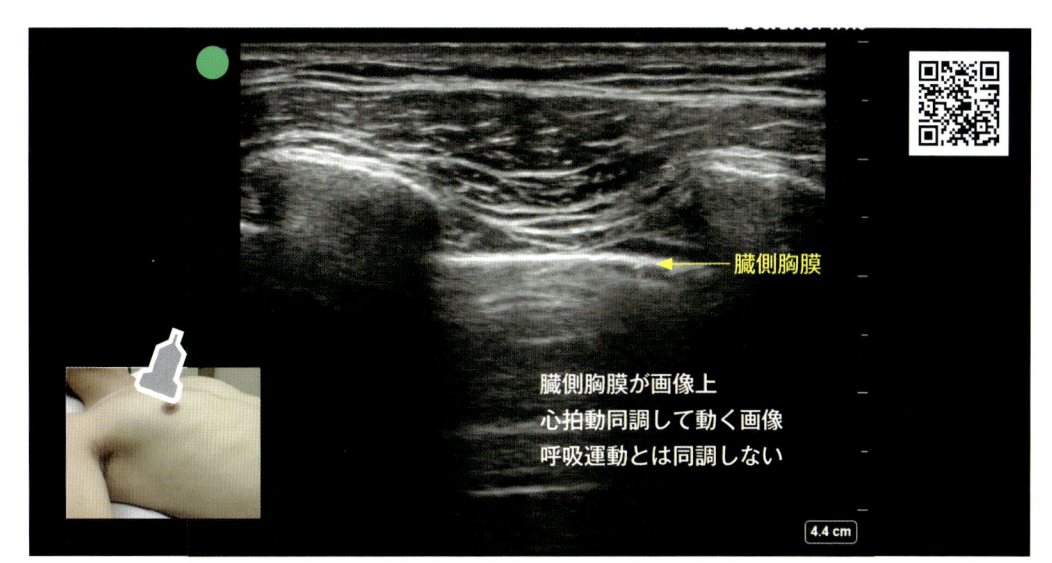

心拍動が肺表層に伝わって観察できる画像である。換気運動とは関係なく、壁側胸膜と臓側胸膜が接地している証拠である。

ちょっと Q A

A3　"Lung pulse"ってどんなもの？

　動画で観察できる胸膜ライン（高輝度のライン）が心拍動に同期して拍動する動きを言います。呼吸運動があるかどうかは判断できません。臓側胸膜が壁側胸膜に接地しているため観察できる画像で、この画像の観察ができれば、気胸を否定する所見となります。

同調して肝臓が尾側に移動していることを確認します（図5）。肝臓と肺の間の輝度の高い弓形は肺底部の空気です。左側では同様に脾臓の動きを観察しますが、脾臓の描出が難しい場合も多く、そのときには前述した左胸郭前面からLung sliding を観察するほうがよいでしょう。

⑤ 胸水・無気肺の確認（図6）

●観察を始める場所

　コンベックスプローブを中腋窩線上に体軸に縦走に（観察窓が取れない場合は、肋間に方向を合わせて）当てます。

●どんな画像を観察するか

　胸水がある場合には、壁側胸膜と肺の間に液体の低エコー（黒い）の間隙が描出されます。また、慣れてくると画像のコントラストやモヤモヤ像により、胸水の性状がある程度は診断できます。

　無気肺は多くの場合、胸水の深部に実質臓器様に描出されます。無気肺は通常肝臓と同様な実組織のような描出になり"Tissue-like sign"と称されます。また、"Lung consolidation"（固まった肺組織）とも称します。わずかに空気が無気肺の気管支に流入すると、白い光点となります（図7）。

図5 右中腋窩線から肝臓、横隔膜、肺底部の動きの観察

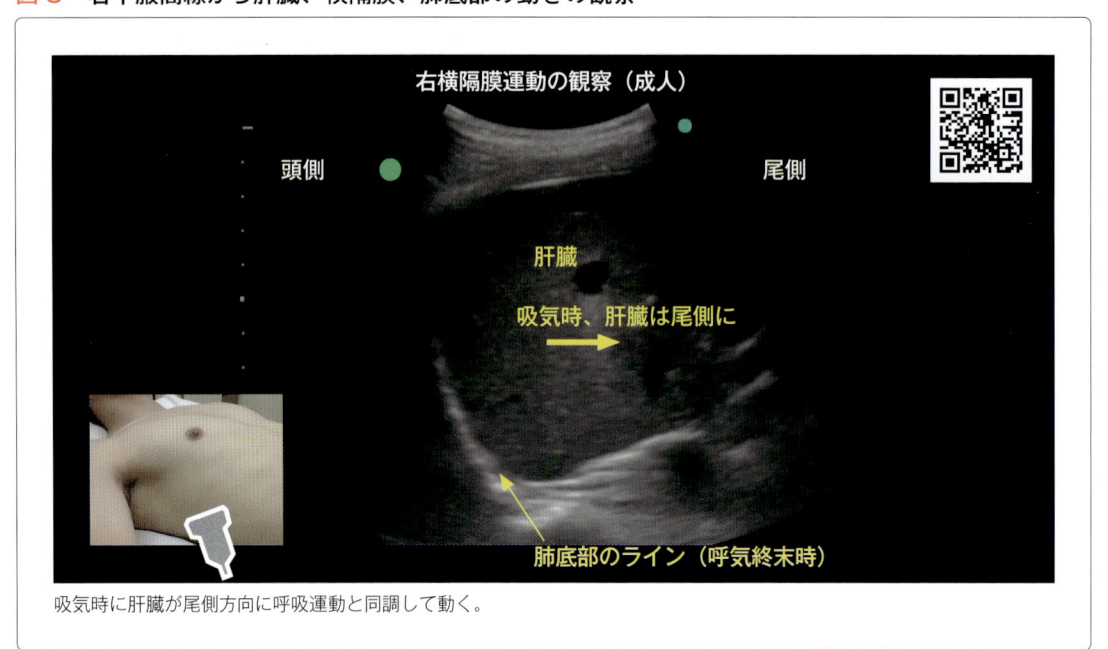

吸気時に肝臓が尾側方向に呼吸運動と同調して動く。

図6 重症無気肺と胸水の症例

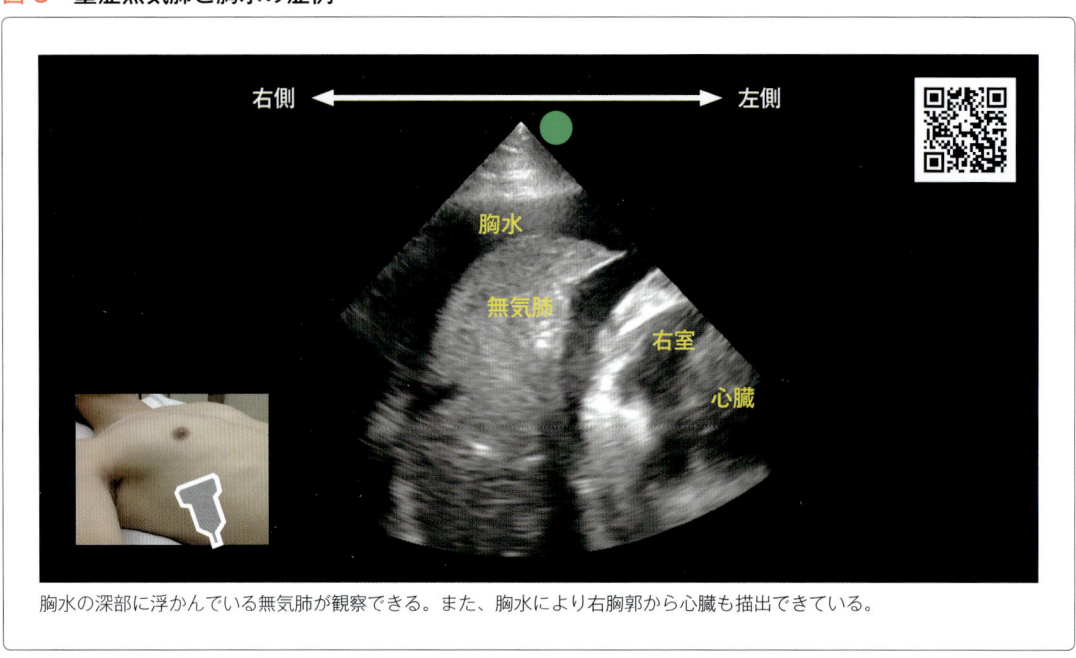

胸水の深部に浮かんでいる無気肺が観察できる。また、胸水により右胸郭から心臓も描出できている。

❻ 観察の評価（図8）

A：換気の有無はどう評価しますか？

● 左右の肺で Lung sliding が確認できます→どちらの肺も換気されています。

B：気胸の有無はどう評価しますか？

● Lung sliding または Lung pulse が確認できます→気胸はありません。

C：胸水や無気肺の有無はどう評価しますか？

● 壁側胸膜と臓側胸膜が接地して Lung slid-

図7　無気肺の実質臓器様（Tissue-like-sign）

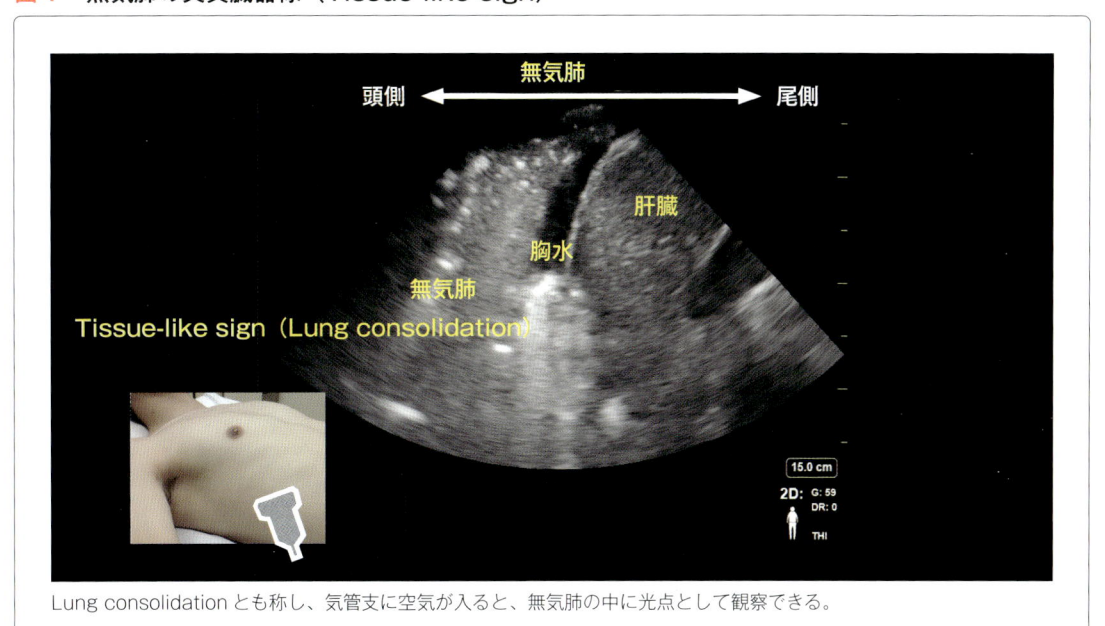

頭側 ←無気肺→ 尾側

肝臓

胸水

無気肺

Tissue-like sign（Lung consolidation）

15.0 cm
2D: G: 59
DR: 0
THI

Lung consolidation とも称し、気管支に空気が入ると、無気肺の中に光点として観察できる。

図8　エコー所見による換気と気胸否定診断の確認のフロー

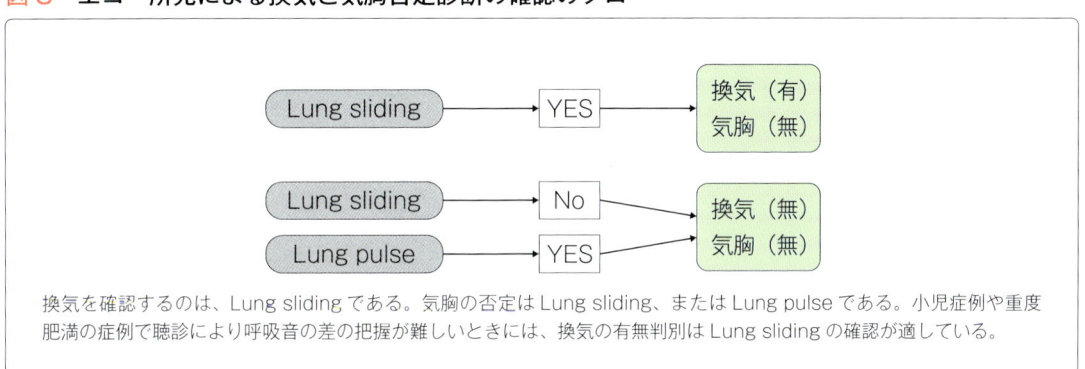

Lung sliding ─ YES → 換気（有）気胸（無）

Lung sliding ─ No →
Lung pulse ─ YES → 換気（無）気胸（無）

換気を確認するのは、Lung sliding である。気胸の否定は Lung sliding、または Lung pulse である。小児症例や重度肥満の症例で聴診により呼吸音の差の把握が難しいときには、換気の有無判別は Lung sliding の確認が適している。

ing、または Lung pulse が確認できます。→
胸水はありません。

●胸腔に実質臓器様の肺が確認できません。→
無気肺はありません。

頸部食道での食道挿管の有無の確認 [1]

❶ 使うプローブと観察する場所

リニアプローブを左鎖骨上頸部に当てます（図9）。

❷ 確認する画像

頸部食道は筋層がドーナツ状に描出されます。食道に気管チューブが挿入された場合には、正中の気管のように大きく膨らんだ円形の画像が観察できるようになります（Double tract sign）。

引用文献

1. 山田直人：換気等の確認：肺エコー．真田弘美，藪中幸一，野村岳志編：役立つ！ 使える！ 看護のエコー，照林社，東京，2019：140-147.

参考文献

1. Lichtenstein DA, Meziere GA, Lagoueyte JF et al：A-lines and B-lines: lung ultrasound as a bedside tool for predicting pulmonary artery occlusion pressure in the critically ill. Chest 2009；136（4）：1014-1020.
2. Picano E, Frassi F, Agricola E, et al：Ultrasound lung comets：A clinically useful sign of extravascular lung water. J Am Soc Echocadiogr 206；19：356-363.
3. 野村岳志：肺エコー診断の基本．臨床麻酔 2016；40（2）：179-187.
4. 野村岳志：Point-of-care lung ultrasound. 日本集中治療医学会雑誌 2016；23（2）：2016.
5. 鈴木昭広，吉田拓生：肺エコー．真弓俊彦，野村岳志，ICUエコー，INTENSIVIST．メディカル・サイエンス・インターナショナル，東京，2017.

図9　左鎖骨上内側部からの食道の観察

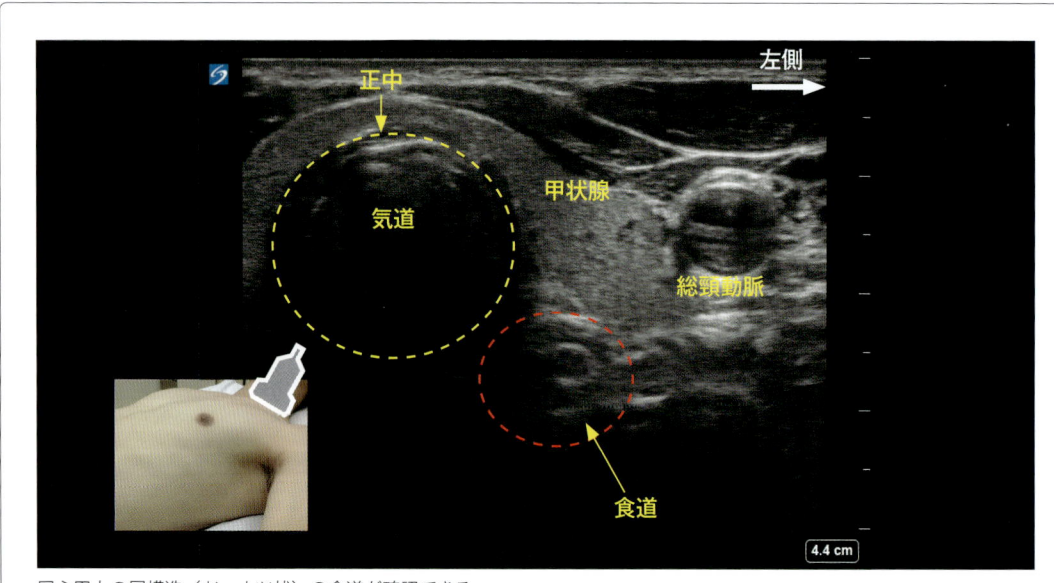

同心円上の層構造（ドーナツ状）の食道が確認できる。

シャントの管理

野村岳志

Point

- ポケットエコーを使うことによって、狭窄部位を特定して、シャントマップを作成することができる。
- エコーでは、血液透析を効率よく行うことができる穿刺部位を確認できる。
- 狭窄部位の穿刺を防ぐことにより、シャント寿命を延長できる。

シャント管理の重要性

内シャントを作成した腎不全患者においては、その維持管理は生命予後にかかわり非常に重要です。細心の注意を払って管理していても、長年使用するシャント血管は狭窄や閉塞を生じます。狭窄や閉塞が生じた場合、シャントが血行再建できればいいのですが、シャントが使えなくなった場合は、より心臓に近いところでシャントを再作成する必要があります。

また、腎機能と心機能は密接に関係しており、慢性腎不全の患者では心機能障害を併発している患者もおり、「心腎症候群」として知られています[1]。心臓機能が低下した患者で心臓により近いところでシャントを作成すると、心臓に大きな負荷がかかり心不全を誘発する原因にもなるのです。そのため、前腕のシャントは長期間、適切に管理維持する必要があります。

シャント狭窄・閉塞を引き起こす原因

注意してシャントを維持していても、シャント狭窄や閉塞は生じます。その理由としては、頻回の血管穿刺と静脈内への圧負荷が挙げられます。血管穿刺を頻回に行うと血管が脆弱になり、シャント閉塞を起こしやすいことは容易に

理解できるでしょう。

そして、平滑筋と弾性線維がない静脈壁は圧負荷に弱い構造です。その静脈に透析器からの血流が直接注入されると、静脈壁は耐えることができず、狭窄したり閉塞したりするのです。

シャント狭窄が透析治療に及ぼす影響

透析時間の延長

透析シャント狭窄・閉塞が起こると、シャントの中を血液が流れにくくなります。そのた

め、血液が安定して回収できなくなり、血液を身体に戻すときの圧力が高くなるため、透析時間が本来よりも長くなってしまいます。

❷ 血液の再循環

　また、返血部位より中枢に強い狭窄部位があると返血圧が高くなり透析時間が長くなること

や、浄化され返血した血液が逆流して脱血する血液と混ざることもあり、その場合は透析効率が悪くなります。

シャントの評価と超音波画像を用いたシャントマッピング

　聴診法と超音波診断法がありますが、狭窄部位を詳細に評価するには超音波画像が最適と思います。聴診法では狭窄部位では血流音が高音になりますが、どの程度の狭窄か、その判断には熟練が必要です。しかし、超音波画像を見ると一目瞭然で狭窄がわかります。

　エコーを行った患者に関してシャントマップ（図1）を作成すると、狭窄の程度や適切な穿刺部位、また狭窄の進行具合なども診断できます。少しでも長く作成したシャントが利用できるように考えると、超音波画像による評価とマッピングが非常に有用になるのです。

　最近は、少し高性能な超音波機器のドップラーを用いてグラフト血流を測定し、評価する方法もでてきています。

図1　超音波画像を加えたシャントマップ

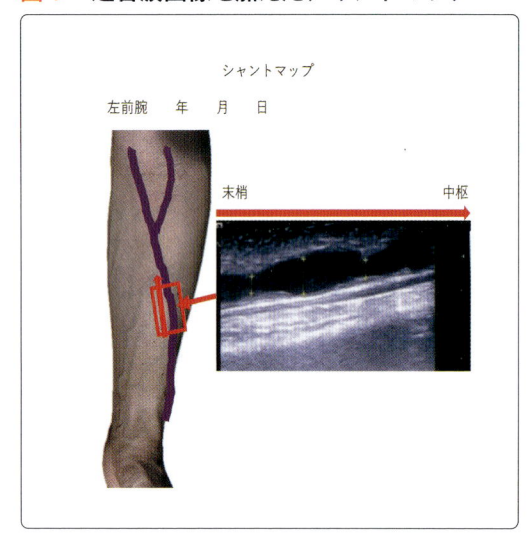

参考文献

1. Ronco C, McCullough P, Anker S, et al：Cardio-renal syndromes: report from the consensus conference of the Acute Dialysis Quality Initiative. Eur Heart J 2010: 31(6)：703–711
2. Lok C, Huber T, Lee T, et al：KDOQI Clinical Practice Guideline for Vascular Access: 2019 Update. Am J Kidney Dis 2020；75(4 Suppl 2): S1-S164.
3. Mario M, Ibeas J, Malik J：Current role of ultrasound in hemodialysis access evaluation. J Vasc Access 2021；22(1suppl): 56-62.
4. Saati A, Puffen beger D, Kirksey L, et al：The role of hemodialysis access duplex ultrasound for evaluation of patency and access surveillance. Cardiovasc Diagn Ther 2023; 13(1): 190-195.

その他のエコー技術
PICC の挿入確認、末梢神経ブロックカテーテルの確認、深部静脈血栓症（DVT）の確認

渡邊　至

Point

- PICC は挿入後の観察・管理がとても重要で、エコーにより上腕刺入部から腋窩静脈まで、ほぼ全長にわたりカテーテルの観察が可能である。

- 末梢神経ブロックカテーテルでは、術前に入れたカテーテルが手術中に逸脱し脱落していることもあり、ポケットエコーでの確認が有効である。

- 肺血栓塞栓症の原因である下肢の中枢型 DVT の有無を確認するときに、エコーは有効なツールである。

I PICC の挿入確認

PICC（peripherally inserted central venous catheter：末梢挿入式中心静脈カテーテル）は末梢静脈から挿入する中心静脈カテーテル（central venous catheter：CVC）です。現在では看護師が行う特定行為の1つに加わり、日々の臨床で挿入しているという方もいらっしゃると思います。今後、医療における働き方改革の影響で、さらに看護師へのタスクシフトが進む領域だと思います。

具体的な挿入方法については成書に譲り、ここでは挿入後の管理について解説します。

PICC は内頸静脈や鎖骨下静脈といった大血管から挿入する CVC と比較すると、挿入時の致死的な合併症は少ないとされていますが、血栓形成やカテーテル関連血流感染といった、生命にかかわるような合併症のリスクを常に認識する必要があります[1]。しかも、このような合併症は挿入後しばらく経過してから発症しますので、PICC は正しく挿入することも大切ですが、実は挿入後の観察・管理がとても重要なのです。

挿入している側の上肢の浮腫や色調の変化など、血栓による静脈閉塞を疑った場合、診断のためには造影 CT 検査が必要となります。しかし、PICC を挿入している患者は全身状態が悪いことが多く、造影による腎機能の悪化のリスクもあります。このような場合に、実はベッドサイドでポケットエコーを使って確認できることも多く、とても役に立つのです。

PICC の場合は、上腕刺入部から腋窩静脈まで、ほぼ全長にわたりカテーテルの観察が可能です。今回は Midline カテーテルでの確認を紹介します（図1）。Midline カテーテルは、わが国では2024年2月に正式に販売が開始されました。PICC と末梢ルートの中間的な存在で、高カロリー輸液には向かないものの、PICC に比較してカテーテル閉塞や血流感染が少ないことが海外では示されており[2]、今後ルートの選択肢に加わると考えています。

図1 PICC の確認（Midline カテーテル）

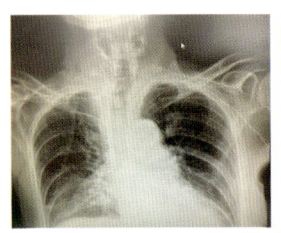

**A. 左上腕内側皮静脈より
挿入（挿入長 24cm）**

先端は左鎖骨下静脈

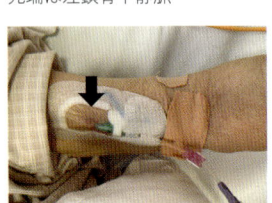

B. 挿入後 10 日目

刺入部に皮下出血を認める（黒
矢印）.
腫脹，発赤は認めない

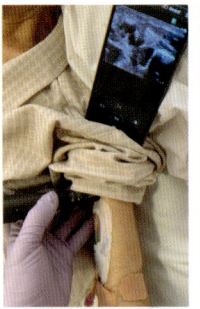

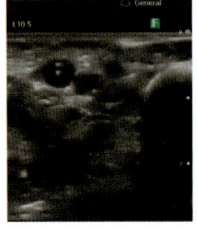

C. 上腕静脈短軸像

最初に短軸像でおおよ
その位置を確認する。

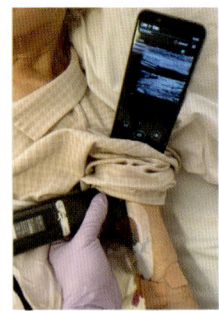

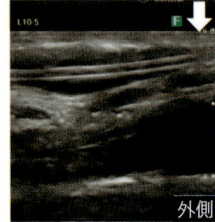

D. 上腕静脈長軸像

全長にわたり観察可能。
血栓付着なし，刺入部も
皮下腫脹なし（白矢印）

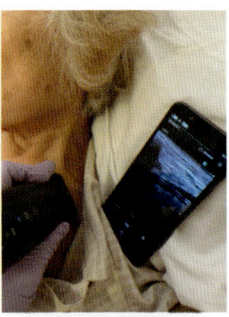

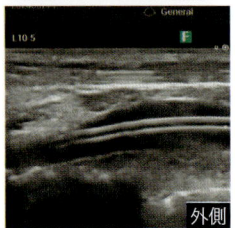

E. 腋窩静脈長軸像

臥位で観察（座位では静脈
が虚脱して観察が難しくなる）
血栓付着なし

Ⅱ 末梢神経ブロックカテーテルの確認

　令和4年度診療報酬改定において「術後疼痛
管理チーム加算」が認められ、チームの一員と
して持続末梢神経ブロックを行っている患者を
診ている看護師もいると思います。近年、末梢
神経ブロックでも硬膜外麻酔同様にカテーテル
を用いた持続鎮痛が行われるようになりました。

　例えば、人工膝関節置換術（total knee
arthroplasty：TKA）を例にとると、以前行わ
れていた腰部硬膜外麻酔による術後鎮痛では、
非手術側にも麻酔が効いてしまうため、離床や
リハビリテーションの遅れが問題となっていま
した。さらに、深部静脈血栓症（deep vein
thrombosis：DVT）に対する術後予防的抗凝
固療法も一般化し、カテーテル抜去のタイミン
グも煩雑化してきました。静脈内にオピオイド
を投与する iv-PCA の場合は、ふらつきや悪心
嘔吐（postoperative nausea and vomiting：
PONV）が問題となります。

　一方、持続末梢神経ブロックは手術側の患肢
だけに鎮痛効果を発揮し、PONV の原因とな
らないため（使用する麻薬が減少するためリス
クを減らす効果があります）、わが国では最近
一般的な鎮痛方法となってきました。

　カテーテル挿入はエコーガイド下で行うた
め、目的とする神経に的確に局所麻酔薬を投与
することができ、成功率ほぼ100%に近い理想
的な方法です。しかし、実は挿入したカテーテ
ルは逸脱する（ずれてしまう）ことがよく知ら
れています[3]。

　背中から挿入する硬膜外麻酔と違って、神経
ブロックのカテーテルは、皮下組織や筋肉と
いった柔らかくて動きのある組織の中を通過し
た状態で留置されます。見た目の深さ（挿入
長）が変わっていなくても先端の位置が変化
（逸脱）してしまい、目的とする神経に局所麻
酔薬がうまく浸潤していない可能性がありま

す。例えば術前に入れたカテーテルが手術中に逸脱し、手術室を退室するときにはすでに脱落していることも、実際にはしばしばあるのです（※自験例メモ，p139 参照）。手術室から帰って来たときには痛みはなかったのに（カテーテル挿入時の局所麻酔薬ボーラス投与が効いていた）、翌日以降のリハビリが痛くて進まない（持続投与が効いていない）という症状を見たら、ポケットエコーの出番です！

神経ブロックカテーテルは挿入直後には比較的全長が描出しやすいのですが、時間が経過すると組織内でたわみを持つため、描出が困難になることがしばしばあります（図2）。カテーテルそのものが描出できなくても、注入した局所麻酔薬が目的とする神経の近くに拡がっていれば、そのカテーテルの位置は問題ないと判断できます。まずカテーテルが挿入されていると思われる部分の神経を描出し（図3）、カテーテルから生理食塩水を2〜3cc注入し、薬液の

拡がり（液体なので低エコー：黒）を確認します。拡がりが確認できない場合は、生理食塩水1cc ＋空気 1 mL を注入します。空気はエコー画面では非常に強い反射を引き起こし高エコー（白）として描出されます。空気の後ろにはエコーが透過できなくなるため、空気の存在する

図2　神経ブロックカテーテルの描出

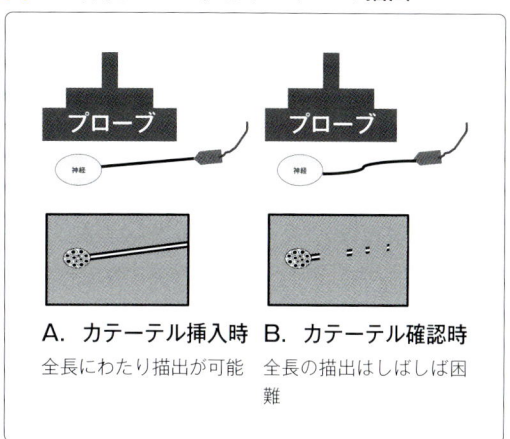

A. カテーテル挿入時
全長にわたり描出が可能

B. カテーテル確認時
全長の描出はしばしば困難

図3　坐骨神経ブロックカテーテル確認例

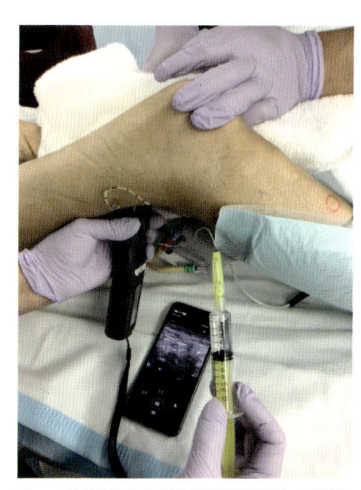

A. 手術室で下肢切断術前に確認

疼痛コントロール目的で1週間前に挿入したカテーテルの位置確認。基本的には膝裏からプローブを当てる。
位置が問題なければ、カテーテルから局所麻酔薬を追加しそのまま手術麻酔として使用する。

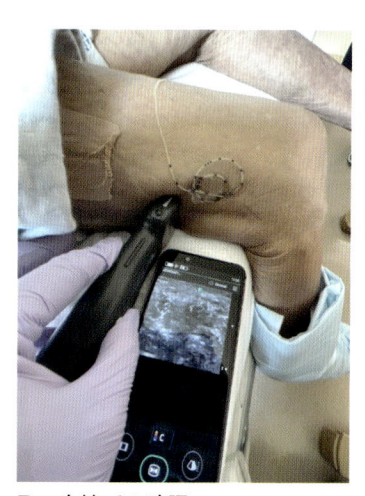

B. 病棟での確認

疼痛コントロールが悪化したため、カテーテルの位置を確認する。
疼痛などにより膝裏からのスキャンができない場合でも、神経が描出できれば確認が可能となる。

図4　坐骨神経ブロックカテーテル確認 / 超音波画像

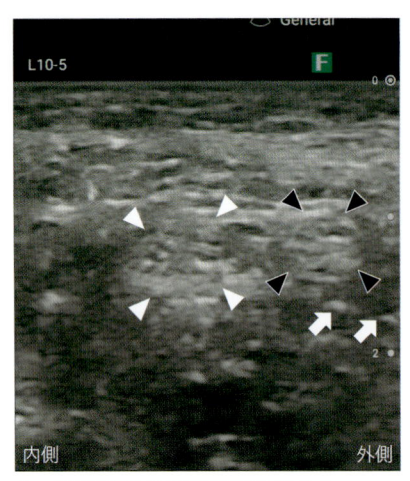

A．膝窩部での坐骨神経の見え方

内側に脛骨神経（白三角）、外側に総腓骨神経
（黒三角）。
カテーテルはわずかに描出（白矢印）される。
挿入後時間が経過した神経ブロックカテーテル
本体が直線的に描出されることは稀である。

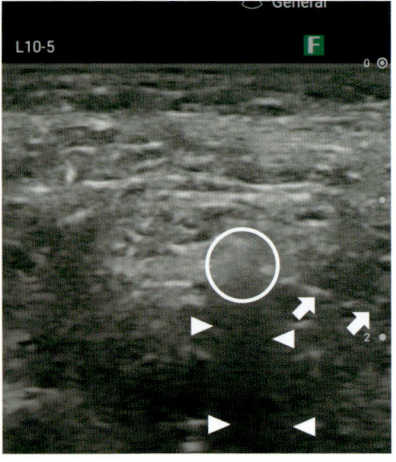

B．カテーテル先端位置の確認方法

カテーテルから生理食塩水 1 cc ＋空気 1 mL
を注入、目的とする神経の近くに空気による高
エコー像（白丸）と、音響陰影（白三角）が観
察されている。

部分の後ろに黒い影（音響陰影）が形成されま
す（図4）。

　注意点としては、以下の点が挙げられます。

・接続付け外しの際に汚染（不潔に）してしま
　わない。

・フィルターがついている場合はフィルターよ

り患者側で注入する。

・空気を注入し過ぎるとすべてが描出しにくく
　なる。

・血管内に挿入されているカテーテルでは施行
　しない。

※自験例メモ

　当院では年間 100 件以上の TKA を行っています。術後疼痛管理チームの活動を開始した当初、TKA 術後 2 日目、3 日目の疼痛コントロールがよくない患者がいることがわかりました。実際にベッドサイドエコーで確認すると、そのような患者ではカテーテルからの局所麻酔薬がちゃんと神経に到達していないことがわかりました（図 5）。

　それ以来、手術終了後に、手術室内でカテーテル先端をエコーで再確認することをルーチン化しました。実際に術前に挿入したカテーテルは、手術操作で（手術中に膝の屈伸を頻回に行います）2 割くらいの患者ですでに脱落（逸脱）してしまっており、その場で入れ直してから退室していました。現在では、カテーテルの種類や挿入位置を調整することで、ほぼ入れ直しなく帰室できています。本当に、見てみないとわからない！　と痛感しました。

図 5　大腿神経ブロックカテーテル確認 / 逸脱例

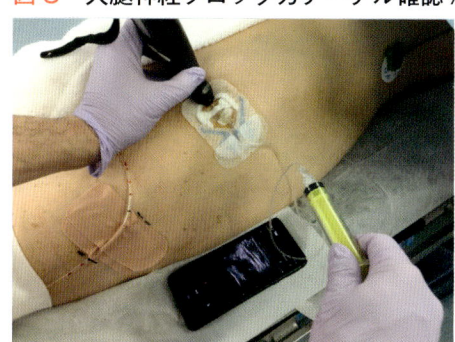 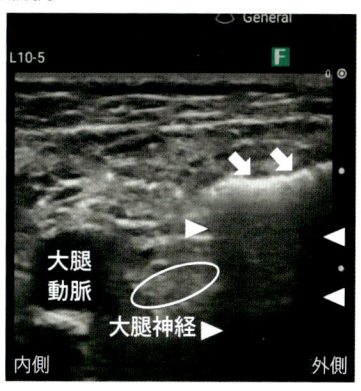

A.　大腿神経ブロックカテーテル確認
術後にカテーテルの位置を再確認。
フィルターを外して、生理食塩水と空気を少量注入する。

B.　カテーテル逸脱
カテーテルそのものは描出されず、注入された空気による高エコー像（白矢印）と音響陰影（白三角）が描出される。
目的とする大腿神経（白丸）からは外側浅層にずれており、術中のカテーテル逸脱が疑われた。

Ⅲ 深部静脈血栓症（DVT）の確認

肺血栓塞栓症（pulmonary thromboembolism：PTE）は生命にかかわる合併症です。2017年の日本麻酔科学会による偶発症調査によると、PTEの発症率は1万手術あたり2.80人でした。肺血栓塞栓症の原因の約9割が下肢の中枢型DVT（大腿静脈、膝窩静脈）であることがわかっていて、この合併症を防ぐにはDVTの有無を確認することがとても大切であることがわかると思います[4]。

しかも、先の調査ではPTEの約75％は術後に発症していると報告されていて、術後の管理と観察（看護による早期発見）がとても重要なのです。下肢の疼痛、圧痛、浮腫といった症状は、感度・特異度が低い（信頼性が低く診断の役に立たない）こともわかっていて、まさに見てみないとわからない！　エコーで診てみればすぐわかる！　疾患なのです。

エコー診断方法はとてもシンプルで簡単、ポケットエコーでも十分に施行できる検査ですので、詳細は成書で確認してください。ここでは検査の注意点とコツを中心に図6・図7に示します。

引用文献

1. Chopra V, Anand S, Krein SL, et al: Bloodstream Infection, Venous Thrombosis, and Vascular Trauma: Risk Trade-offs With Peripherally Inserted Central Catheters. Chest 2012；142（3）：427-435
2. Swaminathan L, Flanders S, Horowitz J, et al: Safety and Outcomes of Midline Catheters vs Peripherally Inserted Central Catheters for Patients With Short-term Indications: A Multicenter Study. JAMA Intern Med 2022 Jan 1；182（1）：50-58.
3. Marhofer D, Marhofer P, Triffterer L,et al: Dislocation rates of perineural catheters: a volunteer study. Br J Anaesth 2013 Nov；111（5）：800-6.
4. 日本麻酔科学会：2018年JSA肺血栓塞栓症発症調査結果の概要.

図6　下肢静脈エコー/ 大腿静脈

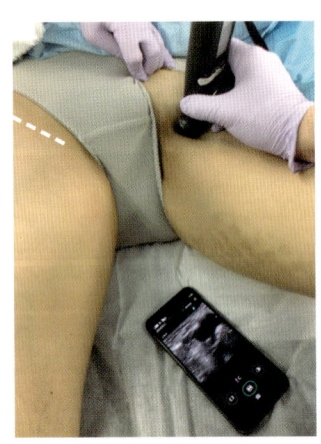

A．大腿静脈スキャン方法
体位が最も重要である。
股関節外転，膝関節屈曲、いわゆる開排位とする。
プローブを鼠径溝（鼠径部の皺：白点線）に当てると大腿動静脈が並んで描出される。
ここより末梢では動静脈が複雑に分岐するため、観察が非常に難しくなる。

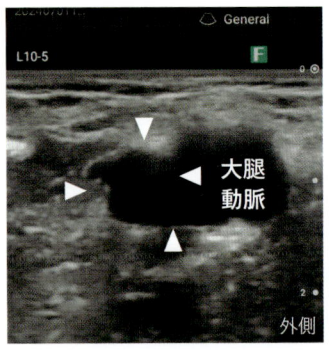

B．超音波画像
大腿動脈の内側に大腿静脈が描出される（白三角）。
動静脈の太さはだいたい同じで、内部に新鮮血栓があると静脈径が拡大する。また陳旧性血栓そのもの（高エコー）が見えることもある。

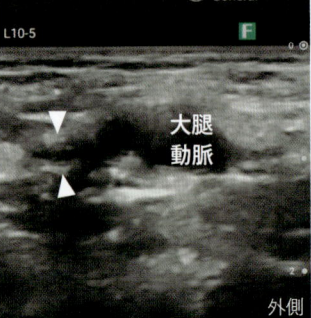

C．圧迫法
プローブで大腿動静脈を圧迫する。動脈が少し潰れる程度の圧が適切である。DVTのない静脈は圧迫により内腔が完全につぶれるが（白三角）、内腔に血栓があると潰れなくなる。

図7　下肢静脈エコー/膝窩静脈

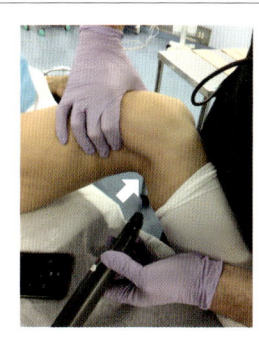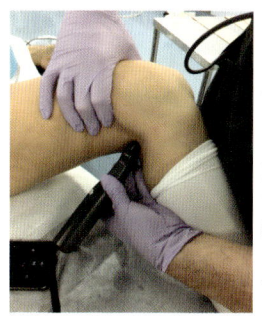

A. 膝窩静脈スキャン方法

大腿静脈より描出が難しい。大腿の筋肉を片手で把持して、膝窩襞（膝裏のしわ）を確認する（白矢印）。反対の手でその皺にそっとプローブを当てると、膝窩動静脈が描出ができる。

大腿から下腿へ移行する部分のため、膝窩静脈を素早く描出するには正しい場所にプローブを当てることが大切である。適当に膝裏にプローブを当てても、まず描出されない。

また、強く押し付けすぎると静脈は簡単に潰れてしまい、画像で確認できないこともある。

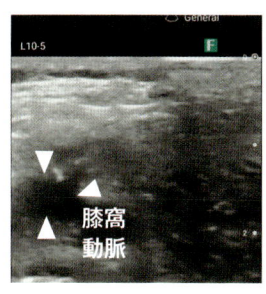

B. 超音波画像

膝窩動脈の上（浅層）に膝窩静脈が描出される（白三角）。膝窩では体表から静脈―動脈の順で位置している。

動脈しか見えない場合は、すでに静脈を圧排している可能性があるため、プローブの圧迫を緩めると静脈が見えてくることがある。

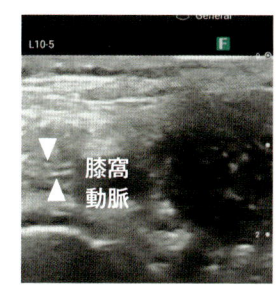

C. 圧迫法

大腿静脈同様、プローブで膝窩静脈を圧迫する。DVT のない静脈は圧迫で内腔は完全につぶれる（白三角）。詳細は成書に譲るが、圧迫により血栓を押し出してしまう可能性があるため、DVT を疑った場合は無理な圧迫操作は避けるべきである。また、輝度の高い陳旧性血栓より輝度の低い新鮮血栓のほうが、PE のリスクが高いことが知られている。血栓の質の評価ができる点もエコーの利点である。

エコーの教育

基礎教育

四谷淳子

Point

- 根拠ある看護を実践するためには、生体内で起こっている現象を科学的に理解する必要があり、エコー教育が最適である。

- 基礎看護学の静脈採血演習において、穿刺血管をエコーで確認して安全かつ正確な穿刺が可能になる。

- 老年看護技術教育の排尿状態の評価において、エコーを使った残尿測定を取り入れると、机上の知識以上の技術を習得できる。

看護学基礎教育課程におけるコアコンピテンシーとして、「Ⅲ群 根拠に基づき看護を計画的に実践する能力」が挙げられています。これは、多様な対象の特性や状態を理解したうえで、科学的な最新の知識・技術を用いて、必要とされる看護を判断し、根拠に基づき計画的に看護実践を行う能力を身につけることを意味しています[1]。根拠ある看護を実践するためには、問診やフィジカルイグザミネーションから得られる情報だけでなく、生体内で起こっている現象を論理的・科学的に理解する能力を身につける必要があり、それには可視化技術、例えばエコーを使って評価する技術が重要です。本稿では、看護基礎教育で実施しているエコーの教育（静脈採血演習・排尿ケア演習）について紹介します。

静脈採血演習におけるエコーの教育

静脈採血演習の目標は、安全・正確に静脈採血が実施できることです。従来の採血演習では、穿刺部位の血管の選定は、「太い・真っ直ぐ・表在性」であることを目視と触診にて実施しています。エコーを活用することで、血管径（mm）から針の太さ、血管の深さ（mm）から刺入の深さ、角度、血管の走行をアセスメントし、安全かつ正確に穿刺することができます。

① 事前学習（講義）

講義にて採血に適した血管の選定方法、採血を避ける部位（手首の手掌側・シャント肢・点滴をしている腕・感染のある部位）、採血により起こりうる合併症（皮下出血・神経損傷・血管迷走神経反射）などを学習します。

また、エコーによる血管のアセスメントとして、①適切な注射針を選択するための血管の内径（2〜3mm）、②適切な刺入角度を判断するための静脈の深さ（3mm）、③確実に静脈内に刺入し周囲の動脈への誤穿刺や神経損傷を予防するための血管の走行（図1）について[2]、学習します。

図1　静脈穿刺に必要な情報

①適切な注射針を選択するための血管の内径

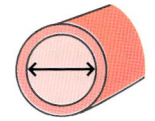

2～8 mm

②適切な刺入角度を判断するための静脈の深さ

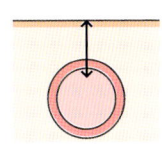

3 mm

③確実に静脈内に刺入し周囲の動脈への誤穿刺や神経損傷を予防するための血管の走行

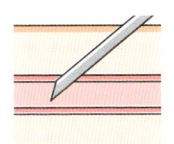

❷ 採血演習の進め方

　机上で得た知識を結びつけるために、まずは各自の静脈を目視観察してスケッチを行い、採血部位に適した静脈と近接する動脈を書き込んでいきます（図2）。その後、エコーで血管を観察します。教員によるデモンストレーションにてエコー操作の説明と血管の観察を行います。解剖図をもとに静脈の走行や近接する動脈や神経を観察し、安全に穿刺できる部位と血管を同定します。

　次に、学生同士でエコーによる観察を実施します。プローブの持ち方や操作を教員とともに実施し、さらに画像を読影します。その後、個々が観察した血管をスケッチし、血管径・深さ・針を刺す角度を計測して、アセスメントします。学生同士互いに何度もエコー操作を繰り返し、グループワークにて個々による血管の太さや深さ、走行の違いなど確認し穿刺時の注意点など話し合います（図3-①、②、③）。その後、静脈穿刺モデルを用いてエコーで観察した血管をイメージしながら、穿刺トレーニングを行います（図3-④）。エコーを用いて可視化することで、解剖学で得た知識と結びつけ、よりイメージしやすく穿刺がスムーズに行えるようになります。

　採血演習の最終には、学生同士で採血を行いますが、エコーで観察を行ってから穿刺します。この方法が、安全かつ確実に穿刺することにつながっています。

　エコーを用いた採血演習をすることで、「血管の位置や走行の理解」「血管の太さと深さの理解」が深まり、約9割の学生が「エコーを活用した演習を実施してよかった」と回答しており、「看護職への自覚や技術への自信」につながっていることがわかります[3]。

図2　目視による静脈の観察とスケッチ

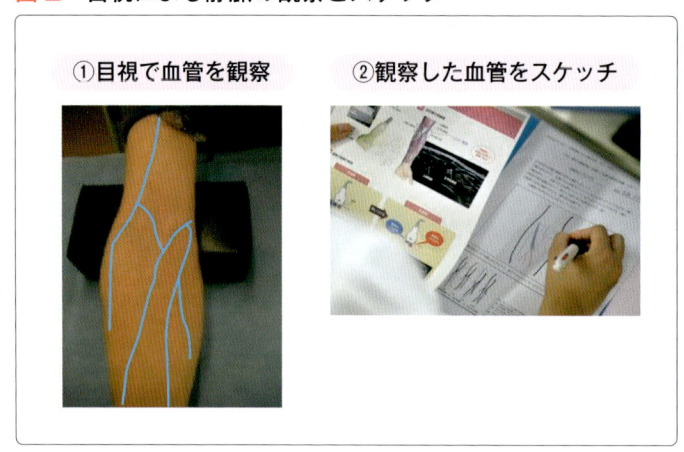

①目視で血管を観察　　②観察した血管をスケッチ

図3　採血演習の進め方

図3 - ①エコーで血管を観察

教員によるデモンストレーション　　学生同士による観察

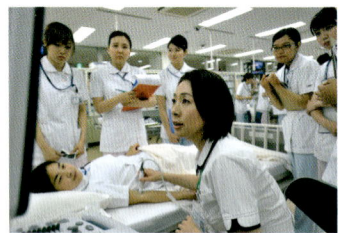
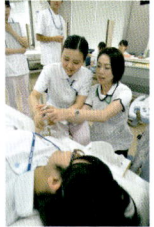
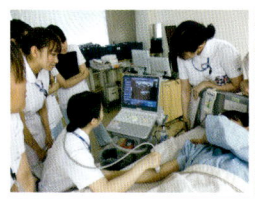
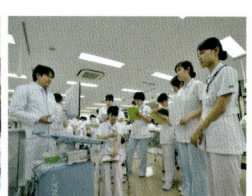

エコー操作の説明
血管の観察方法を説明　　サポートしながら
トレーニング

学生同士で
トレーニング　　個々に自分の血管を
観察

図3 - ②エコー図を見てスケッチ

エコー図をみながらスケッチし、血管径・深さ・角度を計測する

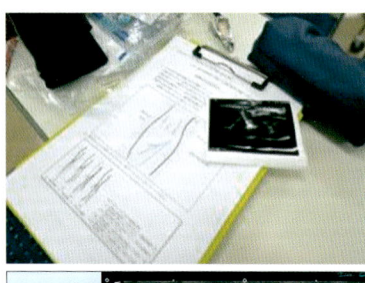
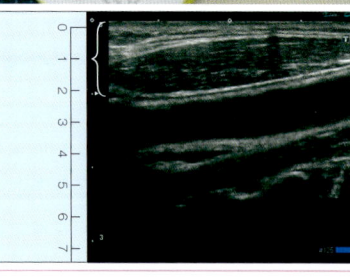
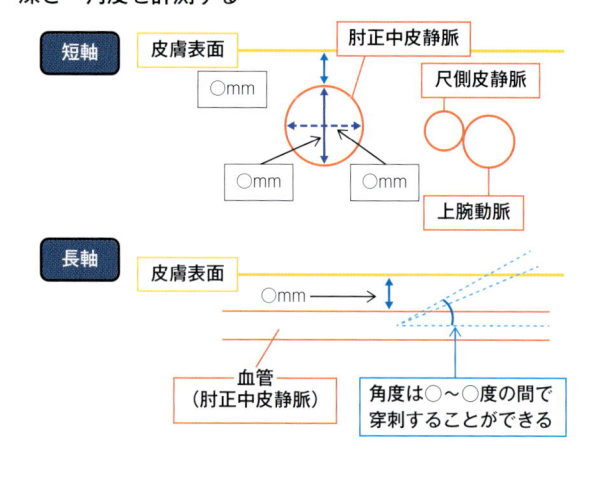

短軸　　皮膚表面　　肘正中皮静脈
〇mm
尺側皮静脈
〇mm　〇mm
上腕動脈

長軸　　皮膚表面
〇mm
血管
（肘正中皮静脈）
角度は〇〜〇度の間で
穿刺することができる

エコー写真内での 1 cm は、定規では〇 cm であったため、
定規で測定した値に（×〇 / 〇）すると正確な値が算出される

図3-③レポートの例

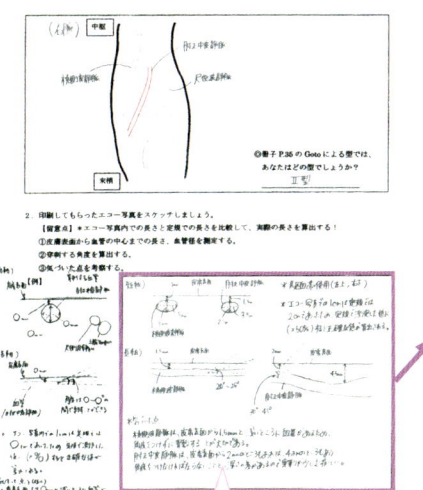

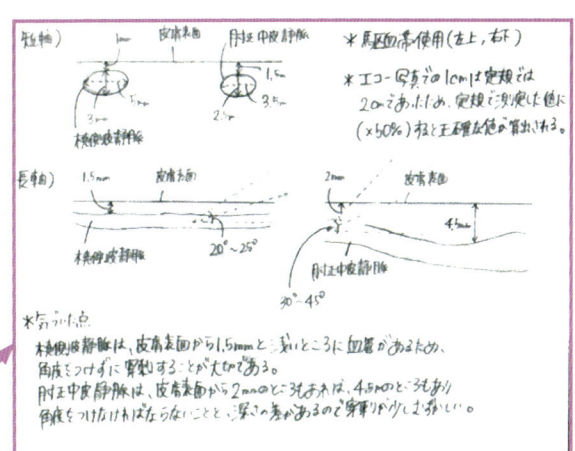

穿刺角度や針の長さ、
穿刺部位のアセスメント

図3-④モデルによるトレーニング後、学生同士による採血の実施

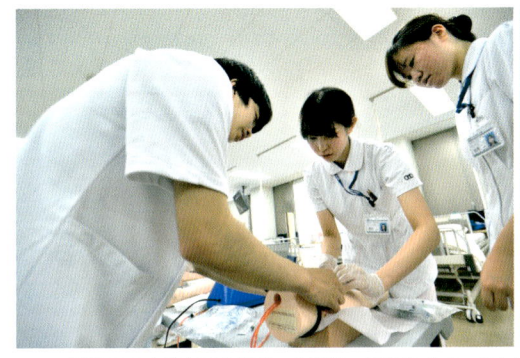

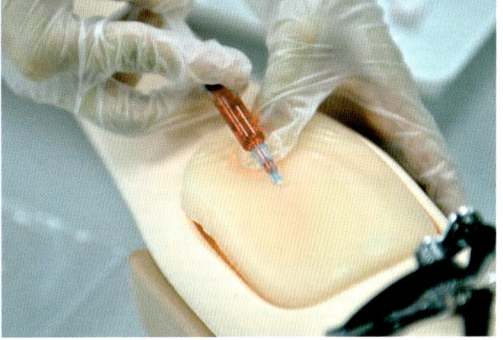

エコー画像での血管までの深さ・血管径・走行をイメージしながら、トレーニングを行う。

排泄ケア演習におけるエコーの教育

　老年看護学における排尿ケアでは、身体的側面（全身状態・排尿状態・排尿動作・皮膚の状態）、環境的側面、社会的側面、心理的・認知的側面からのアセスメントが重要になります。なかでも、身体的側面の排尿状態のアセスメントにエコーを活用することで、個々の状況に応じた適切な排尿ケアにつなげることができます。そこで、老年看護技術教育では、排尿状態の評価として膀胱エコーの演習を実施しています。

❶ 事前学習（講義）

　排尿に関する解剖学的知識とメカニズムを復習するとともに、高齢者に多い排尿障害とそれらに対するケア方法について学修します。

　エコーを活用した排尿ケアとして、①尿量の視覚的確認、膀胱の大きさの計測による尿量推定方法、②膀胱・前立腺の形態から膀胱結石や前立腺肥大などの症状の原因・病態の把握についての確認、③病態に応じたケアとして、骨盤底筋の収縮から骨盤底筋訓練の効果や尿道カ

テーテルの留置位置の観察に基づくカテーテル管理など、非侵襲的な管理ができることを講義で学びます。

② 排泄ケア演習の進め方

まず、エコー装置の説明と操作方法、教員およびエコーの専門家によるデモンストレーションを行います。その後、膀胱ファントムやプライバシーの配慮を十分に行ったうえで学生自身がモデルとなり（図4 - ①）、エコーの演習を始めます。

エコーにて膀胱内尿量を視覚的に確認したのち、膀胱の大きさを計測して演習シートに書き込み、尿量を推定します（図4 - ②）。演習の前半は、据置型エコーにてプローブ操作や画像を読影することに慣れてもらい、その後グループごとに分かれてポケットエコーを使用し、プローブ操作や画像の読影などトレーニングをします（図5）。学生たちは画像を見ながら解剖的な位置など確認しあうことで、机上で習得した知識がより深まるとともに、アセスメント能力の向上につながっています。

図4　排泄ケア演習の進め方

図4 - ①　学生同士で膀胱エコーを実施している様子

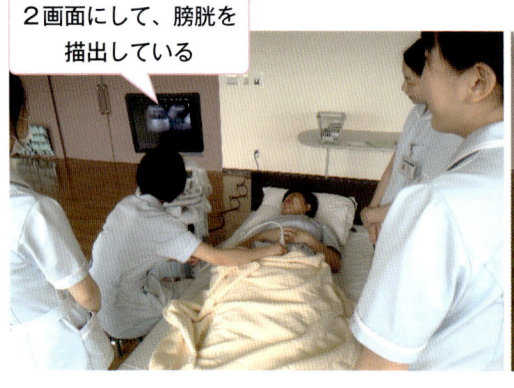
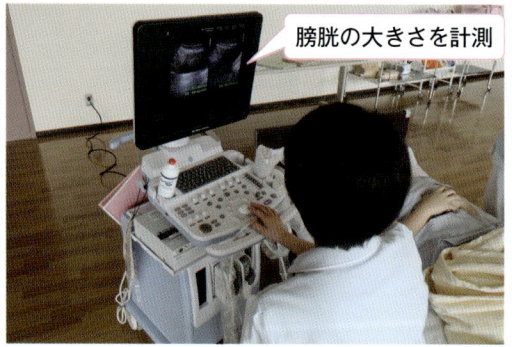

図4 - ②　膀胱エコー演習シートの記入

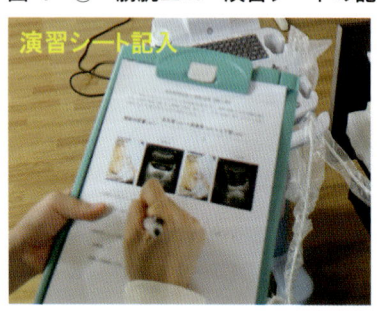
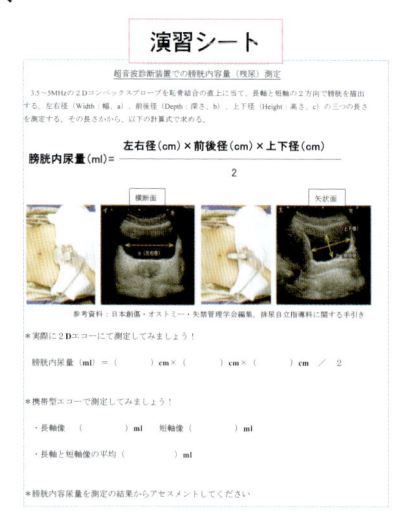

図5　膀胱内尿量測定演習に使用する装置

据置型エコー装置

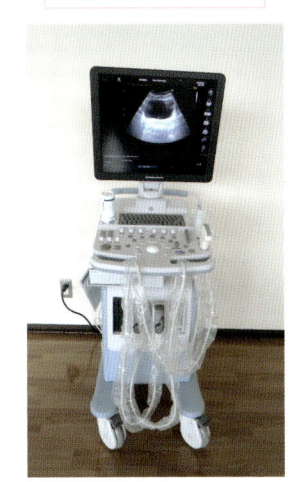

ポケットエコー装置

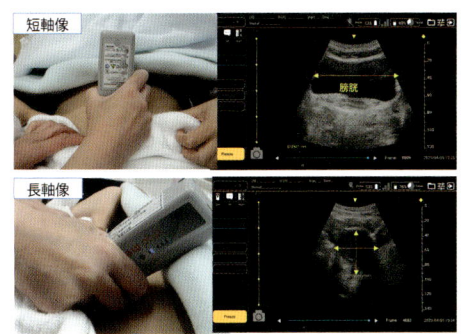

短軸像

長軸像

教員と学生と
一緒に画像を確認

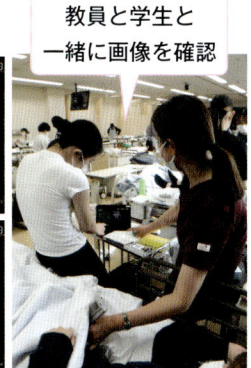

ポケットエコー装置にて膀胱内を描出している様子。

＊

　看護基礎教育において、フィジカルイグザミ
ネーションの1つとして、エコーの活用が広
がってきています。本稿では、その実践例とし
て、静脈採血と排尿ケアの演習について説明し
ました。エコーの教育を受けたことで、「既習
得知識の理解がより深まった」「科学的根拠の
意義が理解につながると感じた」「その人その
人に応じたケアを考えることができるようにな
る」「ケアに自信がもてるようになる」などの
学習の効果が聞かれます。ぜひ、エコーに興
味・関心をもち、エコーに触れる機会を増やし
て、さまざまな看護技術教育の演習場面で活用
していただきたいと思います。

引用文献

1.　日本看護系大学協議会：看護学士課程教育におけるコア
　　コンピテンシーと卒業時到達目標. https://www.janpu.
　　or.jp/file/corecompetency.pdf（2024/7/6アクセス）
2.　木森佳子, 須釜淳子, 中谷壽男, 他：末梢静脈カテーテ
　　ル留置において目視困難な静脈を確実・安全に穿刺する
　　ための基礎研究－血管径・深さ・皮膚色の非侵襲的計測
　　－. 日本看護技術学会誌 2011：10（1）103-110.
3.　原明子, 土肥美子, 川北敬美, 他：看護学生における血
　　管可視化装置および血管エコーを用いた静脈血採血演習
　　の評価. 日本シミュレーション医療教育学会 2020：8：
　　63-64.

現任教育・生涯教育

玉井奈緒　三浦由佳　小路和幸

Point

- エコーを用いた観察技術を習得するためには、画質のよい機器を使うとともに、画像の取得、画像の読影、ケア選択を行うための知識と技術を身につける必要がある。
- 一般社団法人 次世代看護教育研究所が提供するエコー教育プログラムは、合目的的にエコーを使用するために、エコーによる観察手順の標準化が行われている。
- 具体的には、①排泄ケアコース、②褥瘡ケアコース、③嚥下ケアコース、④末梢静脈カテーテル留置コース、がある。

現任教育・生涯教育とは

現任教育とは、病院などに就業している看護職者に対する教育であり、個人の職務遂行に関連する知識・技術などの必要な能力を向上させることによって、組織全体の発展に貢献することで組織の質向上を目的として行われるものです[1]。

一方、生涯教育とは、生涯にわたって、人間の統合的な発達を促す教育の機会を提供する考え方とその教育制度を指しているといわれています[1]。ここでは、看護師や助産師、保健師などの看護職になるための教育機関で行われる看護基礎教育を受け、看護師や助産師、保健師になり、現在就業している看護職者、ならびに休職等によりこれから再度就業を考えている看護職者のためのエコー教育プログラムについて紹介します。

看護職者の現任教育・生涯教育としてのエコー教育プログラム

エコーは非侵襲であり、場を問わず、体内をリアルタイムに可視化できるツールです。つまり、患者の療養生活を支援する看護職者が、患者のアセスメントのために使用し、その結果をケアに結びつけることのできる手段といえます。正確なアセスメントに基づいた適切なケア選択を実践できることが、患者にとっての安全・安楽をもたらします。そのためには、画質のよい機器を使うとともに、エコーを用いて画像の取得、画像の読影、ケア選択を行うための知識と技術を身につける必要があります。

近年、看護職者の現任教育・生涯教育として、エコーに関するテキストブックやeラーニング、セミナー、講習会といったさまざまな教育プログラムが出てきています。なかでも、看護職者の学習として体系化された教育コンテンツを提供している一般社団法人 次世代看護教育研究所の教育プログラムを例に紹介します。

エコー教育プログラムの実際

一般社団法人 次世代看護教育研究所（https://ringne.or.jp/）は、2019年6月に「最先端の研究成果をスピーディかつ効果的に現場に適用することのできる次世代の人材養成」を目的として設立され、大学で発信される研究成果を研究だけで終わらせるのではなく、真の意味で社会に還元できるよう、あらゆる場で働く看護職者を対象にしたさまざまな教育プログラムを提供しています。その1つがエコー教育プログラムです。

❶ エコー教育プログラム作成の経緯

一般社団法人 次世代看護教育研究所で提供されるエコー教育プログラムは、日本医療研究開発機構（AMED）研究の「アドバンストな看護技術を導入した在宅・介護施設療養者の摂食嚥下・排便を支える多職種連携システムの構築（研究開発代表者：真田弘美、平成28～30年）」で実施された研究の成果に基づいて構築されています。看護職者は診断のためではなく、アセスメントのためにエコーを用いて評価を行うため、合目的的にエコーを使用する必要があります。そのために、エコーによる観察手順の標準化（プローブをどこの部位にどのように置いて必要な画像を取得するか）が行われています。

次に、標準化された方法で取得した画像と所見の一致を研究で明らかにし、その結果を基盤に、eラーニングと技術講習、ICTを用いた自己学習、客観的臨床能力試験（OSCE）、臨床での実習・レポートで構成される教育プログラムが開発されています（図1）。このプログラムの流れは、看護における技術習得過程を参考に作成されました。そして、開発した教育プログラムを受けた看護職者が実施するエコーを用いたアセスメントとケアにより、患者のアウトカムが改善することが明らかになっています[2]。

このように、エビデンスに基づいた教育プログラムとなっており、効果的に学習できることが特徴といえます。さらに、従来のエコー学習の場合、技術習得に3か月要していたところ、この教育プログラムでは、約8日で技術習得が可能となっています。エコーを用いた排泄ケアに関する教育プログラムを受講した看護職者が、例えば生涯教育として新たにエコーを用いた摂食嚥下ケアを学習したい場合はエコーの基

図1　教育プログラムの基本構成

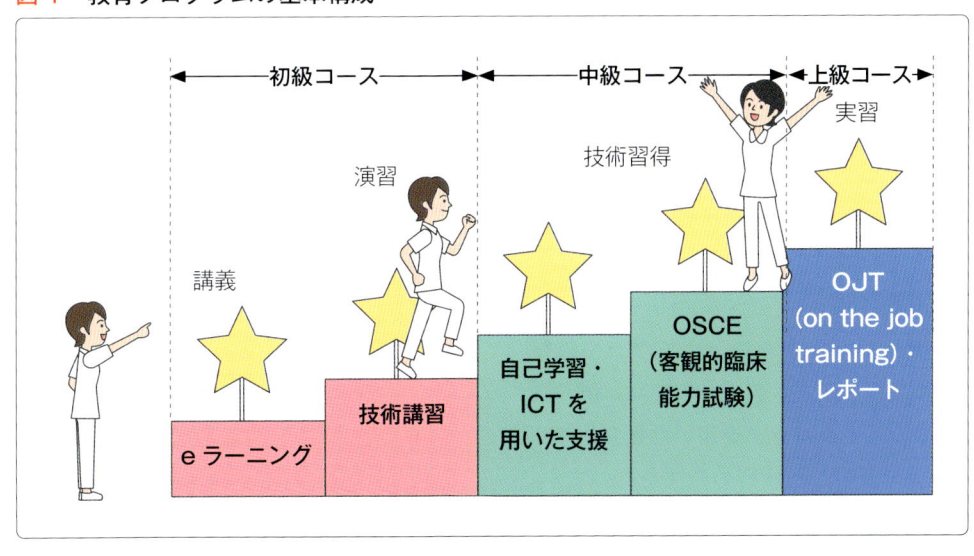

初級コース　中級コース　上級コース

講義　演習　技術習得　実習

eラーニング　技術講習　自己学習・ICTを用いた支援　OSCE（客観的臨床能力試験）　OJT (on the job training)・レポート

図2　教育プログラムによる受講時間のイメージ

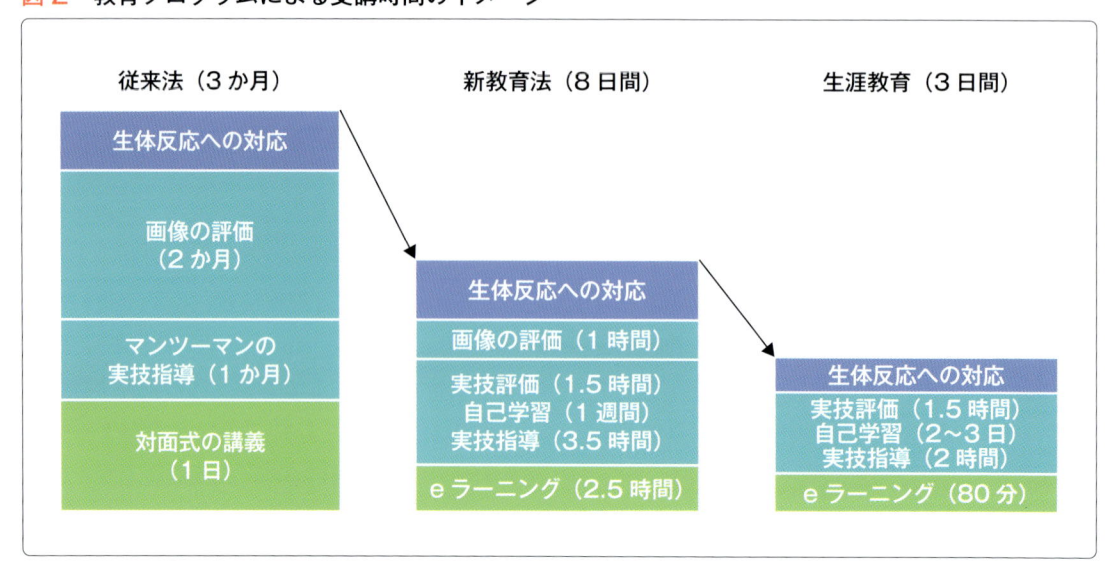

本が習得されているため、新たな技術獲得は約3日で可能になります（図2）。この教育プログラムは、看護師がエコー手技と対象となるコースに関する画像の読影を身につけることができるとともに、臨床でエコーを実施するために必要な内容を十分カバーできていることが明らかとなっています[3]。

② 教育プログラム

1）教育プログラムの構成（図1）

①初級コース

　eラーニングと技術講習から成り、エコーの技術を体験するコースです。受講者はまずeラーニングで「エコー検査の基礎知識」「各プログラムで観察する部位に必要な知識とエコー走査の方法」を学習します（図3）。その上で技術講習会（図3）にて実技指導を受け、実際の手技を獲得していきます。

②中級コース

　自己学習とOSCEから成り、エコーの技術を修得するコースです。自己学習では、繰り返し受講可能なeラーニングを用いた振り返りや技術講習会で習得した技術の確認を行います。その際に不明な点は、ICT（Information and Communication Technology）を用いて講師に相談することが可能であるため（図4）、比較的タイムリーに疑問を解消することができ、安心してOSCEに臨むことができます。さらに、OSCEを受講することで、エコー手技に関する一定の技術レベルが担保されるため、自信をもって臨床での実践に取り組めます。

③上級コース

　OJTとレポートから成り、エコーの指導者を目指すコースです。指導者認定が得られます。指導者認定とは、一般社団法人 次世代看護教育研究所が認定する資格であり、エコー技術と教育プログラムの普及・発展を目指し、地域において技術講習会を開催し、看護職者へ指導ができます。また、OSCEの試験官としても活躍できます。レポートでは、エコー画像と読影の症例をまとめています（図5）。多くの症例でエコーを実践することで技術の定着と画像の読影力を養います。一般社団法人 次世代看護教育研究所へレポートを提出し、講師による確認・指導を経ることで、技術と読影力の向上に役立ちます。このコースを修了すると、指導者としての認定書が発行されます（図6）。

図3　eラーニングのサイトと技術講習の様子

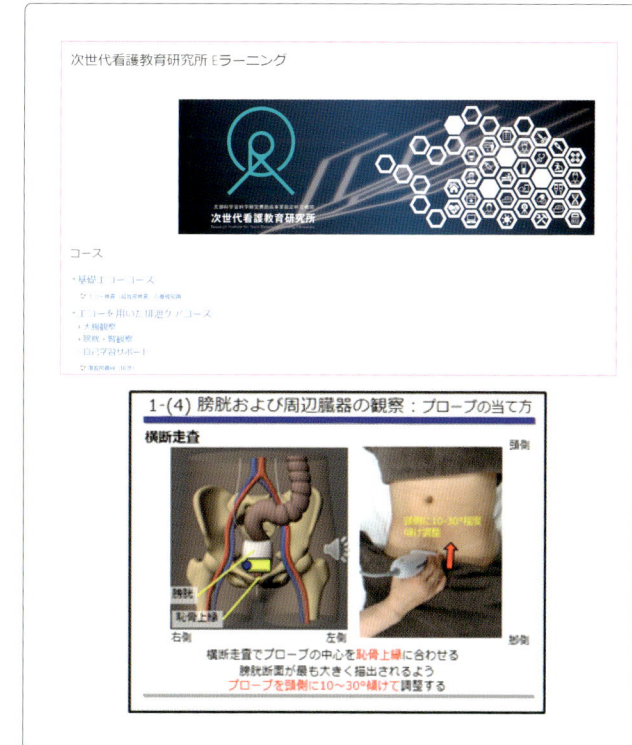

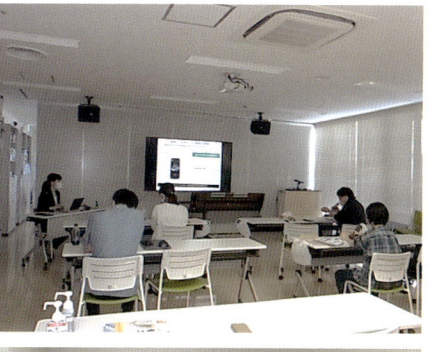

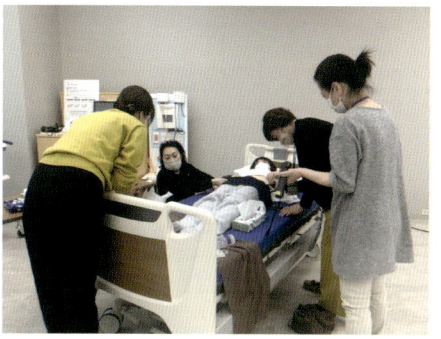

図4　ICT サポートシステム

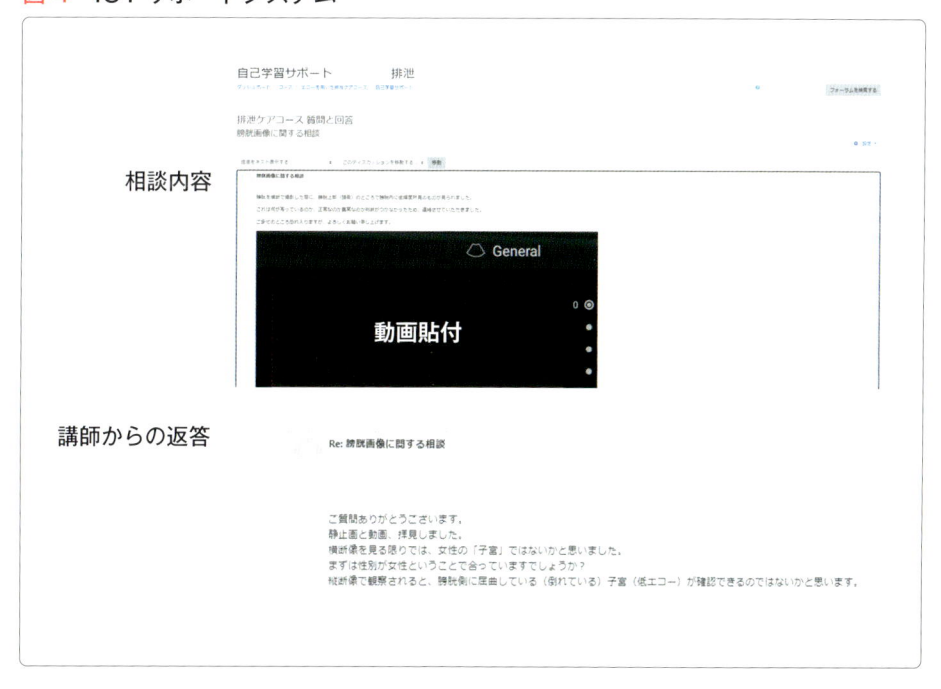

図5　レポートの例

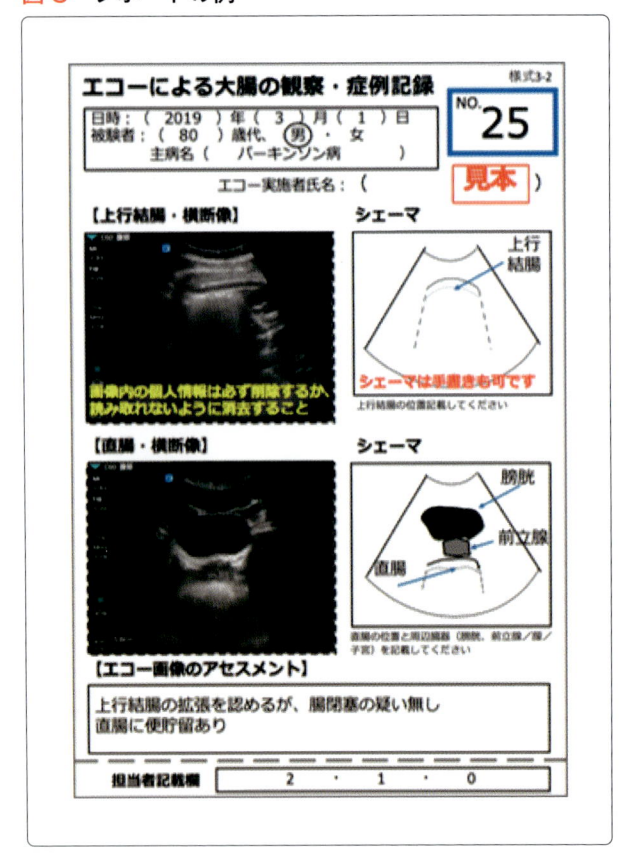

図6　指導者認定書

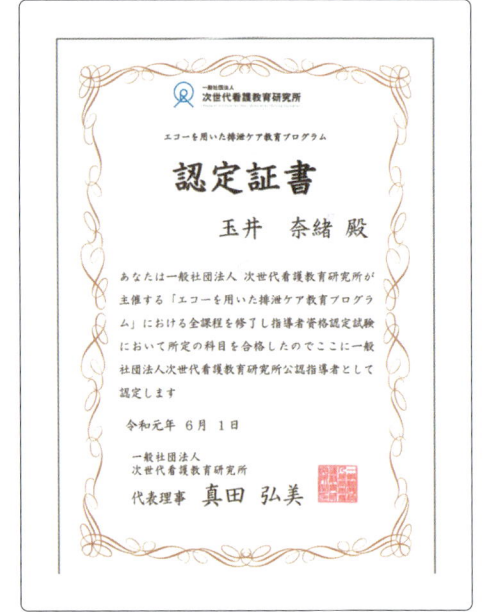

2) 教育プログラムの種類

　一般社団法人 次世代看護教育研究所では、エコーの教育プログラム（2024年6月時点）として以下の4つのコースを設けています。

・排泄ケアコース

・褥瘡ケアコース

・嚥下ケアコース

・末梢静脈カテーテル留置コース

今後の展望

　近年、看護職者によるエコーを用いたアセスメントは広がりをみせています。各種学会でもセミナーやシンポジウムが開催され、興味をもつ看護職者は増加しています。一般社団法人次世代看護教育研究所では、遠隔教育も含めて、全国の主要都市で月数回の技術講習会・OSCEを行っていますが、今後は指導者（仲間）を増やして各地で開催することで、多くの看護職者にエコーによるアセスメントの学習機会を提供することを目標としています。

　また、心エコーや肺エコー等、在宅や重症患者のアセスメント、ケアにおいてニーズの高いエコー技術に関する教育プログラムを新たに構築し、患者がいつでもどこでも安心して、症状に応じたケアを受けられるような教育プログラムを提供できるよう、取り組んでいきたいと考えています。

引用文献

1. 森田敏子, 魚崎須美, 早川佳奈美, 他：看護基礎教育と看護継続教育の歴史的変遷からみた専門職としての看護キャリア形成. 徳島文理大学研究紀要 2018；95：95-114.
2. Matsumoto M, Yoshida M, Yabunaka K, et. al：Safety and efficacy of a defecation care algorithm based on ultrasonographic bowel observation in Japanese home-care settings：a single-case, multiple-baseline study. Geriatr Gerontol Int 2020；20（3）：187-194.
3. Matsumoto M, Yoshida M, Miura Y, et al：Feasibility of the constipation point-of-care ultrasound educational program in observing fecal retention in the colorectum：A descriptive study. JJNS2020；18（1）：e12385.

Part
4

エコーの教育

施設への
エコー導入事例

訪問看護ステーションでの導入事例 : よどきり訪問看護ステーションの場合

山根匡博　小川真里子

Point

- 当初は診療看護師、訪問看護認定看護師に外部の研修プログラムに参加してもらい、続いて実務経験が豊富でエコーの技術習得に意欲的であった看護師7名が外部研修でエコー技術を習得した。

- 訪問看護師が「常に持って歩く」ことを重視して、現在では実践者20名に対して15台のエコーを導入している。

- 療養者や家族にとってもエコーが当たり前の存在になり、「エコーをしてほしい」という要望を受けたり、看護師が撮影したエコー画像を一緒に確認し、ケアの方法を療養者と看護師が共有している。

エコー導入の背景

　当社は大阪市東淀川区を拠点に訪問看護を中心とする在宅療養サービスを提供しており、現在、約30名の訪問看護師が活動しています。2019年に2名の看護師がエコーを導入し、現在では20名の看護師が日々の訪問看護にエコーを活用しています。

　訪問看護が対応する医療処置のうち、「服薬指導・点眼等の実施」に次いで実施件数が多いのが「浣腸・摘便」です[1]。当社でも、便秘や膀胱留置カテーテルのトラブルなど、排泄に関する対応は頻繁に生じており、夜間や休日に緊急訪問の要請を受けることも少なくありませんでした。

　在宅療養では、訪問看護師が療養者の生活のすべてを正確に把握することは難しく、食事や排泄の状況は本人や家族からの情報に頼ることになります。しかし、認知機能が低下している場合、得られる情報はどうしても曖昧です。また、排泄の課題の背景には、その人固有の生活環境、複数の疾患や障害を併せ持つ状況など、多様な要因が重なり合うことも珍しくありません。訪問看護師にとって、自身が実施する排泄ケアに確信を持つことはとても難しく、「本当にあのケアでよかったのだろうか?」と、ケアの実施後も不安がつきまとう経験を何度も繰り返してきました。

エコー導入の経緯

　このような問題意識のなかで、当ステーションの管理者が大阪府看護協会の勉強会に参加して「ポケットエコーを活用した排便ケア」という技術に出会いました。排泄ケアは苦痛や羞恥

が伴い、家族にとっても介護負担が大きいため、エコーによって排泄の状況を可視化してエビデンスに基づいたケアを実施できることは非常に画期的だと感じました。「すべての看護師

が聴診器のようにエコーを使って、エビデンスの高いケアを提供できるようにしたい」そんな想いを出発点に、看護師、管理者、経営者それぞれがエコーを活用した排泄ケアについて学び、エコーの実装を全社的な目標として位置づけ、推進するに至りました。

① 導入のステップ

まず、診療看護師、訪問看護認定看護師の2名が6か月間の研修プログラムに参加して、エコーの技術を習得しました。この2名は、訪問看護での実践能力に加え、当社が提供しているケアや利用者の全体像、社内オペレーションや看護師個々のスキルをよく理解していることから、全社的な実装プロセスの構築を推進できると考えて抜擢しました。

翌年は、実務経験が豊富で、なおかつエコーの技術習得に意欲的であった看護師7名が新たに技術を習得しました。当社では、初学者の技術習得のプログラムとして、一般社団法人 次世代看護教育研究所が主催する「エコーを用いた排泄ケア初級・中級・上級コース」を活用しています。エコーによるアセスメントの概要をe-ラーニングと講義で学び、1か月程度の自己学習を経て OSCE を受講、その後30例のケースレポートを作成するという内容です。履修期間は個人差があるものの、おおよそ半年程度で全工程を修了しています（図1、2）。

② エコー導入時の工夫

研修プログラム修了後、本格的に臨床でエコーを活用し始めると、テキストには掲載されていないような個別性の高い画像、応用的な解釈が必要な画像と数多く遭遇します。このような臨床特有の画像を初学者が独学で解釈することは容易ではなく、熟練者からの助言を受けることで画像の見方や判断の仕方が身につきます。当社では、技術の導入初期は研修プログラムの講師からの助言を得て、実務でのスキルを学習していきました。

訪問看護という周りに医師や検査技師がいない環境では、技術の導入初期において、このような熟練者からの助言が非常に重要です。もしあのとき、熟練者からの助言を受けられなければ、当社の看護師も自信をなくし、導入が途絶えていたかもしれません。

実装を開始して2年目以降は、初学者一人ひとりに対して前年度の修了者をメンターとして割り当て、研修プログラム履修開始から臨床での実践までのプロセスをサポートしています。最初に修得したスペシャリストが全社的なリーダーとなり、メンター、学習者、管理者、経営者と連携しながら全体の学習と実装を推進しています（図3、4）。

図1　次世代看護教育研究所プログラム受講の様子

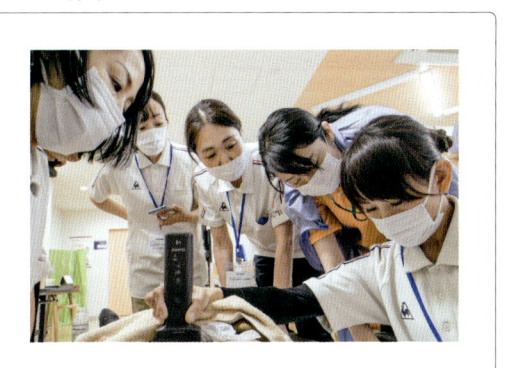

図2　次世代看護教育研究所指導者認定書授与の様子

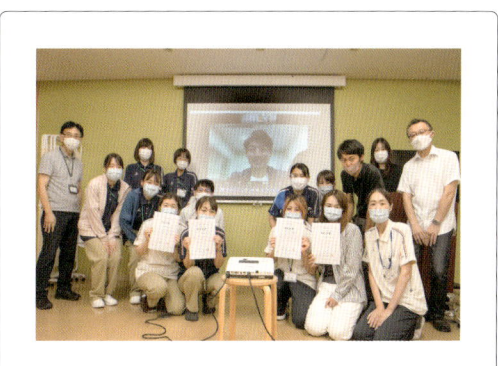

図3　エコー社内勉強会の様子

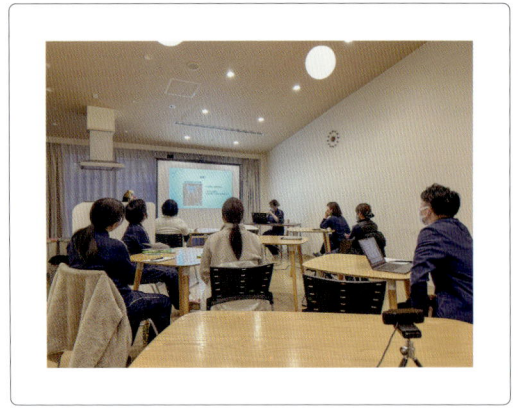

図4　社内でのノウハウ共有の様子.

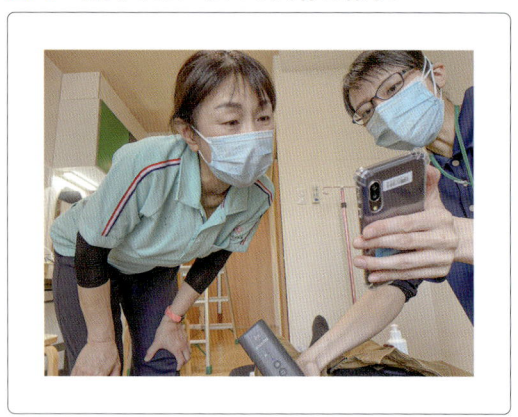

　また、研修プログラム修了後も継続学習の機会を社内で設けており、年に3〜4回、実践者による社内勉強会を開催しています。勉強会では、解剖に関する基礎知識の確認、撮影やアセスメントの Tips の共有、症例検討などに取り組んでいます。学会発表などにも積極的に取り組み、気づきや経験の言語化を試みています。

　新しい技術の活用をチームに定着させるために、「いかにスタッフ全員の日常の中にエコーを当たり前にするか」を意識してマネジメントしてきました。実践者が2名しかいない段階から、エコー画像とアセスメント、それに基づくケア内容を看護記録に記載する、日々のミーティングや申し送りのなかでエコー画像を取り上げるなど、エコーをまだ活用していないスタッフに対してもエコー画像が目に入り、耳に入る環境を意識的に作りました。

機器の台数管理

　エコー機器は訪問看護ステーションにとってけっして安価とはいえません。しかし、「とにかく持って歩く」ことが重要だと考え、エコーを常に携行できる環境づくりに努力しています。出勤者1名に対してエコー1台の比率を意識し、現在は実践者20名に対して15台のエコーを導入しています。

　機器の追加購入は、新たな学習者が臨床での活用を開始するタイミングではなく、学習をスタートするタイミングで追加購入できるように努力しています。これは、効率的な技術習得のためには、学習を始めた時期にできる限り時間の制約なくエコーに触れられる環境を作ることが重要だと考えているためです。

　実践者と管理者、看護師と経営者が、エコーの活用の状況や課題、効果や価値について、それぞれの視点や文脈で頻繁に意見交換し、タイムリーな投資判断ができるように心がけています。各ステーションに配置している機器の稼働状況も定期的に確認し、十分に活用されていない場合は、要因を確認し、業務標準として定着するようにフォローしています。

臨床での活用方法

臨床の現場では、排便ケア、排尿ケア、膀胱留置カテーテルの管理を中心にエコーを活用しています。排便ケアでは、便秘が疑われる場合に大腸内の便の有無、便性状、便貯留部位を評価します（図5）。

排尿ケアでは、排尿間隔が延長した場合には膀胱内尿量によって乏尿か尿閉かを評価し、排尿前後の残尿（感）がある場合には、排尿前後の膀胱内尿量を評価しています。膀胱留置カテーテルの管理では、平時の膀胱内尿量やカテーテル交換前後の留置状況をエコーで評価しています。その他にも、熟練度の高い看護師は誤嚥性肺炎を予防する目的で嚥下状態を評価し

図5　臨床での活用の様子

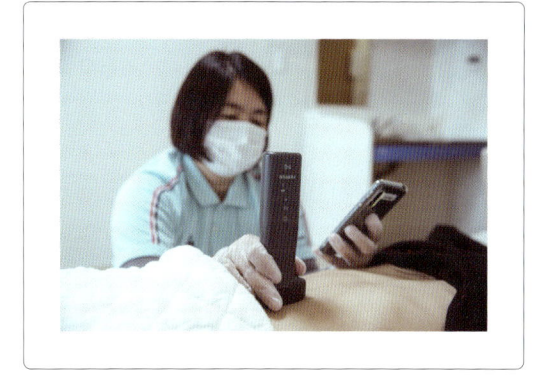

てセラピストと連携したり、下大静脈を撮影して脱水を評価する場合もあります。

機器、撮影データの管理

ポケットエコーは、各社からさまざまな製品が販売されていますが、当社では富士フイルムメディカル株式会社のiViz Airを採用しています。

機器の選定基準として、①エコーの操作に慣れていない看護師でも画像判断がしやすい画質のよさ、②電動自転車での移動に耐えうる堅牢性、③1回の充電で1日の訪問業務をこなせるバッテリー駆動時間を重視しています。

撮影データの管理は組織的にエコーを導入する際の重要なポイントです。

まず、チーム内で療養者の画像データを共有

するために、看護記録等への画像やアセスメントの添付・記載ルールが必要です。また、過去にさかのぼってケアを振り返ることもあるため、撮影データを蓄積するためのデータの管理環境の構築が必要です。当社では、専用のファイルサーバーに端末からデータを転送して保管しています。加えて、1つ1つの撮影データについて「いつ」「誰が」「誰を」撮影したデータなのかがわかるように管理することは特に重要です。当社では、これらの情報が個別のデータのファイル名に設定されるアプリケーションを作成して運用しています。

エコー導入の効果

排泄ケアにエコーを導入してから、客観的事実をもとに現状を評価し、排泄の流れを予測して、次に向けたケアを利用者とともに考えて展開できるようになりました。以前に比べて、便秘で困る療養者は減り、便秘に関連する緊急訪問の要請も減ったと実感しています。毎回の訪

問看護でエコーを活用することで、療養者や家族にとってもエコーが当たり前の存在になっています。「エコーをしてほしい」という要望を受けたり、看護師が撮影したエコー画像を一緒に確認して、ケアの方法を療養者と看護師が相談し合うシーンも増えました。

高齢者世帯では、次回の訪問看護の日までの排便ケアによる家族の介護負担を軽減するために、看護師による排便ケア後の便の残りの状況をエコーで確認してほしいという要望も受けます。エコーで見れば排泄の見通しが立ちコントロールできるということを、療養者や介護者が学習され、セルフケアの質が高まっています。

従来の排泄ケアは、なかなかエビデンスをつかめず、先の予測を立てられないため、実施したケアに不安を抱え続けたり、結果に一喜一憂することも少なくありませんでした。時には「下剤を服用したら下痢になってしまった」など、実施したケアがうまく機能せずに療養者を落胆させてしまうこともありました。しかし、エコーを導入してから、看護師は「自分たちがエビデンスに基づくケアを実施することで、苦痛や羞恥の軽減や先を見通せる安心感を提供できている」という実感が持てるようになりました。このような実感が「もっと良いケアをしたい」というチームのモチベーションを明らかに高めています。

——今日撮影してきたエコー画像に対する自分自身の評価が妥当かどうかを看護師同士で相談しあう。そこから、そのケースについての相談やディスカッションが始まる。緩和ケアや呼吸器疾患など、それぞれの分野のスペシャリストは専門領域の知見と併せて排泄ケアを考える。その視点が他の看護師にも共有され、さまざまな専門領域に対するチーム全体の知見が深まっていく——

これまで見えなかったものが見えるようになるというケア・イノベーションは、「それを正しく解釈して、活用して、もっといいケアを実践したい、探求したい」という意欲と行動を一人ひとりの看護師と職場にもたらしています。

文献

1. 厚生労働省. 令和4年介護サービス施設・事業所調査 統計表名 訪問看護ステーションの利用者数. 政府統計の総合窓口. https://www.e-stat.go.jp/stat-search/files?page=1&toukei=00450042（2024/5/27 アクセス）

病院での導入事例
：京都民医連中央病院の場合

坂田 薫

Point

- 看護必要度の A 項目の点数が低く B 項目得点が高い病棟である「総合内科病棟」をモデル病棟としてエコーを導入した。

- エコー推進者の選定と多職種によるエコーチームを立ち上げ、皮膚・排泄ケア認定看護師が中心となって、エコーを活用した排便ケアに取り組んだ。

- エコーの活用により看護師の排泄ケアへの意識と看護ケアのスキルが向上したことから、今後、下剤の使用量や在院日数への影響など定量的な変化の可視化にも取り組みたい。

エコー導入のきっかけ

当院は、民医連系の地域中核病院で、急性期一般 7 対 1（7 病棟・275 床）、地域包括ケア病床（52 床）、回復期リハビリテーション病棟（51 床）、緩和ケア病床（21 床）、HCU（12 床）、計 411 病床の病院です。

当院では、以前から、看護師が「処置に追われてケアができない」という声をよく聞きました。このときの「処置」とは「診療の補助」の際に看護師が行う観察・説明・声かけなどのことです。これらの看護実践を看護師が「処置」と表現し、ケアの実践と感じていないことがわかりました。このことは、ケアの倫理の 4 つの側面（**表 1**）の中の④「ケアを受け取ること」、つまり「ケアの適切性をケアの受け手と検討する」という面が欠落しているのではないかと考えました。そこで、現状から脱し多重業務に埋もれないために、自らのケアをケアの受け手と検討するようなスキームが必要だと思いました。そのための手がかりが「エコーの習得」でした。

そこで 2019 年、皮膚・排泄ケア認定看護師のリーダーシップのもと、看護師によるポケットエコーの活用による、排便ケアの質向上に取り組みました。高齢者の便秘へのケアは、便の貯留位置を推定して、下剤の内服や浣腸などの処置を医師の指示のもとに行います。その結果、排便がなく患者が苦痛だけを体験した、といった経験は少なくありません。エコーは侵襲が少なく、画像とフィジカルアセスメントで適切なケアを選択し、高齢者にとって排便ケアの

表 1　ケアの倫理の 4 つの側面（ジアン・トロント）

> ①気遣うこと（Caring About）［配慮性］
> 　他者の存在とそのニーズを認識する
> ②ケアを引き受けること（Caring For）［責任性］
> 　ケアの責任を認識する
> ③ケアを提供すること（Care-giving）［能力性］
> 　実際にケアを行う
> ④ケアを受け入れること（Cre-receiving）［応答性］
> 　ケアの適切性をケアの受け手と検討する

文献 1 より引用

苦痛が軽減されるメリットがあります。ケアの受け手にとってよりよいケアを選択したことを体験できることが期待されました。

エコー導入までの経緯

排便ケアをより科学的に行うためにエコーによるアセスメントを行う必要があり、ポケットエコーを購入する必要がありました。医師にとってエコーは、診断で使うものといった意識が強く、看護師がケアのアセスメントのために活用することへのなじみがありませんでした。診療報酬上の評価もなく、エコーのメリットを説明するため、院長に図1に示すようなプレゼンテーションを行いました。

当院ではすでに2018年から看護師の教育にe-ラーニングを導入しいていました。その結果、看護記録が充実していることを実感していた院長は、新しいことにチャレンジする組織文化を評価されていました。そのため提案は好意的に受け止められ、スムーズに進めることができました。そこで、2019年にエコー1台、2020年にさらに1台購入し、2病棟に1台ずつを配置しました。

導入のプロセス

1）モデル病棟の設定

モデル病棟を検討する際に活用したのは「重症度、医療・看護必要度」でした。急性期病棟の中でも在院日数が長く、看護必要度のA項目の点数が低く、B項目得点が高い病棟である「総合内科病棟」をモデル病棟としました。

2）目標の設定

看護部の目標に、「考えてケアの実践」を掲げました。どのような場面においても、アセスメントし、記録に残すことで、処置で終わらせずケアをしようというメッセージを込めたフレーズです。モデル病棟である総合内科病棟では、エコー活用によるケアの質向上を掲げまし

図1　導入のメリット（院長へのプレゼンテーション）

- エコーは看護師がケアのアセスメントと評価に使うものであること
- ケアの倫理的側面において質が向上すること
  - ・予想指示による浣腸や下剤の使用が、患者の状態に合った判断により行われ、結果的に苦痛の軽減になること
- 看護師はエコーを活用し、自ら実施したケアの質が変化することで、組織へのコミットメントが高まる
- 病院の目標である救急応需数と在院日数短縮に対し看護部としてコミットメントし、目標値に2年以内に到達する

た。毎月の部署会議で繰り返し事例検討を行い、成果や課題を共有しました。

3）エコー推進者の選定と多職種によるエコーチームの立ち上げ

モデル病棟に2名のエコー推進者を選定しました。推進者は新しい技術の獲得に意欲的で、リーダーシップのとれるスタッフを指名しました。

エコーチームは泌尿器科医師1名、病棟師長、主任、推進者2名、臨床検査技師1名、皮膚・排泄ケア認定看護師（WOCN）2名です。モデル病棟で排泄ケアカンファレンスを行い、支援する役割を担いました。

4）エコー推進者への教育

外部講師を招き、エコーを用いた2時間程度の実技演習を行いました。この演習は動画撮影の許可を得て、学習教材としました。WOCNはエコーに関する学習資料の提供を随時実施しました。また、臨床検査技師のOJTの支援を得ることができました。

5）排便フローチャート作成

エコーを活用した排便ケアに誰もが取り組めるよう、WOCNが作成しました。スタッフの意見を反映させながら内容を修正しています。

6）電子カルテ上の記録整備

排便の性状や量の記録を統一するために、ブリストルスケールとキングススツールチャートを電子カルテのフローチャートに取り入れました。また、画像を電子カルテに取り込める仕組みを活用して、わかりやすい記録とするためのルールを作りました。

排便のフローチャート

図2は、当院で活用している排便のフローチャートです。便秘の定義を「体外に排出すべき糞便を十分かつ快適に排出できない状態」として、3〜4日排便がない、自然排便がない（定期的な浣腸・下剤でコントロール）、便意の訴えがない、腹部膨満などの不快症状がある、食事量の低下がある、水分摂取をする際に介助が必要、といった患者に対して介入します。まず、腹部のアセスメントをし、直腸内をエコーで確認、直腸内の便の有無でケア方法を検討、毎日評価し、患者に合わせた排便習慣に整えていきます。

このフローチャートにおいて、最も重要な情報が腹部のアセスメントであることが、スタッフの語りから抽出されたことは大きな収穫でした。腹部マッサージで自然排便があった事例は、看護ケアの重要性を再認識し、モデル病棟だけでなく、他の病棟師長間で共有しました。

エコーの導入のハードルと効果

エコーを活用するにあたり、一番のハードルは、「果たして正しくエコーが描出されているのか」という技術的な問題でした。特に「便の貯留がない」という判断が難しく、WOCNや臨床検査技師によりスーパーバイズできる環境を作りました。また、フローチャートが活用されないことも課題でした。看護師はエコーとフローチャートの活用を一体のものとして捉えていないのではないかと判断し、推進者を5名に増やしました。推進者はエコーを活用できることで自己肯定感も上がり、リーダーシップを発揮し、フローチャートの活用は定着しました。

図2 当院における排便アセスメント・ケアのフローチャート

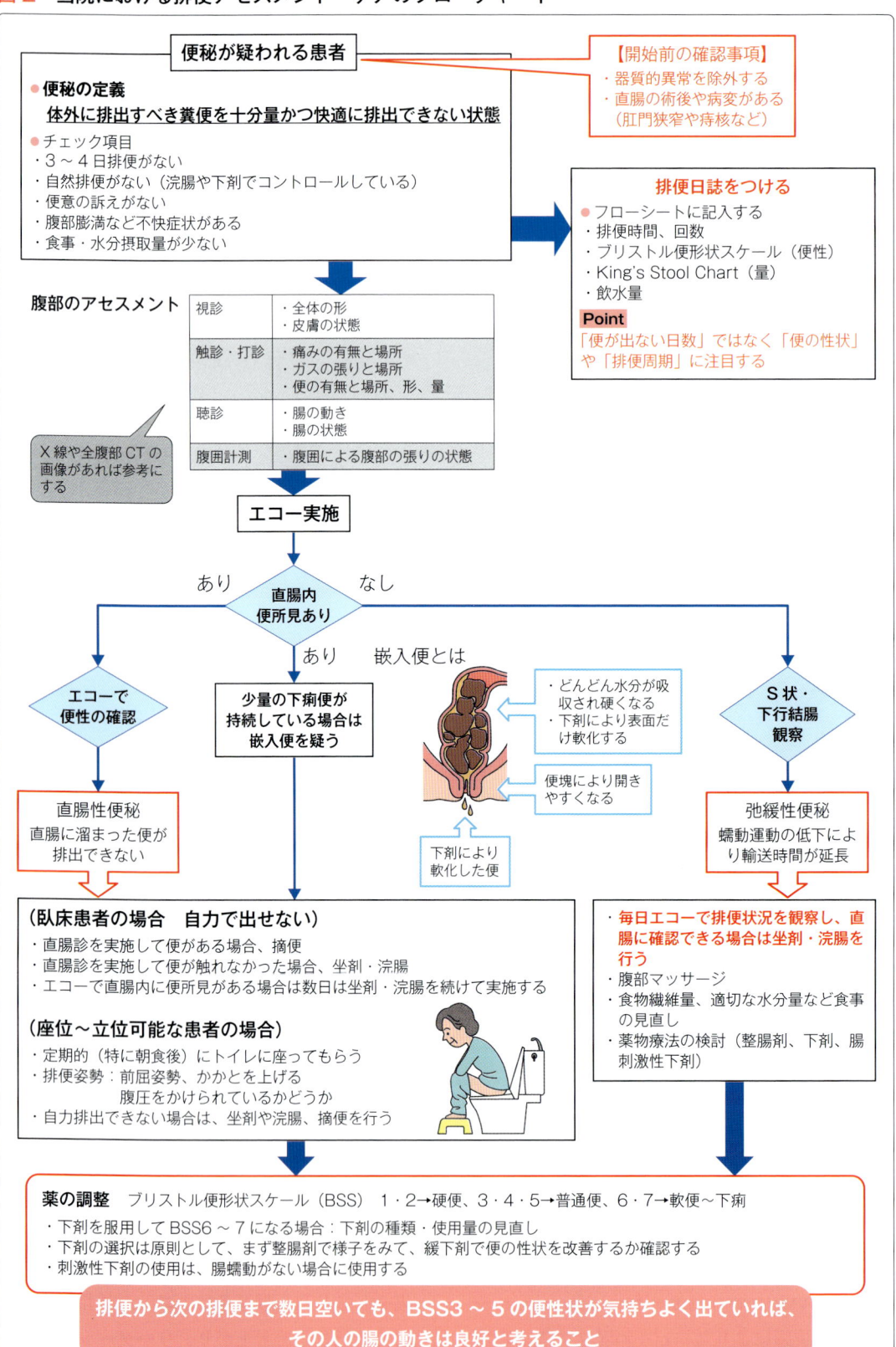

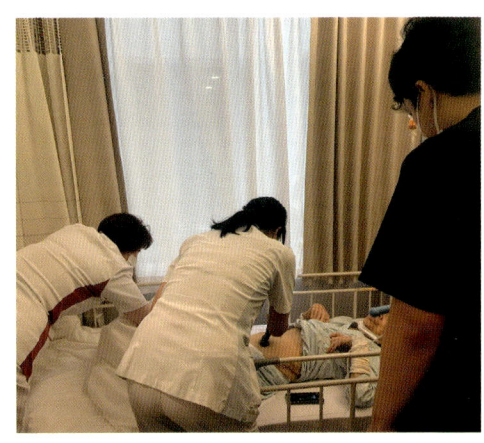
エコーを使ったアセスメント

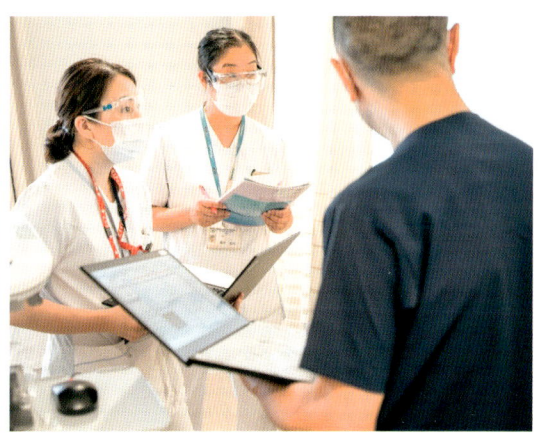
排尿チームラウンドの様子

排泄ケアカンファレンスでは、看護師からエコーを活用したメリットについて5つのことが語られました（表2）。

モデル病棟は、その後COVID-19パンデミックで感染症病棟となり、隔離され運動量が減少した高齢者への排便ケアにエコーを活用し、繰り返し事例検討することで自信を深めました。

非流行期に感染症病棟の看護師が他病棟へ支援に行った際に、支援先でエコーを使用したことで、活用が広がりました。2022年度のモデル病棟での振り返りでは「エコー活用を頑張った。一緒にエコーを活用しよう」と報告されており、できたことに誇りを持っている様子がうかがえます。

在院日数の短縮も、2022年は10.5日となり、目標は達成できました。

表2　看護師の語り：エコーを活用したメリット

①排尿・排便障害のアセスメントが増えた
②触診によるフィジカルアセスメント力の向上
③必要なタイミングでケアを行うことによる患者の苦痛の軽減
④高齢者の「起きる、食べる、排泄する、清潔にする、活動する」といった生活を支える個別的なケアの実践ができた
⑤排泄チームの活用と早期からの退院支援も可能

エコーの活用状況：2023年11月〜2024年

エコーをもっていない病棟への2023年11月から2024年2月のエコーの貸与回数を図3に示しました。病棟間の貸し借りは月100回程度行われていることがわかりました。また、病棟ごとの貸与回数には、病棟間で差がありますが、緩和病棟以外の病棟で活用していることもわかりました（図4）。

図3 2023年11月から2024年2月のエコー貸与回数

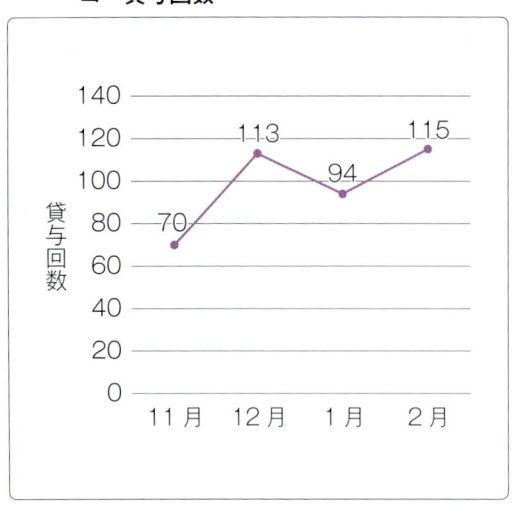

図4 2023年11月から2024年2月の病棟ごとの貸与回数合計（設置病棟以外）

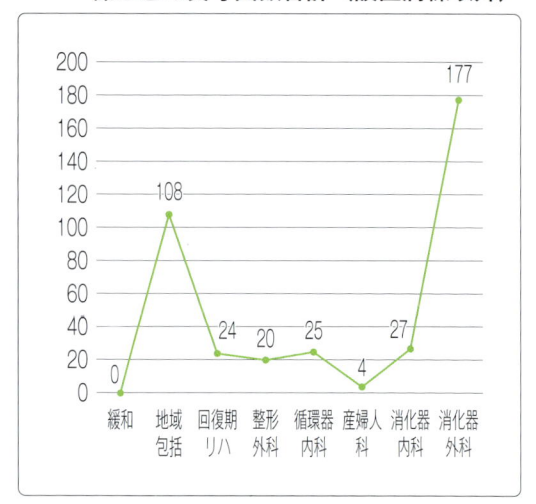

今後の課題

エコーの活用により、看護師の排泄ケアへの意識と看護ケアのスキルが向上したことを実感しています。エコーは侵襲が少なく、高齢者には受け入れやすいため、ケアの倫理的側面においても、すべての看護師がケアに活用できるツールとなってほしいと期待しています。

今後の課題は、基礎知識と技術の普及をいかに図るかであることから、外部研修に積極的に参加していく予定です。下剤の使用量や、在院日数への影響など定量的な変化の可視化にも取り組みたいと考えています。

入院や治療において、侵襲や苦痛を避けることは難しいですが、少しでもその機会を減らすため、末梢静脈カテーテル確保へのエコーの活用に挑戦したいと考えています。

参考・引用文献

1. 杉本竜也：ジョアン・トロントの「ケアのデモクラシー」論：日本大学法学部法学紀要 2021；63：63-84. https://www.publication.law.nihon-u.ac.jp/pdf/bulletin/bulletin_62/each/08.pdf（2024/3/30アクセス）